Dr. Robynne Chutkan

DAS MIKROBIOM
Heilung für den Darm

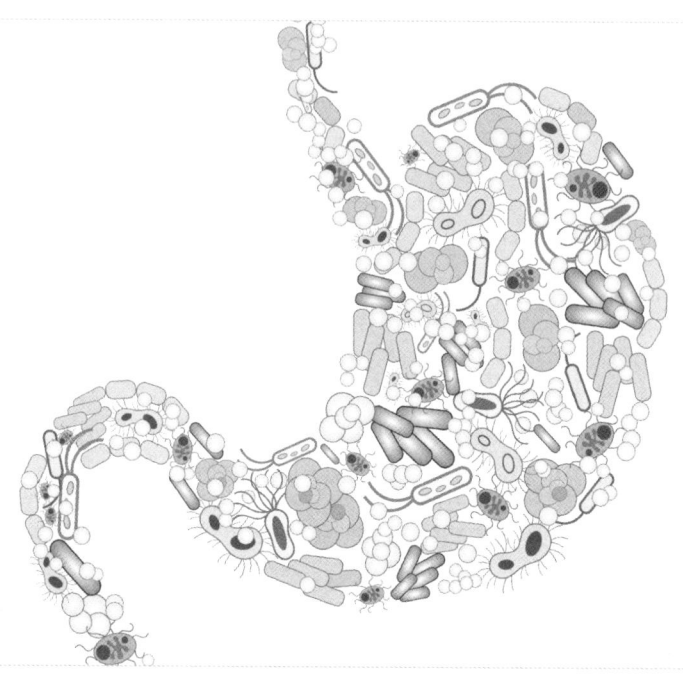

Für meine Eltern Winston und Noelle –
Danke für eine schmutzige Kindheit!

Dr. Robynne Chutkan

DAS MIKROBIOM

Heilung für den Darm

Der revolutionäre Weg zu neuer
Gesundheit von innen heraus

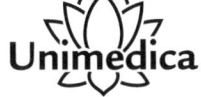

Unimedica

Iss eine Schippe Dreck,
bevor Du stirbst.

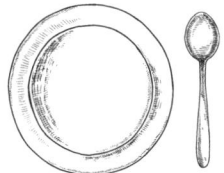

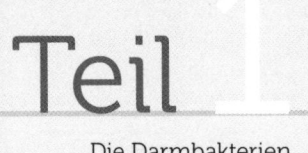

Teil 1

Die Darmbakterien
und ihre Aufgaben

Teil 2

Chaos im Mikrobiom

Teil 3

Zurück zur Natur

Teil 4

Die Rezepte

DANKSAGUNG

Mein besonderer Dank gilt meinen vielen wunderbaren Patienten, die ich behandeln durfte und von denen ich im Laufe der beiden letzten Jahrzehnte so vieles lernen durfte.

Mein Mann Eric und meine Tochter Sydney haben voller Enthusiasmus und Freude an unserem andauerndem „Live Dirty, Eat Clean"-Experiment teilgenommen. Ich bin beiden sehr dankbar dafür.

Und ein herzliches Dankeschön geht an mein tolles Team bei Avery – Lucia Watson, Gigi Campo, Megan Newman, Anne Kosmoski und an Toni Sciarra Poynter und Howard Yoon. Ihr sorgt dafür, dass Bücher schreiben eine Menge Spaß macht.

EINLEITUNG

„Live Dirty, Eat Clean"

Mein Mann ist nicht ganz mit meinem Vorhaben einverstanden, unser Haus in der Stadt zu verkaufen, auf einen Bauernhof zu ziehen, unsere eigenen Tiere zu halten und unser Obst und Gemüse selbst anzubauen. Da aber vieles in den Regalen der Supermärkte voller chemischer Substanzen und ohne jegliche echte Nährstoffe ist, scheint es mir eine gute Idee zu sein, unsere gesamte Nahrung selbst zu kontrollieren und sicherzustellen, dass sie aus der Natur und nicht aus der Fabrik kommt. Glücklicherweise leben wir in Washington, D. C., wo es viele Bauernmärkte und die *Community Supported Agriculture* (CSA) gibt, eine Versorgungsgemeinschaft von Landwirten und Verbrauchern – auf eine echte Farm zu ziehen, mag also etwas übertrieben erscheinen. Der eigentliche Grund aber ist: Ich möchte, dass meine Tochter in einer im wahrsten Sinne des Wortes schmutzigen Umgebung aufwächst – mit wenig Seife und Shampoo, dafür mit vielen dreckigen Aufgaben, die Tiere mit sich bringen. Ich habe über ihre Geschichte und ihr Pech mit Antibiotika in meinem ersten Buch *Gutbliss* berichtet. Seitdem habe ich Hunderte Patienten mit ähnlichen Geschichten gesehen und bin heute mehr denn je davon überzeugt, dass ein geschädigtes Mikrobiom – die Billionen von Organismen, die unseren Verdauungstrakt besiedeln – die Ursache vieler unserer heutigen gesundheitlichen Probleme ist. Herauszufinden, wie man diesen Schaden beheben kann und wie wir uns „renaturieren" können, ist zum wichtigsten Anliegen meiner Arbeit als Ärztin und zu einer persönlichen Entdeckungsreise in unserem eigenen Haushalt geworden. Ein wenig „schmutziger" zu leben und ein wenig „sauberer" zu essen, ist ohne Frage ein wichtiger Teil der Lösung.

Wir haben uns weit von der Natur entfernt

Unsere Vorfahren hatten eine symbiotische Beziehung zu ihren Mikroben, die sich über Millionen von Jahren entwickelt hatten und ihnen gute Dienste leisteten. Sie waren gute Wirte einer großen Zahl mikroskopisch kleiner Kreaturen, darunter Würmer und andere Parasiten, die ihrer Gesundheit zuträglich waren. Für sie ging die größte Bedrohung von Raubtieren und Nahrungsmangel aus, nicht von Hunderten von Krankheiten, die uns heute zu schaffen machen. Es entbehrt nicht einer gewissen Ironie, dass wir mit den vielen Anstrengungen, uns und unsere Umgebung zu „entnaturieren", um gesünder zu werden, im Grunde genommen in einigen wichtigen Punkten sehr viel kränker geworden sind.

Die Urbanisierung und die moderne Medizin haben unser Leben zweifellos verbessert, aber sie haben auch neue Praktiken mit sich gebracht – übermäßigen Einsatz von Antibiotika, Chlorung des Trinkwassers, industriell verarbeitete Nahrungsmittel voller chemischer Substanzen und Hormone, Mikroben zerstörende Pestizide, die wachsende Anzahl von Kaiserschnitt-Geburten –, die unser Mikrobiom verwüstet haben, indem die Anzahl der Organismen vermindert wurde – ebenso wie ihre Vielfalt. Die Folge ist eine große Bandbreite moderner Krankheiten, einschließlich Asthma, Allergien, Autoimmunerkrankungen, Diabetes, Fettleibigkeit, Krebs, Reizdarmsyndrom, Angstzustände und Herzerkrankungen. Der Anstieg dieser Krankheiten ist untrennbar mit dem schonungslosen Angriff auf unser Mikrobiom verbunden und eine Folge unserer übermäßig hygienischen Lebensweise.

Wer wusste schon vor zehn Jahren, dass jedes während der Erkältungs- und Grippesaison verordnete Antibiotikum uns einer Morbus-Crohn-Diagnose näher bringen oder dafür sorgen konnte, dass wir dicker werden? Keiner von uns Ärzten, die solche Rezepte ausstellten, war sich bewusst, dass er mit seinem wohlmeinenden Versuch, einen Schnupfen zu heilen, vermutlich den Weg zu einer echten Krankheit ebnete. Die vorherrschende Lehrmeinung war – und ist es teilweise auch heute noch –, dass Keime schlecht sind und wir sie loswerden müssen und dass

Antibiotika gut sind und wir sie einnehmen sollten. Und genau das haben wir getan: Ein durchschnittliches US-amerikanisches Kind wird wegen vorwiegend unbedeutender Erkrankungen, die nicht behandelt werden müssten, mehr als ein Dutzend Mal mit Antibiotika behandelt, bevor es ins College kommt. Obwohl umfassende Forschungsarbeiten in den letzten Jahren die Zusammenhänge aufgedeckt haben, beharren viele Ärzte und deren Patienten auf ihrem Standpunkt und machen für jedes Zeichen einer mikrobiellen Störung missliche Umstände oder schlechte Gene verantwortlich, ohne jemals die Grundursache zu hinterfragen oder zu verstehen.

Weniger ist oft mehr

Ich selbst habe es erst verstanden, nachdem meine Tochter bei der Geburt und während der gesamten Kindheit mit Antibiotika behandelt wurde, die eine Reihe von Vorfällen auslösten, die ihre Gesundheit auch heute noch, zehn Jahre später, beeinträchtigen. Ich habe meine Ausbildung in hervorragenden Einrichtungen erhalten und habe an einem führenden Lehrkrankenhaus als Gastroenterologin gearbeitet, hatte aber, wie die meisten Ärzte, keine Vorstellung davon, dass genau die Antibiotika, die ich für so hilfreich hielt, tatsächlich zu Krankheiten führten, indem sie das Mikrobiom meiner Tochter in einer Zeit schwächten, in der es am empfindlichsten war, und sie damit anfälliger für Infektionen und Entzündungen machten. Ich wünschte, ich hätte damals gewusst, was ich heute weiß und Tag für Tag dazulerne: Dass Krankheit häufig die Folge einer zu geringen und nicht einer zu hohen Menge von Bakterien ist und dass weniger oft mehr ist, wenn es um eine medizinische Intervention geht.

Reha für Ihr Mikrobiom

In meiner gastroenterologischen Praxis sehe ich täglich Patienten mit Anzeichen eines gestörten Mikrobioms: Völlegefühl, Leaky-Gut-Syndrom, Reizdarm, Glutenunverträglichkeit, Morbus Crohn, Colitis ulcerosa, Ekzeme, Schilddrüsenstörungen, Gewichtsprobleme, Müdigkeit und eingeschränkte geistige Leistungsfähigkeit. Dr. Martin Blaser, ein Spezialist für Infektionskrankheiten, beschreibt es als eine regelrechte Epidemie „fehlender Mikroben". Die Symptome variieren, aber die Geschichte ist immer die gleiche: Die übereifrige Einnahme von Antibiotika, oft begleitet von einer westlichen Ernährung, die aus vielen industriell verarbeiteten Nahrungsmitteln, aber wenigen unverdaulichen Pflanzenfasern besteht – der bevorzugten Nahrung der Darmbakterien.

Die Neubesiedelung des Mikrobioms kann zu einem schwierigen Unterfangen werden, aber die gute Nachricht ist, dass es den meisten Menschen dann besser geht. Die Mikroben ändern sich und entwickeln sich ständig weiter, und selbst wenn sie durch Arzneimittel, Entzündungen oder die Ernährung schwer geschädigt wurden, kann die Situation enorm verbessert werden, indem man darauf achtet, was man seinem Körper sowohl innen als auch außen zumutet. Ihr Mikrobiom von heute ist nicht das, mit dem Sie geboren wurden, und auch nicht das, das Sie im nächsten Jahr oder in der kommenden Woche haben werden. Es ist hochdynamisch, verändert sich ständig und passt sich an die innere und äußere Umgebung an.

Im Studium habe ich gelernt, wie man Keime ausrottet. Ein Vierteljahrhundert später bringe ich meinen Patienten bei, wie sie ihren eigenen zu neuem Leben verhelfen können: Welche Nahrungsmittel sie essen sollten, wie sie ihren Körper und ihr Zuhause pflegen können, ohne ihre Mikroben zu zerstören, welche Fragen sie stellen sollten, wenn ihr Arzt ihnen Antibiotika empfiehlt, und ob ein Probiotikum oder sogar eine Stuhltransplantation nützlich sein könnten. Dies sind meiner Meinung nach die neuen und unverzichtbaren Überlebenstechniken, um in unserer sauberen Welt gesund zu leben. Sie alle sind in dem „Live Dirty, Eat Clean"-Plan am Ende dieses Buches näher erläutert.

Wenn schmutzige Kinder zu sauberen Erwachsenen werden – Meine eigene Renaturierung

Ich habe meine frühe Kindheit in den Tropen verbracht und gegessen, was auf der Farm meines Großvaters auf fruchtbarem Boden wuchs, der von einer Herde von Ziegen (die wir manchmal auch aßen) statt mit chemischen Substanzen gedüngt wurde. Wir lebten in den Hügeln am Stadtrand, streunten nach der Schule mit unserem Hund herum, erforschten Wassergräben, pflückten Mangos und Orangen von den Bäumen in unserem Garten und zogen uns gelegentlich Madenwürmer zu, weil wir immer barfuß unterwegs waren. Bei uns zu Hause wurde viel Wert auf Schularbeiten und sportliche Aktivitäten gelegt, aber Schuhe, Duschen und Shampoo waren mehr oder weniger freigestellt. Mein Vater war Orthopäde und Chirurg, der große Angst davor hatte, seine Kinder würden sich zu Hypochondern entwickeln. Egal, was uns plagte – von einer Erkältung bis hin zu einem verstauchten Knöchel –, sein medizinischer Rat lautete immer: Leg dich ins Bett, morgen früh wirst du dich besser fühlen. Wir wurden gegen die ernsten Sachen (Polio und Pocken) geimpft, aber nicht gegen die weniger wichtigen (Keuchhusten und Windpocken). Meine Tochter war häufiger beim Arzt, bevor sie in den Kindergarten kam, als ich in meinem ganzen Leben.

Wie also konnte es passieren, dass ich trotz meiner schmutzigen Kindheit mit biologisch angebauter Nahrung, schützenden Parasiten, viel Zeit in der freien Natur und wenig Berührung mit einer übereifrigen medizinischen Versorgung als Erwachsene schließlich nicht nur an einem, sondern gleich an drei Symptomen einer mikrobiellen Störung litt – Ekzeme, Rosazea und Überbesiedelung mit Hefepilzen? Es dauerte eine Weile, bis ich es herausgefunden hatte. Es war mir gelungen, starke mikrobielle Störfaktoren wie die Antibiotika, die mir im College gegen Akne verschrieben wurden, und die Antibabypille über einen Zeitraum von 20 Jahren ohne negative Auswirkungen zu überstehen. Als das Leben dann aber komplizierter wurde, waren unablässiger Stress und die Kekse, Kuchen und Süßigkeiten, die ich konsumierte, um ihn zu bekämpfen, letztendlich mein Verderben. Die westliche zucker- und fettreiche Ernährung fördert das Wachstum der falschen Bakterienstämme im Darm und eine Lebensweise, die keine Zeit lässt, nach draußen zu gehen und den Duft der Rosen wahrzunehmen. Sie kann der Tropfen sein, der das Fass zum Überlaufen bringt, vor allem, wenn zusätzliche Risikofaktoren vorliegen, wie in meinem Fall zahlreiche Antibiotikatherapien.

Krankheit beginnt im Mikrobiom

Meine persönliche Erfahrung, wie mangelhafte Ernährung und Stress die Auswirkungen eines geschädigten Mikrobioms zum Vorschein bringen und zu einer Vielzahl von Symptomen führen können, ist typisch für das, was die meisten meiner Patienten erlebt haben: eine Verschlechterung des allgemeinen Wohlbefindens, gekennzeichnet durch unzusammenhängende Erkrankungen, die aus dem Nichts auftauchen und den Betreffenden ratlos zurücklassen.

Störfaktoren für das Mikrobiom sind überall – in den Speisen, die wir zu uns nehmen, unserem Trinkwasser, den Produkten, die wir verwenden, und den Arzneimitteln, die wir einnehmen – und die klinischen Krankheitsbilder eines gestörten Mikrobioms sind unterschiedlich und treten bei Menschen jeder Altersgruppe und in jeder Lebensphase auf. Vermutlich gibt es auch in Ihrer Familie jemanden mit Asthma, Allergien, Ekzemen, Thyreoiditis, Diabetes, Arthritis oder einer der vielen anderen Störungen, die, wie wir jetzt herausfinden, die gleiche Grundursache haben. Ein gestörtes Mikrobiom ist nicht die einzige Ursache für diese Krankheitsbilder, aber es ist oft ein maßgeblicher Faktor, der mit den genetischen und umweltbedingten Faktoren interagiert und dann einen Krankheitsschub auslöst. Deshalb ist es wichtiger als jemals zuvor zu verstehen, wie komplex und wichtig die Rolle der Bakterien ist, wenn es um unsere Gesundheit geht, damit man, falls und wenn das Mikrobiom gestört ist, anfangen kann sich selbst zu heilen.

Die in diesem Buch vorgestellten Lösungen basieren auf klinischen Tests, die wir bei unseren Patientinnen im Digestive Center for Women durchgeführt haben, auf Daten aus anderen wissenschaftlichen Studien, veröffentlichen Aufsätzen, der Versuch-Irrtum-Methode, Schilderungen von Patienten, die berichtet haben, was bei ihnen gewirkt hat, sowie auf einer seit fast 20 Jahren durchgeführten sorgfältigen Beobachtung von Menschen mit allen Symptomen eines gestörten bakteriellen Gleichgewichts – von schweren Autoimmunerkrankungen wie Morbus Crohn und Colitis ulcerosa bis hin zu Beschwerden wie Blähungen und Völlegefühl. Sie beruhen außerdem auf der Erforschung meiner eigenen gesundheitlichen Probleme und ihrer Heilung.

Das neue Verständnis, Bakterien eher als Freund denn als Feind zu sehen, steht im Zentrum einer revolutionären Entwicklung im Gesundheitswesen, die uns dazu zwingt, unsere Lebensweise, aber auch unsere medizinischen Verfahren mit neuen Augen zu überprüfen und zu bedenken, wie sich unser modernes Leben und unsere täglich getroffenen Entscheidungen auf das Leben unserer Mikroben auswirken – und wie unsere Mikroben ihrerseits uns beeinflussen. Klar geworden ist in jedem Fall, dass die Gesundheit des Einzelnen und die Gesundheit von uns allen davon abhängt. Meine aufrichtige Hoffnung ist, dass dieses Buch Ihnen die Mikrobiom-Lösung an die Hand gibt, die Sie dabei unterstützt, Ihre Gesundheit und Vitalität wiederzuerlangen und den Weg eines schmutzigeren Lebens ohne Krankheiten einzuschlagen.

Bis bald, wir sehen uns auf der Farm!

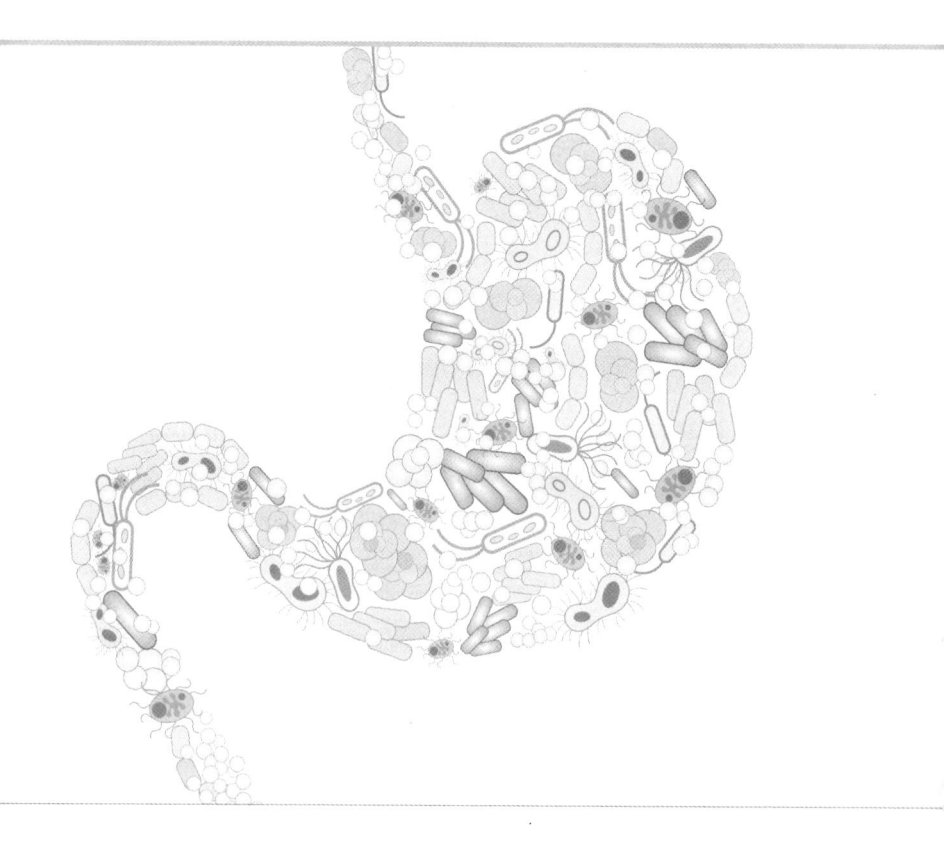

Teil 1

Die Darmbakterien und ihre Aufgaben

KAPITEL 1
Der Zoo in unserem Körper

Die Mikroorganismen in unserem Körper sind an jedem Aspekt unserer Gesundheit beteiligt – sie sorgen nicht nur dafür, dass unserer Verdauung richtig funktioniert, sondern haben auch Einfluss auf eine mögliche Fettleibigkeit sowie auf das Risiko, an Krebs oder Diabetes zu erkranken. Sie spielen sogar eine Rolle, wenn es um die chemischen Vorgänge in unserem Gehirn und unsere geistige Gesundheit geht, weil sie unsere Stimmung, unsere Emotionen und unsere Persönlichkeit beeinflussen. Wir sind, wie es scheint, einzelne Individuen, die aus zahlreichen lebenden, atmenden, beweglichen Teilchen bestehen. Je mehr wir über diese faszinierende Gemeinschaft aus Kleinstlebewesen lernen, desto deutlicher wird, dass unser und ihr Schicksal untrennbar miteinander verbunden sind und dass es deshalb unerlässlich ist, mehr darüber zu erfahren, woher unsere Mikroben kommen, was sie bewirken und warum wir im wahrsten Sinne ohne sie nicht leben können.

Das Mikrobiom

Das Mikrobiom bezeichnet die Gesamtheit aller Mikroorganismen, die in oder auf unserem Körper leben: Alle Bakterien, Viren, Pilze, Protozoen oder Urtierchen und Helminthen (oder Würmer) sowie die Gesamtheit der Gene dieser Mikroorganismen. Schwindelerregende hundert Billionen Mikroben, die sich aus Tausenden unterschiedlichen Arten zusammensetzen, besiedeln jeden Winkel unseres Körpers – allein in einem Tropfen Dickdarmflüssigkeit lebt mehr als eine Milliarde Bakterien.

Der einzigartige mikrobielle Fußabdruck eines Menschen entwickelt sich im Laufe seines gesamten Lebens und spiegelt alles über ihn wider: Die Gesundheit der Eltern, wie und wo er geboren wurde, wie er sich ernährt hat (auch, ob die ersten Schlucke aus der Brust oder aus dem Fläschchen kamen), wo er gelebt hat, den Beruf, die Körperpflege, Infektionen in der Vergangenheit, Exposition gegenüber Chemikalien und Toxinen, verordnete Medikamente, den Hormonstatus und sogar die Emotionen (Stress kann sich nachhaltig auf das Mikrobiom auswirken). Das Endergebnis ist eine mikrobielle Mischung, die von Mensch zu Mensch so unterschiedlich ist, dass sie einen Menschen noch genauer kennzeichnet als die DNA.

Das Mikrobiom ist seit den 1600er-Jahren bekannt, als Antoni van Leeuwenhoek erstmals seinen eigenen Zahnbelag unter einem Mikroskop untersuchte und „kleine lebende, hübsch herumtanzende animalcules" beschrieb. Es hat allerdings einige Jahrhunderte gedauert, bis wir herausgefunden haben, dass diese Weggefährten im Grunde genommen eher hilfreich als hinderlich sein können und einen speziellen Zweck verfolgen, der eng mit unserem eigenen Überleben verbunden ist. Die überwältigende Mehrheit unserer Mikroben sind keine Keime, die Krankheiten verursachen. Ganz im Gegenteil – sie sind ein unerlässlicher Teil unseres Ökosystems und spielen eine entscheidende Rolle beim Erhalt unserer Gesundheit.

Wie werden wir von keimfreien Föten zu lebenden, atmenden Petrischalen, besiedelt von Billionen Bakterien? Wir wollen uns, von der Wiege bis zur Bahre, aus der Nähe ansehen, wie sich unser Mikrobiom allmählich herausbildet und welche entscheidende Rolle es in jedem einzelnen Stadium unserer Entwicklung spielt.

Schwangerschaft

Lange vor der Geburt beginnt das Mikrobiom der Mutter, Vorkehrungen für die Ankunft des Kindes zu treffen. Eine der dramatischsten Veränderungen findet in ihrer Vagina statt. Während der Schwangerschaft erhöhen die Zellen in der Vaginalschleimhaut die Produktion eines Glykogen genannten Kohlenhydrats, versetzen damit Glykogen liebende Milchsäurebakterien in einen Fressrausch und erhöhen so deren Anzahl. Milchsäurebakterien wandeln Laktose und andere Zucker in Milchsäure um und erzeugen auf diese Weise eine saure, unfreundliche Umgebung, die dazu beiträgt, den wachsenden Fötus vor möglichen Eindringlingen zu schützen.

Bakterien schützen uns nicht nur vor unerwünschten Keimen, die über die Vagina in den Körper gelangen können, sie dienen uns auch als Nahrung. Im letzten Drittel der Schwangerschaft steigt die Zahl der Arten der Proteobakterien und Aktinobakterien und zieht einen entsprechenden Anstieg des Blutzuckerspiegels und eine Vergrößerung der Brust der werdenden Mutter nach sich, um ein angemessenes Wachstum und ausreichend Muttermilch für das Baby zu gewährleisten. Darmbakterien von Schwangeren im letzten Schwangerschaftsdrittel, die auf nicht trächtige Mäuse übertragen werden, haben bei diesen identische Auswirkungen, was bestätigt, dass die Veränderungen durch Darmbakterien und nicht durch Hormone zustande kommen.

Zusätzlich zur Grundausstattung an Bakterien werden schützende Antikörper über die Plazenta der Mutter an den Fötus weitergegeben. Ausgestattet mit diesen Antikörpern und unseren eigenen wenigen, aber beherzten mikrobiellen Kämpfern sind wir für den Eintritt in die Welt bereit. Doch wie wir auf die Welt kommen, ist nicht nur eine Frage der Annehmlichkeit, sondern hat bis ins Erwachsenenalter weitreichende mikrobielle Auswirkungen auf unsere Gesundheit.

Geburt

Während einer normalen Entbindung dreht sich der Kopf des Kindes in Richtung des Rektums der Mutter, während es den Geburtskanal passiert und dann verlässt. Durch diese Drehung kommen die Nase und der Mund des Kindes mit dem vaginalen und rektalen Inhalt in direkten Kontakt. Gibt es eine bessere Methode, ausreichend Bakterien mit auf den Weg zu bekommen, als direkt aus der Quelle versorgt zu werden? Eine in der medizinischen Fachzeitschrift *Proceedings of the National Academy of*

Sciences veröffentlichte Studie hat aufgezeigt, dass vaginal geborene Babys mit *Lactobacillus*-Spezies und anderen „guten Bakterien" besiedelt sind, während Kaiserschnitt-Babys eher „schlechte Keime" wie *Staphylokokken* aufweisen, die mit Krankheit und Infektionen assoziiert werden. Dieser kurze Vorgang der Aufnahme mütterlicher Mikroorganismen während der Geburt ist von immenser Wichtigkeit. Es hat sich herausgestellt, dass der Kontakt mit Bakterien ein entscheidender erster Schritt in der Entwicklung des Immunsystems ist. Kaiserschnitte, bei denen dieser äußerst wichtige Vorgang umgangen wird, werden mit einem höheren Aufkommen von Asthma, Allergien, Fettleibigkeit, Typ-1-Diabetes und anderen Autoimmunerkrankungen in Verbindung gebracht.

Ich werde in Kapitel 3 näher auf die Bedeutung des frühen Kontakts mit Bakterien sowie auf die Zivilisationskrankheiten, die daraus resultieren, dass wir nicht genug von ihnen haben, eingehen.

Stillen

Humane Milch-Oligosaccharide (HMOs) sind der dritthäufigste Inhaltsstoff von Muttermilch, obwohl sie für Säuglinge gänzlich unverdaulich sind. HMOs sind unverdaulich, weil sie nicht dazu da sind, das Baby, sondern dessen Bakterien zu nähren – insbesondere die Bifidobakterien, die bei gestillten Säuglingen in großen Mengen zu finden sind. Bifidobakterien wehren Staphylokokken und andere schädliche Mikroorganismen auf der Brustwarze der Mutter ab, spielen also im mikrobiellen Vorrat des Babys eine wesentliche Rolle. Während Bifidobakterien sich von HMOs ernähren, spalten Laktobazillen im Darm des Neugeborenen Zucker und andere verdauliche Bestandteile der Muttermilch auf – ein unglaublich gelungenes Beispiel für die symbiotische Beziehung zwischen Mensch und Mikroben.

In den USA haben gestillte Babys eine um erstaunliche 20 Prozent höhere Überlebensrate als ihre mit Säuglingsnahrung gefütterten Altersgenossen. Ich werden auf die besorgniserregende Entwicklung, Säuglingsnahrung der Muttermilch vorzuziehen, in Kapitel 7 näher eingehen, wo ich die mikrobiellen Auswirkungen einiger unserer modernen Praktiken beleuchten werde.

Säuglingsalter

Kleinkinder nehmen alles irgendwann in den Mund. Auf diese Weise interagieren sie mit ihrer Umgebung. Außerdem ist dies einer der Wege, auf denen unsere Umgebung mit unserem Mikrobiom interagiert, indem Bakterien aus unserer Wohnung, von unseren Geschwistern und sogar unseren Haustieren in unseren Darm gelangen und dazu beitragen, unser Immunsystem darauf zu trainieren, Freund von Feind unterscheiden zu können. Faktoren wie die Größe der Familie, die frühkindliche Ernährung und die Qualität unseres Trinkwassers wirken sich tiefgreifend auf unser heranreifendes Mikrobiom aus.

Es ist wenig verwunderlich, dass das Mikrobiom im Kleinkindalter dem der anderen Familienmitglieder, vor allem dem der Mutter, am ähnlichsten ist.

Aber es verändert sich ständig und entwickelt sich weiter, die Bakterien differenzieren sich. Das Mikrobiom reagiert auch auf Fieber, auf eine Ernährungsumstellung, auf eine Behandlung mit Antibiotika. Innerhalb weniger Wochen nach der Geburt beginnen die Bakterien in den verschiedenen Bereichen unseres Körpers aktiv zu werden und sich zu spezialisieren, und innerhalb weniger Monate nimmt die Zahl der Arten allmählich zu. Sie steigt von etwa einhundert im Kleinkindalter bis zu eintausend oder mehr im Erwachsenenalter.

Von der Kindheit bis zum Erwachsenenalter

Im Alter von drei Jahren ist unser Mikrobiom fast vollständig ausgebildet und ähnelt in hohem Maße bereits dem eines Erwachsenen, obwohl größere Veränderungen wie die Pubertät, das Einsetzen der Menstruation, eine Schwangerschaft und die Menopause mit immensen mikrobiellen Veränderungen einhergehen. Einige der körperlichen Veränderungen, die mit der Pubertät in Zusammenhang stehen, beispielsweise die erhöhte Fettproduktion, die zu Akne führen kann, oder ein strengerer Körpergeruch in den Achselhöhlen und in der Leistengegend, sind im Grunde genommen die Folge einer Veränderung der Bakterienbesiedlung, da unterschiedliche Arten mehr oder weniger überwiegen.

Als Senioren haben wir einen Großteil unserer bakteriellen Diversität verloren, und unser Mikrobiom ähnelt immer mehr dem der anderen Mitglieder unserer Altersgruppe. Verschiebungen innerhalb unterschiedlicher mikrobieller Populationen finden zwar weiterhin statt, mit zunehmendem Lebensalter wird unser Mikrobiom aber stabiler und kehrt sogar nach Ereignissen wie Infektionen oder Antibiotikatherapien tendenziell zu seiner zuvor aufgebauten Ausgangsbasis zurück.

Erneuerung

Wie beginnen unser Leben im Mutterleib ohne jegliche Mikroben, und irgendwann sind es dann Billionen. Was geschieht mit all diesen Mikroben, wenn wir sterben? Interessanterweise werden die Mikroorganismen nicht recycelt. Sie sterben mit uns, und jede nachfolgende Generation durchlebt ihren eigenen Zyklus der mikrobiellen Wiedergeburt. Sie starten bei null und arbeiten sich zu einer unglaublich gut ausgestatteten mikrobiellen Welt hoch, die hervorragend (hoffentlich!) an die Bedürfnisse jeder einzelnen Generation angepasst ist.

Die Artenvielfalt spielt eine wesentliche Rolle, wenn es um den Erhalt eines ausgewogenen Ökosystems in der Außenwelt geht. Sie ist aber ebenso wichtig für die mikroskopische Welt in unserem Körper. Unglücklicherweise ist durch das moderne Leben und die damit einhergehende Zerstörung von Mikroben ein Erbe entstanden, das in jeder nachfolgenden Generation aus immer weniger Vielfalt besteht, die eine Folge unseres Arzneimittelkonsums, unserer industriell verarbeiteten Nahrung und unserer übermäßig keimfreien Lebensweise ist. US-Amerikaner von heute weisen nur etwa zwei Drittel der Bakterienarten auf wie die indigene Bevölkerung am Amazonas, die nicht mit Antibiotika in Kontakt gekommen ist. Im zweiten Teil dieses Buches werden wir erfahren, dass die Wiederherstellung dieser verloren gegangenen Mikroben gezielte Maßnahmen erforderlich macht. Obwohl es kein perfektes Mikrobiom gibt, sind einige von uns ohne Frage gesünder als andere, trotz unglaublicher Schwankungen auch in diesem Bereich. Im Rahmen des *Human Microbiome Project* und anderer Forschungsprojekte wird untersucht, wie das „normale" menschliche Mikrobiom heute aussieht – in Anbetracht der Geschwindigkeit, mit der sich unsere mikrobielle Flora verändert, ein wichtiges Unterfangen. Firmen wie uBiome ermöglichen es dem interessierten Bürger, seine eigene mikrobielle Flora zu katalogisieren, sie mit anderen zu vergleichen und neu zu bewerten, wenn sich die Ernährung und die Lebensumstände verändert haben.

Das menschliche Mikrobiom könnte gut das nächste große Kapitel in der Medizin werden, das Antworten darauf liefert, warum wir krank werden, und neue Lösungen bietet, uns selbst zu heilen. Im nächsten Kapitel erfahren wir mehr darüber, was Darmbakterien – außer der Erzeugung von Gasen – eigentlich tun, und warum sie für unsere Gesundheit und unser Wohlergehen so wichtig sind.

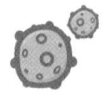

KAPITEL 2
Mikroben, unsere Arbeiterbienen

Stellen Sie sich Ihren Körper wie eine Fabrik vor. Organe wie die Lunge, die Nieren und die Leber sind die Maschinen, die die Produktion in Gang halten: Sauerstoffaufnahme, Blutfilterung, Ausleitung von Toxinen, Hormonsynthese und all die anderen komplizierten Prozesse, die uns am Leben erhalten. Einige dieser Prozesse sind automatisiert, aber die meisten dieser Produktionslinien bedürfen ständiger Überwachung, Wartung und Regulierung. Die Maschinen haben wir in uns, aber wer bedient sie? Was geschieht eigentlich bei einem so komplexen Prozess wie beispielsweise der Verdauung? Wer trägt dazu bei, die Nahrung aufzuspalten, und wer entscheidet, was resorbiert und was ausgeschieden wird? Wie wird zwischen einer echten Infektion und einer Besiedlung mit harmlosen Bakterien unterschieden? Wer sagt unserem Immunsystem, wann es die Truppen mobil machen soll und wann es gutartige Eindringlinge, die keine Bedrohung darstellen, ignorieren soll?

Das machen unsere Mikroben! Wir beherbergen seit Millionen von Jahren eine unglaubliche Armee mikrobieller Arbeiterbienen, die gewinnbringend unsere Körperfunktionen unterstützen. Sie produzieren Substanzen, die unser Körper nicht herstellen kann. Sie schlagen die meisten unserer Schlachten für uns. Sie regulieren sogar unsere Gene, indem sie diejenigen aktivieren, die wir benötigen, und die abbauen, die wir nicht brauchen. Als Gegenleistung bieten wir ihnen Kost und Logis.

Da wir ihre Gastgeber sind und ihr Überleben von uns abhängt, werden die meisten unserer Mikroben für unser Wohlergehen tätig, obwohl sie sich unter bestimmten Umständen auch gegen uns wenden und beispielsweise Infektionen oder sogar Krebs verursachen können. Unsere mikroskopisch kleinen Mitbewohner lassen sich in drei Hauptgruppen unterteilen:

1. Kommensale Bakterien, die friedlich mit uns zusammenwohnen.
2. Symbiotische Organismen (auch mutualistisch genannt), die dafür sorgen, dass wir gesund bleiben.
3. Krankheitserreger (auch als opportunistische Flora bezeichnet), die uns schaden können.

In unserem Körper herrscht ein reges Treiben

Die meisten menschlichen Bakterien lassen sich grob in vier Stämme oder Familien einteilen: *Actinobacteria, Firmicutes, Proteobacteria* und *Bacteroidetes*, die sich jeweils aus vielen unterschiedlichen Arten zusammensetzen. In den unterschiedlichen Bereichen des Körpers siedeln je nach Sauerstoffgehalt, Feuchtigkeit und Durchblutung unterschiedliche mikrobielle Gemeinschaften.

Beim Menschen vorherrschende Bakterien

Ort	Bakterien
Haut	*Staphylococci, Corynebacteria*
Nase	*Staphylococci, Corynebacteria*
Mund	*Streptococci, Lactobacilli*
Rachen	*Streptococci, Neisseria*
Magen	*Helicobacter pylori*
Dünndarm	*Bifidobacteria, Enterococci*
Dickdarm	*Bacteroides, Enterococci, Clostridia*
Urinaltrakt	*Staphylococci, Corynebacteria*
Vagina	Milchsäurebakterien

Anaerobe Arten, die keinen Sauerstoff benötigen, herrschen im Darm vor. Staphylokokken sind auf der Haut zu finden, und die gleichen Streptokokken, die für Schweizer Käse verwendet werden, leben in der Mundhöhle und in den oberen Atemwegen.

Es gibt pathogene (d. h. krankheitserregende) Formen all dieser Bakterien, aber diejenigen, die uns tagtäglich begleiten, sind meistens harmlos, vor allem, wenn sie durch angemessene Mengen ihrer symbiotischen Verwandten in Schach gehalten werden. Ein Enterotyp ist eine auf dem Ökosystem im Darm basierende Klassifizierung und eine Möglichkeit, Menschen auf der Grundlage der relativen Häufigkeit unterschiedlicher Arten zu klassifizieren. 2011 beschrieb der Forscher Peer Bork drei spezifische Enterotypen beim Menschen: hohe Mengen an *Bacteroides* charakterisieren Typ 1, während bei Typ 2 wenige *Bacteroides*, dafür aber viele *Prevotella* auftreten und bei Typ 3 vorwiegend *Ruminococcus* vorhanden sind. Die verschiedenen Enterotypen scheinen weder von Alter, Geschlecht oder der Nationalität beeinflusst zu sein, sondern werden vor allem durch die langfristige Ernährung bestimmt. Eine an Eiweiß und tierischem Fett reiche westliche Ernährung wird mit *Bacteroides* (Typ 1) in Verbindung gebracht, während die *Prevotella*-Arten (Typ 2) bei jenen dominieren, die mehr Kohlenhydrate, insbesondere Ballaststoffe, konsumieren. Die verschiedenen Enterotypen werden mit einer Prädisposition für bestimmte Krankheiten wie Fettleibigkeit und Entzündungen assoziiert, was bestätigt, dass die Nahrung sich in erheblichem Maße auf den Gesamtgesundheitszustand auswirkt. In der Zukunft wird es vielleicht möglich sein, auf den jeweiligen Enterotypen zugeschnittene Nahrungsmittel und Probiotika zu verordnen, die auf der Grundlage der vielen unterschiedlichen Spezies für eine maximale Wirksamkeit entwickelt wurden.

Welche Aufgaben haben die Darmbakterien?

Symbiotische Organismen – die lebensnotwendigen guten Bakterien – erfüllen viele wichtige Aufgaben. Sie unterstützen bei der Verdauung der Nahrung, sorgen für die Instandhaltung der Darmschleimhaut (Teil der epithelialen Barriere, die den Darminhalt vom Rest des Körpers getrennt hält), verdrängen schädliche Bakterien und trainieren das Immunsystem darauf, Freund von Feind zu unterscheiden. Darüber hinaus konvertieren sie

Zucker in kurzkettige Fettsäuren (SCFAs), die von den Darmzellen für die Energiegewinnung genutzt werden, und sie synthetisieren viele der Enzyme, Vitamine und Hormone, die wir nicht selbstständig produzieren können. Ohne diese überaus wichtigen Darmbakterien kann die Nahrung nicht angemessen aufgespalten und die Bestandteile der Nahrung können nicht vollständig resorbiert werden. Das bedeutet, dass man, wenn sie nicht in ausreichender Zahl vorhanden sind, selbst bei einer sehr gesunden Ernährung eventuell nicht in der Lage ist, alle Vitamine und Nährstoffe in der Nahrung zu resorbieren.

Die Mehrzahl der Bakterien im Darm ist anaerob, sie bewegen sich also in Bereichen mit wenig oder gar keinem Sauerstoff. Die Anzahl der Bakterien nimmt im Verdauungstrakt von oben nach unten zu – im Magen und im Dünndarm sind also viel weniger angesiedelt als im Dickdarm. Einige Bakterienspezies siedeln sich in der Darmschleimhaut an, während andere den Darm nur passieren und sich bisweilen während der Passage reproduzieren, bevor sie mit dem Stuhl ausgeschieden werden.

Die Aufgaben der Darmbakterien

- Umwandlung von Zucker in kurzkettige Fettsäuren (SCFAs) zur Energiegewinnung
- Abwehr von Krankheitserregern
- Verdauung von Nahrung
- Unterstützung bei der Resorption von Nährstoffen wie Kalzium und Eisen
- Aufrechterhaltung des pH-Werts
- Erhaltung der Unversehrtheit der Darmschleimhaut
- Verstoffwechselung von Arzneimitteln
- Modulation von Genen
- Neutralisierung krebserregender Bestandteile
- Produktion von Verdauungsenzymen
- Synthetisieren der B-Komplex-Vitamine (Thiamin, Folsäure, Pyridoxin)
- Synthetisieren fettlöslicher Vitamine (Vitamin K)
- Synthetisieren von Hormonen
- Training des Immunsystems, Freund von Feind zu unterscheiden

Immunregulation

Die Verdauung ist nicht der einzige Prozess, der von den Darmbakterien abhängig ist. Die Exposition gegenüber vielen unterschiedlichen Mikroorganismen, sowohl guten als auch schlechten, ist für die Stärkung und das Training des Immunsystems unerlässlich, um später zwischen harmlosen Organismen, die es ignorieren sollte, und gefährlichen Krankheitserregern, auf die es reagieren muss, unterscheiden zu können. In Kapitel 7 werden wir uns näher damit befassen, was passiert, wenn die Umgebung keimfrei gehalten und auf die wichtige frühe Mikrobenexposition verzichtet wird.

Genmodulation

Wir haben etwa 23.000 menschliche Gene in uns und 8 Millionen mikrobielle Gene. Ergebnisse groß angelegter Studien zum menschlichen Mikrobiom weisen darauf hin, dass Darmbakteriengene eine wichtige Rolle spielen. Sie liefern Instruktionen für wesentliche Funktionen wie den Kohlenhydratstoffwechsel und die enzymatische Entgiftung – Instruktionen, die beim menschlichen Genom fehlen. Darüber hinaus haben Bakterien Einfluss darauf, welche Krankheiten sich manifestieren werden. Sie reagieren auf das innere Milieu des Körpers, das Einfluss darauf haben kann, ob eine Krankheit, für die eine genetische Prädisposition vorliegt, wirklich zum Ausbruch kommt oder nicht, und sie schalten die verschiedenen menschlichen Gene ein und aus. Genmodulationen durch Bakterien erklären möglicherweise, warum Erbkrankheiten nicht immer alle Familienmitglieder betreffen – nicht einmal bei eineiigen Zwillingen, die zwar die gleichen Gene haben, aber von unterschiedlichen Mikroben besiedelt sind.

Jeder ist nur so gesund wie seine Darmbakterien

Ist Ihnen auch schon aufgefallen, dass einige Menschen nie krank werden, obwohl alle anderen erkältet sind? Sie waren vermutlich dem gleichen ansteckenden Virus ausgesetzt, konnten aber, da sie ein gesünderes Mikrobiom mit einer höheren Anzahl nützlicher Mikroorganismen besitzen, die Krankheitserreger abwehren und gesund bleiben. Durch Antibiotika kann man im Grunde genommen *anfälliger* für Infektionen werden, weil sie die lebenswichtigen Bakterienspezies, die Viren und gefährliche Bakterien erfolgreich bekämpfen können, dezimieren. Im Zuge einer neueren Studie wurde Mäusen mit einer Rotavirus-Erkrankung – eine Durchfallerkrankung, an der jährlich eine halbe Million Kinder sterben – ein bakterielles Protein injiziert, und die Infektion wurde erfolgreich gestoppt. Das gleiche Protein wirkte auch gegen andere Infektionen, einschließlich Influenza. Dies zeigt, welch wichtige Rolle Bakterien für den Schutz gegen Virusinfektionen spielen.

Die mikrobielle Gesundheit trägt entscheidend dazu bei, wer potenziell tödliche Viren überlebt. Sehr junge Menschen, deren Mikrobiom noch in der Entwicklung begriffen ist, und sehr alte Menschen, die weniger mikrobielle Spezies und eine geringere Artenvielfalt besitzen, sind tendenziell am anfälligsten. Auch die übermäßig häufige Einnahme von Antibiotika stellt einen Risikofaktor dar, weil nicht nur die schlechten, sondern auch die guten Mikroben ausgemerzt werden. Natürlich spielen darüber hinaus zusätzliche Variablen wie weitere gesundheitliche Probleme und der jeweilige Ernährungszustand eine Rolle, aber auch diese Faktoren sind mit der Gesundheit des Mikrobioms verknüpft. Eine ausreichende Menge guter Bakterien ist also von entscheidender Bedeutung für den Schutz gegen akute und chronische Krankheiten.

Allison ist eine meiner Patientinnen, die wegen chronischer Verstopfung und Völlegefühl bei mir in Behandlung ist. Obwohl ihre Verdauungsbeschwerden durch eine ballaststoffreichere Kost gelindert wurden, leidet sie weiterhin an chronischen Nasennebenhöhleninfektionen. Jedes Mal, wenn sie zu mir in die Praxis kommt, nimmt sie entweder gerade ein Antibiotikum oder hat gerade eine Therapie beendet. Je mehr Antibiotika sie einnimmt, desto häufiger scheinen die Infektionen aufzutreten. Wir werden in Kapitel 4, „Pharmageddon und das Antibiotika-Paradoxon" näher untersuchen, wie die übermäßige Einnahme von Antibiotika das Mikrobiom beeinträchtigen kann.

Das Wissen, dass Infektionen häufig die Folge eines gestörten bakteriellen Gleichgewichts sind, im Gegensatz zu einer Erkrankung durch irgendeinen bestimmten Erreger, hilft, umsichtiger mit Antibiotika umzugehen. Wir alle tragen Organismen in uns, deren Wachstum problematische Ausmaße annehmen kann, falls es nicht kontrolliert wird. Die Lösung ist nicht, sich auf einen antimikrobiellen Vernichtungsfeldzug zu begeben und dabei die wichtigen Bakterien zusammen mit den bösen zu zerstören, sondern liegt eher darin, die Flora neu zu besiedeln und wieder ins Gleichgewicht zu bringen, indem gute Bakterien durch eine Umstellung der Ernährung zugeführt werden, durch mikroorganismen-freundliche Praktiken, präbiotische Nahrungsmittel und ein sorgfältig gewähltes Probiotikum. Mein „Live Dirty, Eat Clean"-Plan enthält genaue Anweisungen, wie dieses Ziel erreicht werden kann. Er lindert gesundheitliche Beschwerden und trägt dazu bei, sich gegen zukünftige Krankheiten zu schützen.

Der Geruch sagt alles

Die verschiedenen anatomischen mikrobiellen Gemeinschaften in unserem Körper haben ihren eigenen unverwechselbaren Geruch, der durch die Nahrung der Bakterien und deren Abfallprodukte zustande kommt. Der Atem am Morgen ist ein hervorragendes Beispiel dafür, wie sich verlagernde Bakterienstämme einen deutlich wahrnehmbaren veränderten Geruch erzeugen. Die meisten Menschen haben im Schlaf den Mund geschlossen und atmen vor allem durch die Nase. Das führt zu weniger Sauerstoff im Rachenraum und über Nacht zu einem Anstieg der anaeroben Bakterien, deren Abfallprodukte unseren Atem säuerlich riechen lassen. Auch bei Menschen mit einer Darmentzündung aufgrund von Morbus Crohn, einer Colitis ulcerosa oder einer akuten Infektion finden erhebliche Verschiebungen in der Zusammensetzung der Darmbakterien statt – Veränderungen, die ich bei einer Darmspiegelung bereits riechen kann, bevor ich sie sehe.

Die meisten Tiere können Veränderungen im Mikrobiom erkennen. Sie beschnuppern sich gegenseitig, um sich zu erkennen, um herauszufinden, ob ein Weibchen brünftig ist, und um herauszufinden, ob ihre Beute Angst hat. Würden wir uns dazu herablassen, auf den Geruch zu achten, würden wir viele Dinge bewusster wahrnehmen – wer Schweißfüße hat, wer viel Fleisch isst oder wer gestresst ist – all das spiegelt sich in unserem Mikrobiom wider. Ich nehme den Geruch meiner Tochter wahr (sehr zu ihrem Missfallen) und bemerke jetzt, wo sie bald in die Pubertät kommt, dass er sich stark verändert. Aber meistens ist es nur ihr ureigener Geruch, dieses besondere Aroma, das nur sie verströmt und das ich, so bilde ich gern mir ein, überall erkennen könnte.

Das Anlegen eines guten Darmgartens

Wie bereits erwähnt, ist die mikrobielle Flora von Mensch zu Mensch so unglaublich unterschiedlich, dass es schwierig ist zu bestimmen, wie ein ideales Mikrobion aussehen (oder riechen) sollte. Wichtig für unsere Gesundheit ist das richtige Gleichgewicht. Das heißt, dass keine Spezies unnatürlich dominierend oder zu gering vertreten sein darf und dass die wichtigen Bakterien in ausreichender Menge vorhanden sind.

Darmbakterien unterliegen dem Einfluss aller bereits erwähnten Faktoren: Alter, Geschlecht, Beruf, wo man lebt und ob man als Säugling gestillt wurde. Es zeichnet sich jedoch ab, dass die Nahrung der einflussreichste Faktor ist, da die Bakterien der Nahrung folgen. Also ist es sinnvoll, sich weniger darauf konzentrieren, was man essen sollte, um abzunehmen, den Cholesterinspiegel zu senken oder Diabetes zu verhindern, sondern sich die Frage zu stellen, was auf den Tisch kommen sollte, um einen gepflegten Darmgarten anzulegen, weil Krankheiten seltener kommen, wenn verschiedenartige Darmbakterien ausgewogen und in reichlicher Menge vorhanden sind.

Der nächste wichtige Schritt besteht darin zu erkennen, was das Gedeihen im Darmgarten bedroht. Es ist entscheidend zu wissen, welche Eindringlinge und welche Umstände den gut gepflegten Garten zu einem überwucherten, verwilderten Stück Land werden lassen. In den folgenden Kapiteln werden wir genau untersuchen, wie das Mikrobiom außer Kontrolle gerät, und was man tun kann, um dies zu verhindern.

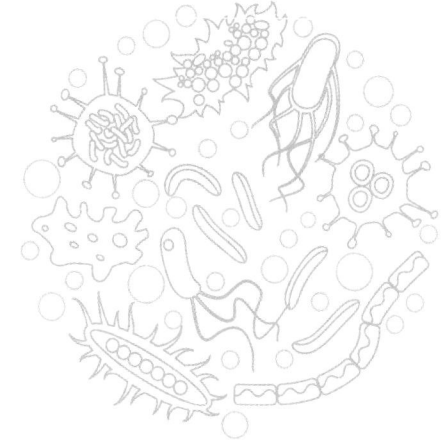

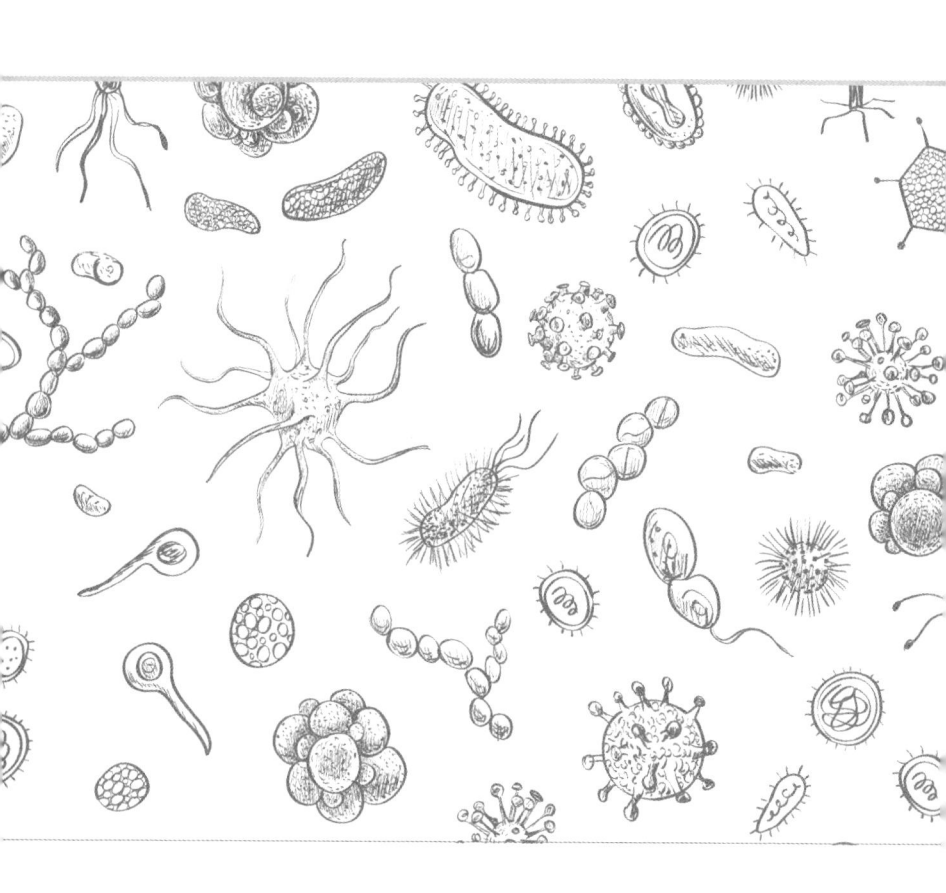

Teil 2

Chaos im Mikrobiom

KAPITEL 3
Die Hygiene-Hypothese und die modernen Plagen

Viele von uns wurden in dem Glauben erzogen, dass es besser ist sauber zu sein als schmutzig. Aber immer mehr wissenschaftliche Belege zeigen, dass wir mit dieser Prämisse auf das falsche Ziel zusteuern, wenn es um die Gesundheit des Menschen geht. Die mikrobiellen Gemeinschaften, die bei der Geburt, im Säuglingsalter und in der frühen Kindheit gebildet werden, formen unsere Gesundheit während des Wachstums und tragen entscheidend dazu bei, ob wir krank werden oder gesund bleiben. Die Verwilderung der körpereigenen Landschaft hat zu ungeahnten gesundheitlichen Bedrohungen und zur Entstehung neuer Krankheiten geführt.

Mikroben und die Plagen unserer Zeit

1932 veröffentlichten der Gastroenterologe Dr. Burrill Crohn und seine Kollegen am Mount Sinai Hospital eine Abhandlung, in der sie über 14 Patienten berichteten, bei denen eine Operation am Dünndarm merkwürdige Befunde zutage förderte, die in dieser Form noch nie vorgekommen waren. Da die Anomalien im letzten Stück des Dünndarms auftraten – dem sogenannten Ileum – nannte man die neue Krankheit, die schließlich als Morbus Crohn bekannt wurde, Ileitis.

Chronisch-entzündliche Darmerkrankungen (CED) wie Morbus Crohn und die mit ihm verwandte Colitis ulcerosa sind Beispiele für Autoimmunerkrankungen. Sie repräsentieren eine neue Art von Krankheiten, die bisweilen auch als Zivilisationskrankheiten bezeichnet werden und im vergangenen Jahrhundert entstanden sind. Zu ihnen gehören zum Beispiel die Hashimoto-Thyreoiditis, Typ-1-Diabetes, Lupus, multiple Sklerose (MS), rheumatoide Arthritis und Ekzeme. Ihr gemeinsames Kennzeichen ist ungeachtet des Organs, das in Mitleidenschaft gezogen ist, dass das Immunsystem Krieg gegen das gesunde körpereigene Gewebe führt, was chronische Entzündungen nach sich zieht.

Es gibt fast hundert verschiedene Autoimmunerkrankungen. Wahrscheinlich leiden Sie oder ein Mitglied Ihrer Familie bereits an einer dieser Krankheiten, da allein in den USA mehr als 50 Millionen Menschen betroffen sind. Da ein und dieselbe Person häufig an unterschiedlichen Autoimmunerkrankungen leidet, liegt die Vermutung nahe, dass eher eine gemeinsame Ursache mit verschiedenen Erscheinungsformen vorliegt als mehrere unterschiedliche Erkrankungen. Die entscheidende Frage nach der gemeinsamen Ursache ist nun: Reagiert ein normales Immunsystem auf einen anormalen Reiz oder überreagiert ein anormales Immunsystem auf einen normalen Reiz?

Häufige Autoimmunerkrankungen

- Nebennierenrindeninsuffizienz
- Alopecia areata (Haarausfall)
- Morbus Bechterew
- Zöliakie
- Morbus Crohn
- Dermatomyositis
- Diabetes (Typ 1)
- Ekzeme
- Eosinophile Ösophagitis
- Basedow-Krankheit
- Hashimoto-Thyreoiditis
- Idiopathische thrombozytopenische Purpura (ITP)
- Interstitielle Zystitis
- Juvenile idiopathische Arthritis

Häufige Autoimmunerkrankungen

- Lupus (SLE)
- Multiple Sklerose (MS)
- Myasthenia gravis
- Polymyositis
- Primär biliäre Zirrhose
- Primär sklerosierende Cholangitis
- Psoriasis
- Psoriasisarthritis
- Raynaud-Syndrom
- Rheumatoide Arthritis
- Sarkoidose
- Sklerodermie
- Sjögren-Syndrom
- Colitis ulcerosa
- Urtikaria
- Vaskulitis
- Vitiligo

Es ist immens wichtig, die Beziehung zwischen unserem Immunsystem, unserer mikrobiellen Umwelt und unseren Genen zu verstehen, wenn man herausfinden will, warum Menschen an diesen Krankheiten leiden und wie man sie heilen kann. Da die Mehrzahl der Bakterien und mehr als die Hälfte des Immunsystems im Darm angesiedelt sind, könnte die nähere Betrachtung von Morbus Crohn in Verbindung mit dem Mikrobiom einige aufschlussreiche Antworten liefern.

Darm, Keime und Gene

Dr. Crohn war überzeugt davon, dass diese neue Krankheit, die zu Entzündungen, Gewichtsverlust und Durchfall führte, die Folge einer bakteriellen Infektion war, obwohl nicht alle seine

Ansicht teilten. Damals wurde Morbus Crohn meistens bei Menschen jüdischer Herkunft diagnostiziert, und die vorherrschende Lehrmeinung war, Morbus Crohn sei eher eine genetische als eine infektiöse Erkrankung. Bei dem fraglichen Bakterium handelte es sich um das *Mycobacterium avium subspecies paratuberculosis* (MAP). Es war bekannt, dass es auch bei Rindern und anderen Wiederkäuern zu einer Infektion des Ileums und ähnlich wie bei Morbus Crohn zu einer schwächenden Durchfallerkrankung führte, der sogenannten Johneschen Krankheit (benannt nach dem deutschen Tierarzt, der sie 1905 erstmals beschrieb).

Zusätzlich zu den Ähnlichkeiten in Bezug auf den Sitz der Krankheit und die Symptome gab es zwei weitere zwingende Belege, die Dr. Crohns Theorie einer bakteriellen Infektion als Ursache von Morbus Crohn stützten. Der erste war, dass MAP in viel höheren Mengen im Darm von Patienten mit Morbus Crohn gefunden wurde als bei der breiten Bevölkerung. Der zweite war, dass MAP aufgrund seiner Fähigkeit, die Pasteurisierung zu überstehen, in verschiedenen Milchprodukten nachgewiesen werden konnte und somit plausibel erklärt werden konnte, wie es von den Rindern auf Menschen übertragen wurde. Ganz und gar nicht in dieses Konzept passte allerdings die Tatsache, dass nicht bei jedem, der an Morbus Crohn erkrankt war, auch MAP nachgewiesen werden konnte. Die Mehrzahl der Morbus-Crohn-Patienten wurde sogar negativ auf MAP getestet. Da auch zusätzliche Studien keine klare Ursache und Wirkung nachweisen konnten, trat die Idee, Morbus Crohn sei die Folge einer bakteriellen Infektion, zunehmend in den Hintergrund.

Fast ein Jahrhundert später wissen wir immer noch nicht, welche Ursachen Autoimmunerkrankungen wie Morbus Crohn zugrunde liegen, obwohl viel spekuliert wurde – von Infektionen wie Masern, *E. coli* und Enteroviren über Lebensstilfaktoren wie Rauchen und Stress bis hin zu üblichen harmlosen Verhaltensweisen wie der Verwendung von Zahnpasta und Kühlschränken. In Übereinstimmung mit Dr. Crohns ursprünglicher Theorie mehren sich die Belege, dass Bakterien in der Tat eine wichtige Rolle spielen, dass aber vermutlich eher ihre Abwesenheit als ihr Vorhandensein zu der Diagnose führt.

Die Hygiene-Hypothese

In den späten 1950er-Jahren nahm Professor David Strachan, der als Dozent an der London School of Hygiene and Tropical Medicine tätig war, eine epidemiologische Studie zu Heuschnupfen und Ekzemen bei britischen Kindern in Angriff. Die Zahl dieser Erkrankungen war seit der Jahrhundertwende, als viele Menschen vom Land in die Städte zogen, stetig gestiegen. Die Ergebnisse der Studie, die 17.000 Kinder von der Geburt bis zum Erwachsenenalter begleitete, brachten einen aufsehenerregenden und unerwarteten Zusammenhang ans Licht: Beide Krankheitsbilder kamen sehr viel seltener in großen Familien vor, in denen durch das Zusammenleben mit Geschwistern viele Kinderkrankheiten aufgetreten waren. Die höchsten Krankheitsraten wurden in kleineren Familien mit weniger Bakterien verteilenden Kindern mit laufender Nase und in wohlhabenden Haushalten mit höheren Standards in Bezug auf die Körperhygiene beobachtet. Dieses Ergebnis widersprach allem, was man bis dahin über Keime zu wissen glaubte. Könnte die Belastung durch Keime wirklich besser für uns sein? Und könnte eine auf Sauberkeit ausgerichtete Lebensweise uns kränker machen?

Strachans erste Abhandlung, die 1989 mit dem Titel „Hay Fever, Hygiene and Household Size" („Heuschnupfen, Hygiene und Haushaltsgröße") im *British Medical Journal* erschien, legte den Grundstein für die „Hygiene-Hypothese", die die Vorstellung infrage stellte, Keime müssten in jedem Fall vermieden werden, und die die Bedeutung der frühen mikrobiellen Exposition zur Vorbeugung vor Krankheiten im Erwachsenenalter hervorhob. 2003 führte Dr. Graham Rook, ein emeritierter Professor für medizinische Mikrobiologie und Immunologie am University College London, dieses Konzept mit seiner Hypothese der „alten Freunde" weiter aus. Diese Hypothese legt nahe, dass der fehlende Kontakt mit sehr alten Organismen wie beispielsweise Parasiten, die sich koevolutionär mit unseren Vorfahren entwickelten, und nicht nur das Fehlen relativ neuer Keime (z. B. das Influenza-Bakterium) für das Auftreten dieser modernen Krankheiten verantwortlich war.

Sieht man sich heute eine Weltkarte an, stellt man sehr erstaunt fest, dass Krankheiten wie Morbus Crohn in entwickelten Ländern weit verbreitet, in weniger entwickelten dagegen seltener sind. Die Hygiene-Hypothese erklärt diese ungleiche Verteilung mit dem Hinweis, weniger Kontakt mit Bakterien und Parasiten während der Kindheit in wohlhabenden Gesellschaften wie in den Vereinigten Staaten und Europa erhöhe im Grunde genommen die Anfälligkeit für Krankheiten, weil damit die natürliche Entwicklung des Immunsystem unterdrückt werde.

Dieses Konzept wurde außerdem mit dem Anstieg vieler moderner Erkrankungen assoziiert: Epidemisch auftretende Fettleibigkeit, tödliche Krankheiten wie metabolisches Syndrom und Herzerkrankungen, psychiatrische Krankheitsbilder wie Depression, wenig verstandene Leiden wie Autismus und sogar einige Krebsarten – einige Studien haben bei all diesen Krankheiten erhebliche Störungen im Mikrobiom nachgewiesen. Wir verwenden enorm viel Zeit darauf, auf Sauberkeit zu achten – wir schrubben unseren Körper mit aggressiven Seifen, desinfizieren unsere Hände und unsere Umgebung mit chemischen Stoffen und eliminieren jede Spur von Schmutz aus unserem Haus und unserem Leben –, da jedoch Forschungsergebnisse bestätigen, dass Keime vermutlich sogar von wesentlicher Bedeutung für unserer Wohlergehen sind, ist es vielleicht an der Zeit, unser Konzept von Sauberkeit und Hygiene zu überdenken.

Ein Loblied auf den Schmutz

Wir sind auf den Kontakt mit Schmutz und Keimen angewiesen, um unser Immunsystem zu trainieren, angemessen auf Stimuli in unserer Umwelt reagieren zu können – worauf es reagieren muss und was es ignorieren kann. Ein Immunsystem, das nicht früh genug und nah genug mit ausreichend Keimen in Kontakt kommt, ist wie ein Kind mit übertrieben fürsorglichen Eltern schlecht gerüstet für Probleme, die unvermeidbar auftreten werden. Ein unzureichender Kontakt führt zu einer geschädigten Immuntoleranz und einem angriffslustigen Zustand erhöhter Aktivität, in dem wichtige Bakterien, Proteine in der Nahrung und sogar Bereiche des Körpers (im Fall von entzündlichen Darmerkrankungen der Verdauungstrakt) wie ein Feind behandelt und angegriffen werden.

Während die Menschen, die in armen Ländern mit weniger der modernen Annehmlichkeiten leben, ein höheres Risiko tragen, von den Auswirkungen von Naturkatastrophen, Armut und Arbeitslosigkeit betroffen zu sein, sind einige Vorteile in Bezug auf Autoimmunerkrankungen nicht von der Hand zu weisen, einschließlich einer sehr viel niedrigeren Morbus-Crohn-Rate. Das ist wenig verwunderlich, da in Ländern, die sich auf dem Weg der Industrialisierung und verbesserter Hygieneverhältnisse befinden, die Verbreitung chronischer Darmerkrankungen und anderer postindustrieller Epidemien dramatisch ansteigt. Beispiele hierfür sind Asien und der Nahe Osten, wo in den letzten Jahrzehnten Morbus-Crohn-Kliniken in Regionen aus dem Boden geschossen sind, in denen die Krankheit zuvor praktisch nicht existent war.

Mir ist sicherlich nicht daran gelegen, Armut zu verklären oder den Eindruck zu erwecken, Wirtschaftswachstum und Entwicklung wären schlecht, aber man muss auch darauf hinweisen, dass unsere modernen Praktiken wie gechlortes Trinkwasser, industriell betriebene Landwirtschaft, Pestizide, Hygiene und Antibiotika unser Leben in vielerlei Hinsicht zwar verbessern, aber unvorhergesehene Auswirkungen auf die Gesundheit haben. Alkohol, Stress und die fett- und zuckerreiche westliche Ernährung verstärken das Problem, indem sie unterdrücken, was für unsere Darmflora lebenswichtig ist, und zu einem hyperreaktiven Immunsystem führen, das für Autoimmunerkrankungen und Allergien bereit ist.

Wer an einer der in diesem Kapitel angeführten Krankheiten leidet, bekommt mit dem „Live Dirty, Eat Clean"-Plan eine Schritt-für-Schritt-Anleitung an die Hand, wie er zumindest teilweise die mikrobielle Exposition, die während der Kindheit vielleicht gefehlt hat, wiederherstellen kann. Außerdem zeigt der Plan, welche Entscheidungen in Bezug auf die Lebensweise die Darmflora verbessern, anstatt sie zu unterdrücken.

Ein Tapetenwechsel außen ...
und innen

Da die mikrobielle Landschaft in unserem Körper größtenteils durch unsere externe Umgebung bestimmt wird, überrascht es wenig, dass der Umzug aus einem weniger antiseptischen in ein nahezu keimfreies Lebensumfeld oder umgekehrt das Mikrobiom verändern und Krankheiten auslösen kann. Menschen aus weniger entwickelten Ländern tragen ein erhöhtes Risiko, an Morbus Crohn und anderen Autoimmunkrankheiten zu erkranken, wenn sie in hoch entwickelte Industrieländer umziehen, vor allem, wenn dies in jungen Jahren geschieht.

Zwei Jahre nach Anjalis Umzug aus Indien in die Vereinigten Staaten habe ich bei ihr Morbus Crohn diagnostiziert. Sie wuchs in einer streng vegetarischen Familie auf, in der ihre Mutter oder eine ihrer Tanten Mahlzeiten auf Pflanzenbasis ohne Fertigprodukte und mit vielen entzündungshemmenden Gewürzen wie Kurkuma zubereiteten. Die aus mehreren Generationen bestehende und unter einem Dach lebende Familie aß immer gemeinsam. Als Anjali in die Vereinigten Staaten zog, ernährte sie sich weiterhin vegetarisch, lebte aber fast ausschließlich von Pizza und dem Inhalt der Automaten im College. Sie bekam Erwachsenenakne, Sodbrennen und Verdauungsbeschwerden, die schließlich zu blutigem Durchfall und heftigen Geschwüren im Dick- und Dünndarm führten.

Anjali hatte noch nie etwas von Morbus Crohn gehört und kannte niemanden, der daran erkrankt war, aber ihr Fall zählte zu den schwersten, die ich je gesehen hatte. Mit einer Kombination aus konventioneller Medikation und einer drastischen Ernährungsumstellung gelang es uns schließlich, die Symptome zum Abklingen zu bringen, aber es geht ihr immer noch am besten, wenn sie den Sommer in Indien verbringt und isst, was ihre Mutter für sie kocht.

Atsenash wuchs in Äthiopien auf. Nachdem ihr Vater gestorben und ihre Mutter in die Vereinigten Staaten ausgewandert war, lebte sie bei ihren Großeltern. Als sie 13 Jahre alt war, zog sie zu ihrer Mutter in den Mittleren Westen in den USA, wo sie sich ausschließlich amerikanisch ernährte, um unter ihren Teenager-freunden nicht aufzufallen. Burger und Pommes waren an der Tagesordnung, ihrem Verdauungssystem jedoch völlig fremd, da sie mit traditioneller äthiopischer Nahrung wie Zwerghirse, mit Chili gewürzten Linsen und Gemüse aufgewachsen war. Es dauerte nicht lange, bis ihr Verdauungstrakt rebellierte, und als ich ihr zehn Jahre nach der Diagnose Colitis ulcerosa begegnete, war ihr Dickdarm wegen schwerer Colitis, die auch auf die stärksten Arzneimittel nicht reagierte, bereits entfernt worden.

Es scheint, als sei der Schutzeffekt, in einer ländlichen Umgebung mit vielen Mikroben aufzuwachsen, einfach nicht vereinbar mit den negativen Auswirkungen einer westlichen Ernährungsweise und eines nahezu keimfreien Lebensstils. Aber sowohl das Auswandern als auch das Reisen in die andere Richtung haben Nachteile. Viele meiner Patienten bekommen starke Magen-Darm-Beschwerden, nachdem sie im Auftrag des Friedenskorps oder des Außenministeriums in Übersee waren. Die Symptome treten meistens nach einer Ruhrerkrankung auf, die nie richtig ausgeheilt ist. Monate später wird bei einer Untersuchung dann typischerweise eine chronische Darmentzündung festgestellt.

Es kommt auch häufig vor, dass Reisedurchfall, der nach einer Reise nach Mexiko oder in die Karibik länger anhält, sich in den darauffolgenden Monaten oder Jahren schließlich in Morbus Crohn, Colitis ulcerosa oder ein postinfektiöses Reizdarmsyndrom verwandelt (wie und warum das passiert, wird näher in Kapitel 5 über Dysbiose beschrieben).

Kerry war eine gesunde junge Frau von 22 Jahren, die nach ihrem Collegeabschluss dem Friedenskorps beitrat und in eine ländliche Gegend in Ghana geschickt wurde. Sie lebte, arbeitete und aß mit einer Familie im Dorf, aber anders als ihre Gastfamilie, die an die heimische mikroskopische Fauna und Flora gewöhnt war, litt Kerry in den zwei Jahren ihres Aufenthalts dort häufig an schwerem Durchfall, Unterleibsschmerzen, Übelkeit und Erbrechen. Letzten Endes wurden bei ihr Giardien und Amöbenruhr diagnostiziert, beide bestens als Erreger von Erkrankungen des Verdauungstrakts bekannt.

Nach ihrer Rückkehr in die Vereinigten Staaten hörten Kerrys akute Schübe auf, aber ihr Stuhlgang wurde nie wieder normal. Sie hatte weiterhin mehrmals am Tag weichen, von Unterleibskrämpfen begleiteten Stuhlgang und bemerkte einige Male in der Woche auch Blut in ihrem Stuhl. Sechs Monate nach ihrer Rückkehr suchte sie mich wegen dieser Symptome in meiner Praxis auf. Stuhluntersuchungen in einem angesehenen Labor für Parasitologie zeigten keine aktive Infektion, also empfahl ich, ihren Verdauungstrakt genauer anzusehen. Bei einer Darmspiegelung wurden ineinander übergehende Geschwüre im gesamten unteren Teil ihres Dickdarms festgestellt, die exakt zu einer Colitis ulcerosa passten. Diese Vermutung wurde durch eine Biopsie bestätigt. In Kerrys Familie gab es keine Fälle von Colitis ulcerosa oder andere Autoimmunerkrankungen und keine anderen Risikofaktoren für die Entstehung von CED als ihr Darmleiden während ihres Aufenthalts in Ghana. Ihr westlich geprägtes Mikrobiom war einfach nicht in der Lage, die aggressiven Veränderungen, die durch die beiden Parasiten hervorgerufen worden waren, zu verarbeiten, und die Folge war eine chronische Entzündung.

Das richtige Timing ist entscheidend, wenn es um die mikrobielle Exposition geht. Der Kontakt mit vielen Keimen in der Kindheit und Jugend kann sich positiv auswirken, wenn er aber plötzlich im Erwachsenenalter auftritt, können eindringende Krankheitserreger unser empfindliches bakterielles Gleichgewicht stören und wichtige Spezies verdrängen, die nie komplett wiederhergestellt werden.

Und wann kommen unsere Gene ins Spiel?

Es hat sich herausgestellt, dass viele Krankheiten wie Herzerkrankungen und einige Krebsarten, die vermehrt in Familien auftreten und von denen angenommen wurde, sie seien genetisch bedingt, in hohem Maße von der Bakterienflora im Darm beeinflusst werden. Es ist die vielschichtige und wenig bekannte Interaktion zwischen den Genen, der Umwelt und dem Immunsystem, die letztlich darüber entscheidet, ob man krank wird oder nicht.

Die Epigenetik erforscht, wie unsere Umgebung unsere vererbbaren Merkmale beeinflusst, ohne das DNA-Material in unseren Genen zu verändern. Es geht hier um die klassische Natur-gegen-Kultur-Frage: Sind wir eher das Ergebnis unserer ererbten Gene oder das der Umwelt, in der wir leben? So kann die Art der Darmbakterien, mit denen man letztlich ausgestattet ist, in der Tat wichtiger sein als die Gene, die man geerbt hat. Dies ist ein ermutigender Ansatz, sich mit Krankheiten auseinanderzusetzen, da wir unsere natürliche Familie nicht ändern können, wohl aber unsere mikrobielle Familie.

Wir müssen feststellen, dass der Lebensraum in unserem Körper – unser Mikrobiom – sich in erheblichem Maße auf unsere Gene auswirkt, indem er sie ein- und ausschaltet und entscheidet, welche letztendlich zu Krankheit führen.

Bei der überwiegenden Mehrheit der Patienten mit CED kommt diese Krankheit weder in der Familie vor, noch sind sie in irgendeiner Form genetisch anfällig, aber das trifft nicht auf alle zu. Menschen mit osteuropäischen aschkenasisch jüdischen Wurzeln tragen ein vier- bis fünffach erhöhtes Risiko, an Morbus Crohn zu erkranken, was sich teilweise durch eine genetische Variante erklären lässt, die ihr Immunsystem dazu bewegt, auf die Darmflora überzureagieren. Es existieren mehr als hundert Genmutationen, die mit Morbus Crohn in Verbindung gebracht werden, aber Genanomalien allein reichen als Krankheitsursache nicht aus. Es sind Auslöser in der Umwelt, die das genetische Risiko letztendlich demaskieren und zu Symptomen führen. Es gelingt immer besser, diese Auslöser zu identifizieren und zu erkennen, dass die meisten von ihnen zu Veränderungen der Darmflora führen. So ist es zum Beispiel möglich, Morbus Crohn bei Mäusen zu erzeugen, indem Darmbakterien von betroffenen Mäusen auf gesunde, keimfreie Mäuse übertragen werden. Das bedeutet, dass dem Mikrobiom eine wichtige, wenn nicht ursächliche Rolle zukommt.

Ein zu sauberes Innenleben?

Es besteht ein derart enger Zusammenhang zwischen der Einnahme von Antibiotika und Verdauungsproblemen, dass dies buchstäblich die erste Frage ist, die ich neuen Patienten in meiner Praxis stelle. In *Gutbliss* habe ich über die Wechselwirkung zwischen regelmäßiger Antibiotikaeinnahme und der Entstehung von Völlegefühl, Hefepilzinfektionen und anderen Arten mikrobieller Störungen, bekannt als Dysbiose, geschrieben, und in diesem Buch habe ich diesem Thema ein ganzes Kapitel (siehe Kapitel 5) gewidmet. Aber die Vorstellung, Antibiotika könnten ernsthafte Autoimmunerkrankungen wie Morbus Crohn und Colitis ulcerosa verursachen, ist relativ neu. Auch eine beunruhigende, weil unsere Schwelle, Antibiotika zu verordnen, gefährlich niedrig ist. Außerdem haben wir jahrzehntelang Antibiotika eingesetzt, um Schübe dieser Krankheiten zu behandeln. Könnten genau die Arzneimittel, die wir so bereitwillig verordnet haben, unter anderem ein Grund für einen derart drastischen Anstieg dieser modernen Krankheiten sein?

Die Behandlung mit Antibiotika im ersten Lebensjahr wird, verglichen mit Kindern, die keine Antibiotika erhalten haben, mit einem dreifach erhöhten Risiko, an CED zu erkranken, in Verbindung gebracht. Mir scheint, dieses Risiko steigt, je mehr Antibiotika eingenommen werden. In Ländern wie Kanada und Finnland, in denen Antibiotika überall erhältlich sind, ist die Häufigkeit von CED bei Kindern um etwa fünf bis acht Prozent jährlich stetig gestiegen. Studien aus den Vereinigten Staaten, einschließlich einer Metaanalyse mit mehr als 7.000 Patienten, durchgeführt von Forschern am Mount Sinai Hospital, bestätigen, dass bei Kindern das Risiko für CED durch Antibiotika am höchsten ist, zeigen aber auch einen Anstieg des Neuauftretens von Morbus Crohn bei Erwachsenen, die in den Monaten vor der Diagnose Antibiotika eingenommen haben. Bis auf Penicillin wurden alle Antibiotika in die Studie einbezogen, aber ironischerweise bergen die, die am häufigsten zur Behandlung von Morbus Crohn verschrieben werden – Metronidazol und Fluorchinolone wie Ciprofloxacin – das höchste Risiko.

Ein übermäßiger Einsatz von Antibiotika zerstört große Mengen von Bakterien, unter denen sich nicht nur die pathogenen, sondern auch die schützenden Spezies befinden. Wie es der Teufel will, sind die schlechten Bakterien oft widerstandsfähiger als die guten und überleben den Antibiotikaangriff vermutlich besser. Sie vervielfältigen sich und füllen die Lücke, die durch den Gesamtverlust entstanden ist, wodurch das für Patienten mit CED typische Bild entsteht: Ein allgemeiner Rückgang der Vielfalt von Darmbakterien, eine höhere Anzahl pathogener Spezies und ein niedrigerer Anteil von schützenden Arten.

Neue Wege der Renaturierung

Bei Patienten mit Krankheiten wie Morbus Crohn haben Versuche, das Immunsystem zu schwächen, ohne das Risiko einer Infektion einzugehen, die für die meisten Immunsuppressiva typisch ist, zu einer neuen Therapieform – der Therapie mit Parasiten – geführt. Die Theorie basiert darauf, dass eine kontrollierte Infektion mit Helminthen wie Hakenwürmern das Gleichgewicht des Autoimmunsystems verbessern kann, indem die Reaktion auf Stimuli gesenkt und die Entzündung im Darm reduziert wird. Während die Hakenwurmtherapie mit Risiken behaftet ist (einschließlich Ausschlägen, Juckreiz, Anämie, Durchfall und einer sich ausbreitenden Infektion), haben einige Studien einen allgemeinen Nutzen für Krankheitsbilder wie Morbus Crohn, MS, Asthma und bestimmte Arten von Allergien gezeigt. Die Würmer werden den Patienten in Form von Eiern verabreicht, die in einer Salzlösung getrunken werden. Die Menge des Inokulums wird gering gehalten, um eine schwere Infektion, die eine Entzündung auslösen kann, zu vermeiden.

Einige Forscher verwenden jetzt anstelle von Hakenwürmern Schweinepeitschenwürmer, die sich im Menschen nicht fortpflanzen können und deshalb alle paar Wochen verabreicht werden müssen, dafür aber nicht das Risiko einer sich ausbreitenden chronischen Infektion in sich tragen. Bei einem Versuch mit 54 Patienten mit Colitis ulcerosa verbesserte sich der Zustand bei 43 Prozent der Patienten, die Schweinepeitschenwürmer bekommen hatten, im Vergleich zu nur 17 Prozent bei denen ohne Inokulation. Bei einem zweiten Versuch mit Morbus-Crohn-Patienten wurden die Peitschenwürmer in einem Abstand von drei Wochen verordnet. Nach sechsmonatiger Therapie war die Krankheit bei 80 Prozent der Patienten deutlich weniger aktiv und 72 Prozent befanden sich vollständig in Remission. Die Therapie mit Helminthen befindet sich noch in der Experimentierphase, aber unter den richtigen Voraussetzungen könnte sie sich letztlich als Schritt in die richtige Richtung erweisen, um unser Inneres zu renaturieren und unsere Gesundheit wiederzuerlangen.

Saubere Nahrung als Medizin

Das Erstaunlichste an chronisch entzündlichen Verdauungsstörungen wie Morbus Crohn und Colitis ulcerosa ist vielleicht die Tatsache, dass medizinische Kreise immer noch Probleme damit haben zu akzeptieren, dass alles, was wir in unseren Verdauungstrakt einbringen, irgendeinen Einfluss darauf haben kann, was darin passiert oder was am anderen Ende herauskommt.

Ich muss gestehen, dass ich vor Jahren, als ich an einem Lehrkrankenhaus gearbeitet und Patienten mit hartnäckigen Fällen von CED gesehen habe, nicht anders gedacht habe. Ich war voll und ganz von der Überlegenheit und Notwendigkeit pharmazeutischer Maßnahmen überzeugt. Patienten, die darauf bestanden, ihre Krankheit auf natürliche Weise mit einer Diät und Nahrungsergänzungsmitteln zu behandeln, machten mich nervös. Ich erwartete ständig, dass ihr Zustand sich verschlechtern und ein neuer Schub ihrer Krankheit auftreten würde. Bisweilen war das der Fall. Aber sehr häufig auch nicht. Und mit der Zeit und der Unterstützung vieler wunderbarer Patienten, die mir erlaubten, mit der Wahl ihrer Nahrungsmittel zu experimentieren, wurde klar, dass es ein realistisches und lohnendes Ziel war, Darmentzündungen zu heilen, indem man das Mikrobiom über die Nahrung veränderte.

Annette wurde in Argentinien geboren und kam wegen Morbus Crohn zu mir in die Praxis. Wie die meisten Menschen aus diesem Teil der Welt wurde sie als Kind mit dem Bacillus Calmette-Guérin (BCG) gegen Tuberkulose geimpft. Da es sich um einen Impfstoff aus lebenden Tuberkulosebakterien in abgeschwächter Form handelt, ist eine der möglichen Nebenwirkungen ein falsch positiver Tuberkulin-Hauttest. Genau das passierte Annette, als sie in der Schule auf Tuberkulose getestet wurde. Die Folge des positiven Tests war, dass sie insgesamt neun Monate lang mit drei Antibiotika wegen einer aktiven Tuberkuloseinfektion behandelt wurde, obwohl sie nie irgendwelche Anzeichen oder Symptome von Tuberkulose zeigte und auch eine Röntgenaufnahme ihrer Lunge unauffällig war.

In ihrem letzten Jahr auf der High School bekam Annette Unterleibsschmerzen und Durchfall und verlor an Gewicht. Die Diagnose lautete Morbus Crohn, und sie nahm eine Reihe von Arzneimitteln ein, darunter auch immunmodulierende Präparate. Ihr Zustand besserte sich deutlich, obwohl sie weiterhin an gelegentlichen Anfällen von leichten Unterleibsschmerzen litt und Schwierigkeiten hatte, an Gewicht zuzunehmen. Zehn Jahre nach ihrer Morbus-Crohn-Diagnose wollte Annette eine Familie gründen. Sie und ihr Mann hatten ein ungutes Gefühl bei dem Gedanken an eine Schwangerschaft, weil sie Medikamente einnahm, die möglicherweise ein Risiko für den Fötus darstellen könnten. Aus diesem Grund begann sie vor der Empfängnis mit einer Diät, die industriell verarbeitete Lebensmittel, die meisten Getreideprodukte und raffinierten Zucker ausschloss und die auch bei einem Freund mit CED erfolgreich gewesen war. Die Diät funktionierte auch bei Annette und innerhalb von vier Monaten hatte sie sämtliche Arzneimittel erfolgreich abgesetzt.

Ihr früherer Gastroenterologe hatte empfohlen, sie solle sofort nach ihrer Schwangerschaft die Einnahme aller Medikamente fortsetzen. Aber da es ihr ein Jahr nach der Geburt eines gesunden kleinen Jungen immer noch gut ging und sie sich wohlfühlte, wollte sie versuchen, ihren Morbus Crohn auch weiterhin nur mit der Diät zu kontrollieren. Ich lockerte ihren Diätplan ein wenig, indem ich einige Sachen zuließ, die sie vermisste und gern wieder einführen wollte, und drei Jahre nach Beginn der Diät ist Annette auch ohne Medikamente immer noch frei von Symptomen.

Ich habe immer noch einen Rezeptblock, versuche aber, ihn so selten wie möglich zu benutzen – nicht, weil die Medikamente nicht wirken, sondern weil Risiken wie Infektionen und Krebs sowie die Tatsache, dass viele dieser Medikamente die Plazenta passieren und in der Muttermilch vorhanden sind, den Nutzen überwiegen. Die weniger wirksamen Medikamente haben geringere Nebenwirkungen, sie helfen aber auch nicht so effektiv – bei einigen ist die Ansprechrate sogar die gleiche wie bei einer Behandlung mit einem Placebo oder einer Zuckerpille! Interessanterweise verwenden wir für die Behandlung von CED die gleichen Medikamente wie für andere Autoimmunerkrankungen wie rheumatoide Arthritis und Schuppenflechte, und die diätetische Therapie, die bei den Darmproblemen unserer Patienten so erfolgreich Abhilfe schafft, verbessert häufig auch deren zusätzlich bestehende Autoimmunprobleme, was auf einen gemeinsamen Mechanismus bezüglich Ursache und Heilung schließen lässt.

Die Mehrheit meiner Patienten ist an einem ganzheitlicheren Ansatz interessiert und glaubt, genau wie ich, an das Konzept, Nahrung als Medizin einzusetzen. In der Regel beginnen wir mit Nahrungsveränderungen in Verbindung mit wirksamen Probiotika (lebende nützliche Bakterien, auf die in Kapitel 12 näher eingegangen wird), und verordnen, falls erforderlich, Medikamente mit niedriger Toxizität und gelegentlich auch stärkere Medikamente, wenn die Nahrungsveränderungen und milderen Therapien nicht helfen. Wir beziehen darüber hinaus Biofeedback in die Therapie mit ein, um den Patienten zu zeigen, wie sie bei Krämpfen in der unwillkürlichen Muskulatur mit Körper-Geist-Techniken der geführten Meditation und Visualisierung Abhilfe schaffen können. Dieser Ansatz kann mit einer Pyramide verglichen werden, bei der die Ernährungstherapie und die Wiederherstellung des Mikrobioms das Fundament darstellen, auf dem alles andere ruht.

Für die meisten Menschen spricht nichts dagegen, Nahrung als Medizin einzusetzen, und neben dem Abklingen der CED-Symptome gibt es zweifellos zahllose weitere Vorteile gesunder Ernährung. Aber gelegentlich habe ich auch Patienten mit einem so schweren Krankheitsverlauf, dass ich empfehle, die Lage zuerst mit einer stärkeren konventionellen Therapie zu beruhigen, bevor mit der langsameren Vorgehensweise der Nahrungsumstellung begonnen wird. Bei einigen sind schneller wirkende und stärkere Medikamente erforderlich. Selbst dann ist mein Ziel immer, diese Medikamente so schnell wie möglich abzusetzen, sobald sich die Entzündung gebessert hat, und zu versuchen, den erreichten Zustand wenn immer möglich mit einer Diät und einer entsprechenden Lebensweise aufrechtzuerhalten.

Vor einigen Jahren haben wir in unserer Praxis eine Ernährungsstudie durchgeführt, um bewerten zu können, wie eine an komplexen Kohlenhydraten arme Ernährung zur Verbesserung der Lebensqualität und Verringerung der Häufigkeit und Schwere von Schüben bei Patienten mit CED beiträgt. Die Diät schloss die meisten Getreidesorten, Zucker und Stärken aus, enthielt aber gesunde Kohlenhydrate wie Obst, Gemüse und Hülsenfrüchte. Das ist auch die Grundlage, die ich für den „Live Dirty, Eat Clean"-Plan empfehle. Wir haben die Daten von zwölf Patienten analysiert, die diese Diät mindestens sechzig Tage lang eingehalten hatten, und haben uns dabei die Lebensqualität sowie die Krankheitsaktivität vor und nach der Diät angesehen, außerdem, ob eine Heilung der Darmentzündung eingetreten war. Drei dieser Patienten litten an Colitis ulcerosa und neun an Morbus Crohn. Seit der Diagnose waren durchschnittlich zehn Jahre vergangen. Etwa die Hälfte der Patienten war so schwer erkrankt, dass zuvor ein operativer Eingriff erforderlich gewesen war.

Alle zwölf Patienten berichteten, die Diät habe ihre Symptome gelindert, und zehn von zwölf sprachen von einer drastischen Verbesserung. Zwei Drittel (acht von zwölf) konnten die Menge ihrer Arzneimittel reduzieren, nachdem sie die Diät eingehalten hatten. Bei acht Patienten wurde während der Dauer der Studie eine Koloskopie durchgeführt und bei sechs von ihnen hatte sich die Entzündung allein durch die Ernährungsumstellung erheblich gebessert. Nach Beginn der Diät dauerte es durchschnittlich 38 Tage, bis eine Besserung eintrat, obwohl die Bandbreite groß war: Einige Patienten berichteten bereits nach drei Tagen, sich

viel besser zu fühlen, während es bei anderen vier Monate dauerte, bis sich erste Anzeichen nachlassender Symptome bemerkbar
machten.

Unsere Studiengruppe war klein, aber unsere Ergebnisse be-
stätigten, was mir bereits aus klinischen Beobachtungen klar war:
Eine Umstellung der Ernährung funktioniert und ist eine realisti-
sche Behandlungsoption von CED, entweder als Primärtherapie
oder in Verbindung mit Medikamenten. Sie kann nicht nur die
Symptome abklingen lassen und eine Reduzierung oder sogar die
Absetzung von Medikamenten ermöglichen, sondern auch eine
tatsächliche Heilung der Darmentzündung herbeiführen. Wir
vermuten stark, dass diese Veränderungen durch eine Modifizie-
rung der Darmbakterien herbeigeführt werden.

Fazit: Eines der wirksamsten Mittel zur Vorbeugung und Behandlung der Krankheiten unserer Zeit ist vermutlich unsere
Nahrung, da sie entscheidend dazu beiträgt, welche Bakterien
in unserem Darmgarten wachsen. Mit meinem „Live Dirty, Eat
Clean"-Plan gebe ich Ihnen eine Schritt-für-Schritt-Anleitung an
die Hand, mit der Sie diese Veränderungen in Ihrem eigenen Leben realisieren können, Ihr Mikrobiom wieder ins Gleichgewicht
bringen und lange gesund bleiben können.

„Sauberkeit" überdenken und gesund werden

Wenn von Keimen die Rede ist, denken die meisten Menschen
an Krankheit und Armut in weit entfernten Gegenden oder an
Familien, die mit ihrem Nutzvieh zu zehnt in einer Hütte leben,
mit eingeschränktem Zugang zu sauberem Wasser und medizinischer Versorgung und der nächsten Seuche direkt vor der Haus-
tür. Es trifft zwar zu, dass Infektionskrankheiten wie Cholera und
Tuberkulose in ärmeren Ländern noch weit verbreitet sind, aber
es ist der Mangel an Keimen in den entwickelten Ländern, der
viele von uns krank macht. Wie das nächste Kapitel zeigen wird,
können einige unserer „medizinischen Wunder", wenn sie willkürlich zum Einsatz kommen, Krankheiten letztendlich eher fördern als heilen.

KAPITEL 4
Pharmageddon und das Antibiotika-Paradoxon

Es steht außer Frage, dass Alexander Flemings Entdeckung des Penizillins im Jahr 1928 immer noch einen der wichtigsten Beiträge zum medizinischen Fortschritt darstellt. Penizillin hätte Katastrophen wie die Große Pest in den 1600er-Jahren, die ein Viertel der Bevölkerung Europas hinwegraffte, verhindern können. Antibiotika bewirken Tag für Tag, dass schwere Infektionen nicht zum Tod führen, und ersparen vielen Menschen unsägliches Leid. Aber in unserer heutigen Welt der Überdiagnose und Überbehandlung werden sie ebenfalls wahllos für eine große Vielfalt leichterer selbstlimitierender Beschwerden eingesetzt. Konservative Schätzungen deuten darauf hin, dass fast die Hälfte aller Antibiotikatherapien unangemessen ist, was verstärkte Nebenwirkungen, höhere Kosten und eine Resistenz gegen Antibiotika zur Folge hat, die droht, uns in das dunkle Zeitalter der Medizin zurückfallen zu lassen, als es diese Arzneimittel noch nicht gab.

Der Anpassungsfähigste überlebt

Antibiotika töten Bakterien ab, indem sie durch deren schützende äußere Membran in ihr Inneres eindringen. Jedoch kann eine wiederholte Einnahme von Antibiotika die Bakterien sogar stärken, ebenso wie man ein besserer Läufer wird, wenn man zusammen mit superschnellen Läufern trainiert. Genetische Mutationen versetzen einige Bakterien in die Lage, festere, undurchlässige Membranen zu entwickeln, während andere sich anpassen, indem sie Antibiotika neutralisierende Toxine produzieren, oder sie leihen medikamentenresistente Gene von

Nachbarbakterien aus, mit denen sie sogar die tödlichsten Angriffe überleben können.

Angesichts all dieser Guerillataktiken unserer Mikroben überrascht es wenig, dass das, was wir für einen großen Strom neuer Wunderantibiotika hielten, immer mehr versiegt. Resistente krankheitserregende Bakterien ("Superbugs") töten Jahr für Jahr allein in den USA Tausende von Menschen und führen bei weiteren zwei Millionen zu Erkrankungen. Jährlich sterben mehr US-Amerikaner an den Folgen schwer zu behandelnder Infektionen, die man sich im Krankenhaus zuzieht – eine Brutstätte für resistente Superbugs – als durch Mord und Autounfälle zusammengenommen.

Und doch weichen wir dem akuten Problem einer vernünftigeren Antibiotikaverwendung weiterhin aus, weil wir noch immer glauben, diese Medikamente unkritisch verwenden zu können und es uns irgendwie gelingt, diesen mikrobiellen Hackern einen Schritt voraus zu sein, indem wir sie mit Medikamenten überlisten, die ihnen Einhalt gebieten, ohne dass die Medikamente ihre Wirksamkeit verlieren. Das ist noch nicht geschehen und wird wohl auch nicht geschehen, weil Mikroben Überlebenskünstler sind, die sich an jede noch so unwirtliche Umgebung anpassen können, indem sie herausfinden, wie sie den Gefahren entgehen.

Unwissenheit kann krank machen

Die Wahrheit ist, dass wir bis vor Kurzem keine Ahnung hatten, dass das systematische Abtöten von Darmbakterien echte Risiken mit sich bringt. Die meisten Ärzte, die diese Medikamente verschreiben, haben das unter der allgemein geltenden – aber extrem unzutreffenden – Prämisse getan, dass Antibiotika gut und Keime schlecht sind und dass sich der Gesundheitszustand durch das Abtöten von Bakterien bessert.

Die meisten Antibiotika, die heute zum Einsatz kommen, sind gegen ein breites Spektrum von Bakterien wirksam. Das ist in unserem derzeitigen medizinischen Klima des "erst schießen, dann fragen"-Paradigmas erwünscht und wäre auch sinnvoll, würden die Risiken der Antibiotika nicht deren Nutzen überwiegen. Aber wir wissen, dass das der Fall ist. Nebenwirkungen wie Übelkeit, Erbrechen, Durchfall, Hautrötungen und Magenschmerzen erscheinen im Vergleich zu den Hauptrisiken von Antibiotika bedeutungslos: dem wahllosen Ausmerzen von Scharen unverzichtbarer Bakterien sowie den schwer zu behandelnden Krankheiten, die daraus folgen. Ich werde im nächsten Kapitel detailliert auf diese Krankheiten eingehen.

Zunächst wollen wir einen Blick auf eine der lebensgefährlichsten und immer häufiger auftretenden Folgen der Antibiotikatherapie werfen, die heute zu den größten Gesundheitsrisiken zählt.

Keime außer Rand und Band

Das *Clostridium difficile*, auch bekannt als *C. difficile*, ist ein Bakterium, das verheerenden Schaden im Verdauungstrakt anrichten kann. Es verursacht ein Drittel aller Fälle von Antibiotika-assoziierten Diarrhöen (AAD) und die meisten Fälle pseudomembranöser Colitis, einer schweren und bisweilen tödlich verlaufenden Form der AAD. *C. difficile* ist in Krankenhäusern verbreitet, wo es vom Pflegepersonal unabsichtlich von Patient zu Patient weitergetragen wird. In Krankenhäusern führt es zu Besiedlungsraten von bis zu 50 Prozent und in Pflegeeinrichtungen von bis zu 10 Prozent. Etwa zwei Prozent aller gesunden Menschen ohne erkennbare Symptome sind ebenfalls Träger von *C. difficile*, und einige von uns werden bereits bei der Geburt mit ihnen besiedelt.

Der erste Schritt auf dem Weg zu einer Infektion mit *C. difficile* ist die Veränderung der normalen Darmflora durch die Verordnung von Antibiotika. Clindamycin war das erste Antibiotikum, das mit *C. difficile* in Verbindung gebracht wurde, aber so gut wie jedes Antibiotikum kann, ebenso wie viele Chemotherapeutika, die Ursache sein. Die Veränderungen im Mikrobiom nach der Behandlung mit diesen Arzneimitteln lassen die Patienten anfällig für die Vermehrung von *C. difficile* zurück.

Der zweite Schritt ist die Übertragung, die durch den Kontakt mit einem Patienten im Krankenhaus, mit dem Pflegepersonal oder mit einem Träger ohne erkennbare Symptome erfolgen kann. Das Bakterium *C. difficile* und seine Sporen finden sich auch in Fäkalien und können Menschen infizieren, die verseuchte Oberflächen und dann ihren Mund berühren. Pflegekräfte, die sich nicht sorgfältig die Hände waschen, können die Bakterien verbreiten und damit eine Mini-Seuche unter den Patienten auslösen, mit denen sie in Kontakt kommen. Zusätzlich zu den hohen Raten bei Patienten in Krankenhäusern beobachten wir mehr und mehr ambulant erworbene *C. difficile*, was darauf hindeutet, dass die Besiedlungsraten auch außerhalb der Krankenhäuser steigen.

Nach der Übertragung ist der dritte Schritt entweder der Ausbruch der Krankheit oder eine asymptomatische Besiedlung. Das Alter, der allgemeine Gesundheitszustand und der Immunstatus sind entscheidend, ob jemand erkrankt oder nicht. Die Langzeiteinnahme säurehemmender Medikamente (Antiazida) stellt einen erheblichen Risikofaktor für die Erkrankung mit *C. difficile* dar, weil die Magensäure eine der wichtigsten körpereigenen Waffen gegen eindringende Bakterien ist. Menschen, die diese Arzneimittel regelmäßig einnehmen, sind anfälliger für wiederholte Infektionen und haben schlechtere Heilungschancen, einschließlich eines höheren Risikos, an *C. difficile* zu sterben, im Vergleich zu denen, die keine Säure unterdrückenden Medikamente einnehmen.

Bei allen Infizierten kommt es zu einer starken Vermehrung von *C. difficile* im Darm. Toxine werden freigesetzt, die schweren Durchfall, Krämpfe und Völlegefühl verursachen und in einigen Fällen sogar schwerere Erkrankungen wie pseudomembranöse Colitis. In den USA sind heute aufgrund der weitverbreiteten Verwendung von Antibiotika ein Prozent aller Krankenhauspatienten von einer Infektion mit *C. difficile* betroffen – 250.000 Infektionen jährlich und 14.000 Todesfälle. Ironischerweise war unsere wichtigste Behandlungsmethode für eine Infektion mit *C. difficile* die Verordnung weiterer Antibiotika, und wir erleben – wenig überraschend – einen enormen Anstieg von hartnäckigen oder gegen Standardbehandlungen resistenten Infektionen.

Resistente *C. difficile* haben zu einer neuen Therapieform geführt: Stuhltransplantationen, bei denen Stuhl von gesunden

Spendern in den Verdauungstrakt mit *C. difficile* infizierter Patienten eingebracht wird. Eine im *New England Journal of Medicine* veröffentlichte Studie hat dargelegt, dass Stuhltransplantationen bei immer wiederkehrenden Infektionen mit *C. difficile* viel wirksamer waren als eine standardmäßige Therapie mit Antibiotika, was die These, Mikroben statt Medikamente für eine gute Darmgesundheit einzusetzen, stärkt. In Kapitel 13 erfahren Sie, was Sie schon immer über Stuhltransplantationen wissen wollten, aber nicht zu fragen wagten, einschließlich der Risiken und Vorteile, und die Erläuterung, wie man eine Transplantation zu Hause in vertrauter Umgebung durchführen kann.

Steigende Zahlen ambulant erworbener Infektionen mit *C. difficile* haben zweifellos das Bewusstsein für die Gefahren unnötiger Antibiotikatherapien erhöht, aber die Zahl der Menschen, denen diese Medikamente unangebracht verschrieben werden, ist immer noch schockierend hoch, genau wie die Folgen, auf die wir im nächsten Kapitel zu sprechen kommen.

Antibiotika in der Tierzucht

Seit mehr als einem halben Jahrhundert werden Antibiotika zum Mästen von Nutztieren eingesetzt, da man festgestellt hat, dass die Tiere, die mit Antibiotika vermischtes Futter bekommen, schneller an Gewicht zunehmen. Das Gleiche könnte all jenen passieren, die das Fleisch dieser mit Antibiotika gefütterten Tiere verzehren. Antibiotika können selektiv das Wachstum von Mikroben fördern, die in der Lage sind, mehr Energie aus der Nahrung herauszuziehen. Studien haben nachgewiesen, dass die Gabe niedrig dosierter Antibiotika an junge Mäuse über einen Zeitraum von nur wenigen Wochen dazu führen kann, dass sie im späteren Leben fettleibig werden (ganz zu schweigen von Krankheiten), und dass die Zunahme von Fettleibigkeit und Zivilisationskrankheiten in den Vereinigten Staaten praktisch parallel zur weitverbreiteten Praxis der Antibiotikaanwendung bei Nutztieren verläuft. Wir werden uns in Kapitel 7 „Moderne Störfaktoren für das Mikrobiom" noch näher mit dieser umstrittenen Methode der Wachstumsförderung und ihren Folgen für unsere Gesundheit beschäftigen.

Überversorgung mit Antibiotika

Zwischen 2000 und 2010 ist der weltweite Gebrauch von Antibiotika um 35 Prozent gestiegen. Obwohl die meisten Antibiotika in Indien angewendet werden, ist der Pro-Kopf-Verbrauch in den Vereinigten Staaten am höchsten, mit unglaublichen einhundert Millionen Rezepten, die jährlich allein an erwachsene ambulante Patienten ausgegeben werden. Ein durchschnittliches US-amerikanisches Kind wird bis zu seinem achtzehnten Geburtstag etwa 17-mal mit Antibiotika behandelt, und zwar wegen Krankheiten, die keiner Behandlung bedürften. Ohrentzündungen sind ein hervorragendes Beispiel für die Überversorgung mit Antibiotika. Die meisten Infektionen sind viraler Natur, werden aber „nur für den Fall", dass Bakterien im Spiel sein könnten, mit Antibiotika behandelt – eine Strategie, die in keiner Weise zu einer schnelleren Genesung beiträgt und Nebenwirkungen wie Durchfall und Magenschmerzen mit sich bringt, sodass es dem Kind sogar noch schlechter gehen kann. Im Zuge einer Harvard-Studie zur Behandlung von Halsschmerzen mit mehr als 4.000 Kindern wurde festgestellt, dass die Behandlungsrate mit Antibiotika die Rate der positiven Resultate weit übertraf, und dass weniger als der Hälfte der Kinder, denen Antibiotika verschrieben worden waren, auf Streptokokken und andere Krankheitserreger getestet wurde.

Es gibt Infektionen, die in jedem Fall mit Antibiotika behandelt werden müssen, aber sehr häufig ist die Notwendigkeit für Antibiotika eine Grauzone. Eine in der Fachzeitschrift *Pediatrics* veröffentlichte Studie zeigte, dass Kinderärzte um 62 Prozent häufiger Antibiotika verordneten, wenn sie das Gefühl hatten, dass die Eltern genau das von ihnen erwarteten, im Gegensatz zu nur sieben Prozent, wenn das Gegenteil der Fall war. Ein Zeichen dafür, dass die Notwendigkeit für Antibiotika fast immer optional ist.

Aber es sind nicht nur die Kinder, die überbehandelt werden. Zwei von drei Erwachsenen, die zu einem Hausarzt gehen, weil sie erkältet sind oder Grippesymptome haben, werden Antibiotika verschrieben, die in 80 Prozent der Fälle nicht den Richtlinien der Centers for Disease Control and Prevention (CDC) für eine

Antibiotikatherapie entsprechen. Wenn ich meine Patienten zu früheren Behandlungen mit Antibiotika befrage, antworten sie in der Regel, es seien „normale Mengen" gewesen, aber nachdem ich sie jedes einzelne Rezept habe aufzählen lassen, sind sie häufig schockiert, wie viel „normal" wirklich ist.

In meinem „Live Dirty, Eat Clean"-Plan gebe ich Ihnen klare Strategien an die Hand, mit denen die Falle unnötiger Antibiotika umgangen werden kann, einschließlich der zehn wichtigsten Fragen, die man seinem Arzt stellen sollte, wenn er Antibiotika verschrieben hat.

Vorbeugen ist nicht immer besser als heilen

Menschen, die Symptome aufweisen, mit einem Antibiotikum zu behandeln, egal, ob sie es wirklich benötigen oder nicht, ist keine gute Idee. Aber Antibiotika anzuwenden, um Bakterien bei Menschen ohne Symptome zu unterdrücken, nur weil man vage vermutet, sie könnten vielleicht irgendwann in der Zukunft erkranken, ist eine noch schlechtere Idee. Unglücklicherweise ist diese prophylaktische oder vorbeugende Anwendung inzwischen gängige Praxis für alle möglichen Krankheitsbilder, einschließlich Harnwegssymptomen, Dauerkathetern, Elektiveingriffen, Geburten und einigen Zahnoperationen. Darüber hinaus ist die Langzeitanwendung von Antibiotika zur Eindämmung des Immunsystems als optimistische, aber unbewiesene Methode, Symptome zu lindern, Standard geworden, wenn es um die Behandlung entzündlicher Krankheitsbilder wie Asthma, Arthritis, Arthrose und Morbus Crohn geht. Es scheint Standard geworden zu sein, in Zweifelsfällen Antibiotika zu verschreiben.

Bei der Mehrzahl der elektiven Verfahren überwiegt das Risiko einer Antibiotika-assoziierten Komplikation wie einer schweren Diarrhö, eines Hautausschlags oder sogar des potenziell tödlichen *C. difficile* das Risiko einer Infektion. Viele der Richtlinien, die eine prophylaktische Behandlung mit Antibiotika für invasive Maßnahmen empfehlen, wurden vor Jahren verfasst, bevor die wirklichen Risiken bekannt waren, und wurden seitdem nicht überdacht oder überarbeitet. Wenn man Ihnen vor einem Eingriff ein Antibiotikum verordnen will, sollten Sie, bevor Sie Ihre Zustimmung geben, auf jeden Fall Kapitel 11 „Renaturierung als Heilungsansatz" lesen und nachfragen, ob stattdessen eine aufmerksame Beobachtung und schnelle Intervention beim Auftreten einer Entzündung nicht eine vernünftige Option sein könnten.

Die prophylaktische Verschreibung von Antibiotika kann uns in Wirklichkeit kränker machen: Sie verlängert die Genesungszeit und setzt uns dem erhöhten Risiko einer ernsthafteren Infektion aus, weil lebenswichtige schützende Bakterien zusammen mit den Krankheitserregern abgetötet werden und wir weniger gut gerüstet für die nächste Infektion zurückbleiben.

Wenn weniger mehr ist

Carol kam zu mir in die Sprechstunde, weil sie an Völlegefühl und unvorhersehbaren Anfällen von Durchfall litt. Sie war wegen ihrer immer wieder auftretenden Sinusinfektionen so viele Male mit Antibiotika behandelt worden, dass ihr Arzt ihr in der falschen Hoffnung, eine weitere Sinusinfektion abwenden zu können, jeden Herbst eine suppressive Antibiotikatherapie verschrieben hatte. Obwohl jährlich immer noch sechs oder sieben Infektionen auftraten, kam er zu dem Schluss, es wäre vermutlich ohne die prophylaktischen Antibiotika noch schlimmer geworden. Außerdem sagte er ihr, dass vermutlich irgendetwas mit ihrem Immunsystem nicht in Ordnung sei und sie deshalb so häufig krank sei. Eine gründliche Begutachtung durch einen Immunologen förderte jedoch keine andere Anomalie des Immunsystems zutage als die, dass es durch die Überexposition mit antimikrobiellen Arzneimitteln geschwächt war.

Ich sagte Carol, so viele Sinusinfektionen seien absolut anormal und inakzeptabel und dass ich erst etwas gegen ihr Völlegefühl und ihren Durchfall tun könne, wenn wir das Problem ihres Antibiotikaverbrauchs angingen, der fast sicher die Ursache ihrer Darm- und Sinusprobleme sei. Sie reagierte sehr skeptisch auf den Hinweis, dass genau die Arzneimittel, auf die sie sich immer mehr verlassen hatte, eher zu ihrer Sinusitis beitragen könnten, als diese zu heilen. Es dauerte lange, bis ich Carol davon überzeugen konnte, die Antibiotika und die Steroid-Nasensprays, die sie täglich benutzte und die die gesunde Flora ihrer Nebenhöhlen schwächten, abzusetzen. Sie rief mich alle paar Monate an und begann das Gespräch mit: „Bitte nicht sauer sein, aber ich musste wieder einmal eine Runde Antibiotika einnehmen." Dann berichtete sie von einer weiteren schrecklichen Sinusinfektion, die behandelt werden musste.

Carols Immunologe und ich überzeugten sie schließlich davon, einen anderen Ansatz auszuprobieren, und nach mehreren Infektionen, die nur mit Antihistaminika behandelt wurden, sahen wir endlich Licht am Ende des Tunnels. Carol kommt nicht mehr zu mir, weil sich nach Absetzen der Antibiotika ihre Magen-Darm-Symptome ebenso wie ihre chronische Sinusitis in Luft aufgelöst haben.

Carols Geschichte ist keine Seltenheit und zeigt, wie die häufige Einnahme von Antibiotika den Boden für ständige Infektionen bereiten kann. Bei Patienten mit chronischer Sinusitis finden sich in den Nebenhöhlen durchschnittlich 900 Bakterienstämme, während es bei Menschen ohne diese Krankheit fast 12.000 Stämme sind. Genau diese zusätzlichen Bakterienstämme schützen die gesunden Menschen. Die häufige Einnahme von Antibiotika durch Menschen mit chronischer Sinusitis zerstört diese wichtigen schützenden Stämme und macht stärker und nicht weniger anfällig für immer wiederkehrende Infektionen. Der Teufelskreis aus Infektionen und weiteren Antibiotika hört nicht mehr auf. Es kann schwerfallen, sich gegen etwas zu wehren, was angeblich therapeutisch wirksam ist, aber wenn man sich nicht besser fühlt, ist es wichtig, sich zu fragen, warum das so ist, und ob das „Heilmittel" nicht im Grunde genommen Teil der Ursache ist.

Ausbruch aus dem Teufelskreis

Als Melody zu mir in die Praxis kam, litt sie an Symptomen, die auf eine Harnwegsinfektion schließen ließen. Sie hatte während der letzten Jahre alle paar Monate brennende Schmerzen beim Urinieren und litt an häufigem Harndrang. Jedes Mal, wenn es wieder so weit war, rief sie in ihrer Hausarztpraxis an, und die sehr nette Dame am Empfang bat den Arzt für sie um ein Rezept für ein Antibiotikum. Ihr Urin wurde nicht untersucht und keine Kultur wurde angelegt, um zu entscheiden, ob eine Infektion vorlag und, falls das der Fall wäre, welche Art von Bakterien sie verursachte. Sie wurde auch nicht auf Fieber untersucht und überhaupt nicht darauf, wie krank sie wirklich war.

Melody litt seit Langem an interstitieller Zystitis, einer chronischen Blasenentzündung mit ständigem Harndrang und häufigem Wasserlassen, und das einzige Mittel, das ihr je vorgeschlagen wurde, um ihre chronischen Blasensymptome in den Griff zu bekommen, waren Antibiotika. Jetzt zahlte sie den Preis dafür. Ihre Blase, ein Bereich, der gewöhnlich ziemlich steril ist, war mit Antibiotika-resistenten Bakterienstämmen besiedelt, weil sie zu häufig Antibiotika eingenommen hatte. Jede Antibiotikaeinnahme führte zu einer vorübergehenden Linderung, verschärfte aber letztlich das Problem, weil ihre Bakterien immer resistenter wurden.

Melody war ziemlich einfach zu heilen: Eine umfassende Nahrungsumstellung, um den vielen Zucker und das ganze Brot von ihrem Speiseplan zu verbannen, die ebenfalls die falschen Bakterienarten in ihrer Blase nährten, sowie D-Mannose, ein natürlicher Zucker, der ihre Harnwegssymptome linderte. Ich werde Sie in Kapitel 11 „Renaturierung als Heilungsansatz" bei jedem Schritt begleiten, den Sie gegen Ihre eigenen Harnwegssymptome und andere weitverbreitete Infektionen unternehmen können.

Nicht jeder Mensch ist so empfänglich für das Absetzen von Antibiotika oder voll und ganz bereit, eine Nahrungsumstellung auf sich nehmen, wie Melody es war, aber die meisten meiner Patienten, die ihr Mikrobiom verbessern wollen, sehen schließlich auch Erfolge. Wenn Patienten mit Dysbiose in meine Sprechstunde kommen, lautet die erste Frage, die ich ihnen stelle, ob sie einverstanden sind, auf Antibiotika zu verzichten, wenn diese nicht unbedingt erforderlich sind. Es kann sein, dass man sich mehrere Wochen schlecht fühlt, aber die Entscheidung, den Kreislauf der wiederholten Einnahme von Antibiotika zu unterbrechen, ist der wichtigste Schritt auf dem Weg zur Wiederherstellung des Mikrobioms und zur endgültigen Genesung. Große Mengen lebenswichtiger Bakterien, nicht Antibiotika, sind unsere beste Waffe gegen drohende Infektionen.

Sollten Carols oder Melodys Geschichten Ihnen bekannt vorkommen, könnte der schwierigste Schritt darin bestehen, auf das Sicherheitspolster aus Antibiotika zu verzichten. Da es vorübergehend Linderung verschafft, könnte man sich an die Vorstellung klammern, es sei Teil der Lösung. Ich kann diese Sicht der Dinge in Anbetracht der Tatsache, wie diese Arzneimittel vermarktet wurden, verstehen.

Wir haben uns so sehr daran gewöhnt, zu einem Antibiotikum zu greifen, wenn wir krank sind, dass es für viele meiner Patienten eine Offenbarung ist zu hören, dass man nicht lebensbedrohliche Infektionen ohne jegliche antimikrobielle Therapie überstehen kann. Vor allem die Annahme, es gebe immer und für alles eine schnelle, risikoarme Lösung, hat uns in diese missliche Lage gebracht, und der Ausweg ist zweifellos eine andere Herangehensweise an das Thema Krankheit. Wir müssen unsere Erwartungen nicht nur in Bezug auf Krankheit und Leiden, sondern sogar in Bezug auf die Gesundheit an sich radikal ändern, indem wir akzeptieren, dass ein gewisses Maß an Unannehmlichkeiten und regelmäßig wiederkehrenden Beschwerden zu einem normalen Leben und auch zur Stärkung des Immunsystems dazugehören.

Probiotika: Auch kein Allheilmittel

Probiotika sind lebende Mikroorganismen, die gesundheitsfördernde Eigenschaften haben, wenn man sie verzehrt, aber die Entwicklung dieser Produkte steckt noch in den Kinderschuhen, und es gibt nicht viele fundierte wissenschaftliche Studien oder

Richtlinien, die uns sagen, welche die besten für welche spezifische Diagnose sind, wie lange wir sie einnehmen müssen und in welchen Mengen. In Kapitel 12 gehe ich ausführlich auf alles ein, was zu diesem Thema bereits bekannt ist, und gebe Ihnen einen Leitfaden an die Hand, mit dem Sie entscheiden können, ob ein Probiotikum hilfreich für die Wiederherstellung Ihres mikrobiellen Gleichgewichts sein könnte.

Ein Teil der Herausforderung besteht darin, dass wir nur in der Lage sind, einen kleinen Prozentsatz von Darmbakterien außerhalb des Verdauungstrakts zu züchten, und dass noch weniger Bakterien in Pillen- oder Pulverform lange genug überleben zu können, um wirklich von Nutzen zu sein. Auch wenn Probiotika zur Wiederherstellung des mikrobiellen Gleichgewichts beitragen können, sind sie kein Allheilmittel. Es ist falsch, sie als Wunder wirkendes Gegenmittel zu Antibiotika zu preisen, mit deren starken Auswirkungen auf das Mikrobiom gerechnet werden muss. Eine fünftägige Einnahme eines antimikrobiellen Präparats mit Breitbandwirkung wie Ciprofloxacin kann bis zu ein Drittel der Darmbakterien zerstören. Weil das Mikrobiom dynamischen Prozessen unterliegt, werden viele dieser Arten zu ihrem Ausgangsniveau zurückkehren, aber häufig ist dies auch nicht der Fall, und ganze Stämme von Darmbakterien bleiben trotz monatelanger probiotischer Therapie auf einem niedrigen Niveau. Aus diesem Grund versuche ich immer, meinen Patienten nahezulegen, wie wichtig es ist, auf Antibiotika zu verzichten und sich gesund zu ernähren, statt sich auf einen mikrobiellen Ersatz mit Probiotika zu verlassen. Seine Darmbakterien zu zerstören und dann zu versuchen, sie mit einem Probiotikum wiederaufzufüllen, ist vergleichbar mit einer vollen Badewanne, die man ablaufen lässt und dann versucht, mit einem Glas Wasser wieder zu füllen – ein Tropfen auf den heißen Stein.

Die Realität ist, dass die meisten von uns mit einem gesunden, ausgewogenen Mikrobiom den Sturm einer Antibiotikabehandlung alle paar Jahre überstehen können, wir aber vermutlich Schwierigkeiten haben, uns von anhaltendem übermäßigem Gebrauch zu erholen. Diese Arzneimittel sind einfach zu stark. Und für alle, die ihre Mikroorganismen konstant und einseitig mit industriell verarbeiteter Nahrung genährt haben, ist es noch schwerer, sich von einer Antibiotikaeinnahme zu erholen. Antibiotika zu umgehen ist in jedem Fall die wichtigste Strategie, wenn das Mikrobiom gesund bleiben soll. In Kapitel 11 „Renaturierung als Heilungsansatz" werde ich näher auf weitere verschreibungspflichtige und frei verkäufliche Mittel eingehen, die eine Bedrohung für die mikrobielle Gesundheit darstellen.

Pharmageddon

Pharmageddon ist die schonungslose Anklage des Psychiaters Dr. David Healy in Bezug auf die grenzenlose Einnahme verschreibungspflichtiger Arzneimittel. Es ist ein schlagkräftiges Argument gegen die Pharmazeutikalisierung der medizinischen Versorgung und bringt diesen gefährlichen Trend mit einer erhöhten Rate von Todesfällen und Behinderungen in Verbindung. Healy beschreibt die Schreckensvision einer realen Gesellschaft, in der die medizinische und pharmazeutische Industrie die Gesundheit der Menschen zerstört und wissenschaftliche Errungenschaften mehr Schaden als Nutzen anrichten. Glücklicherweise ist Pharmageddon noch nicht gänzlich Realität geworden, aber wenn die Praxis der Antibiotikaverschreibung auch nur in irgendeiner Form ein Anzeichen dafür ist, kommt es mit rasanter Geschwindigkeit näher.

KAPITEL 5

Leiden Sie an Dysbiose?

Die meisten Menschen, die heute in meine Sprechstunde kommen, beschreiben Beschwerden, die sich grundlegend von denen vor 20 Jahren unterscheiden, als ich meine medizinische Ausbildung beendet habe. Damals litten die meisten meiner Patienten an Krankheitsbildern wie Säurereflux, blutenden Geschwüren, Gallensteinen, Divertikulitis, Kolitis und gelegentlich auch Dickdarmkrebs. Diese Krankheiten, die man sehen und tasten konnte, waren unschwer zu diagnostizieren. Sie waren bei Standardtests problemlos zu erkennen und konnten direkt und im Allgemeinen auch wirksam therapiert werden.

In den vergangenen Jahren habe ich eine epidemieartige Ausbreitung schwer zu diagnostizierender, ungenauer und dem Anschein nach unzusammenhängender Anzeichen bei Patienten erlebt, die im klassischen Sinn nicht wirklich krank sind. Sie leiden an Symptomen. Fast alle haben mindestens einen Arzt konsultiert (bei den meisten sind es mehrere) und vielen wurde gesagt, ihre Symptome seien stressbedingt oder ein Produkt ihrer Fantasie.

Glücklicherweise verfügt unser Körper über ein angeborenes Gefühl dafür, dass irgendetwas nicht in Ordnung ist, und das ermutigt uns meistens dazu, Antworten und Lösungen zu suchen, selbst wenn die Schulmedizin der Meinung ist, es ginge uns gut, oder wenn sie nicht in der Lage ist, uns in irgendeiner Form weiterzuhelfen. Dies ist einer der Gründe, warum ich dieses Buch geschrieben habe – ich möchte meine Kollegen bestärken und daran erinnern, dass unser Körper letztlich eine eigene Weisheit besitzt, die man nicht ignorieren sollte.

Unspezifische Symptome und ein roter Faden

Lange Zeit hat mir das, was meine Patienten mir berichtet haben, Rätsel aufgegeben. Sie klagten über Völlegefühl, Unterleibsschmerzen, übelriechende Darmgase, Hautausschläge, Rosazea, Nahrungsmittelunverträglichkeiten, „merkwürdig aussehende" Stühle, Müdigkeit, eingeschränkte geistige Leistungsfähigkeit, häufige Infektionen und ein allgemeines Unwohlsein. Einigen war nur gesagt worden, sie hätten ein Reizdarmsyndrom (RDS), eine Diagnose, die ihnen bestätigt, dass sie Magen-Darm-Symptome haben und sich nicht wohlfühlen, aber keine Erklärung dafür bietet, warum das so ist.

Ich nahm ihre Beschwerden ernst und stellte auf der Suche nach Anhaltspunkten und Antworten gründliche Untersuchungen ihres Verdauungstrakts an. Ich sah mir ihren Magen mit meinem Endoskop und ihren Darm mit meinem Koloskop an und machte mit einer Videokapsel, die heruntergeschluckt wird, Aufnahmen von ihrem Dünndarm (in dem nicht viel passiert, aber ich wollte einfach sichergehen). Ich ordnete Gallenblasentests und eine CT (Computertomografie) an sowie eine ganze Reihe von Blutuntersuchungen. Alle Tests waren ausnahmslos ohne Befund. Und doch war klar, dass irgendetwas absolut nicht stimmte. Meine Patienten waren weder verrückt noch Hypochonder. Ihre Symptome passten einfach nicht zu dem typischen Profil von Erkrankungen des Verdauungstrakts, denen wir bisher begegnet waren, und die herkömmlichen Methoden, die uns für die Diagnose und die Behandlung zur Verfügung standen, blieben erfolglos.

Trotz der vielen unterschiedlichen Symptome, die von den Patienten berichtet wurden, gab es eine gemeinsame Erfahrung, die immer wieder genannt wurde. Zuerst dachte ich, es sei purer Zufall, aber als ich es mir zur Gewohnheit gemacht hatte, nach Medikationen in der Vergangenheit zu fragen (was es bisweilen erforderlich machte, Eltern zu befragen, welche Kinderkrankheiten ihre heute erwachsenen Kinder durchgemacht hatten und wie sie behandelt worden waren) und als unser gemeinsames

Verständnis für die Wichtigkeit der Darmbakterien wuchs, wurde das Bild allmählich immer klarer. All diesen Patienten waren irgendwann in ihrem Leben eine Menge Antibiotika verschrieben worden.

Eine neue Art von Krankheit

Der übermäßige Gebrauch von Antibiotika hatte bei diesen Patienten zu einer ernsten Störung des Gleichgewichts in den Darmbakterien geführt – ein Krankheitsbild, das als Dysbiose bezeichnet wird. Dysbiose ist eine Veränderung der Mikrobengemeinschaft, die die essenziellen Stämme guter Bakterien dezimiert und zulässt, dass die pathogenen (schlechten) Bakterien, die normalerweise nur in geringen Mengen vorhanden sind, gedeihen können – im Wesentlichen ist es ein *gestörtes mikrobielles Gleichgewicht in oder auf unserem Körper.* Diese Diagnose kann eine Herausforderung sein. Es gibt einige Tests, die sachdienliche Beweise liefern können, aber Dysbiose ist in erster Linie eine klinische Diagnose, die auf einer gründlichen Anamnese beruht und auf der Vertrautheit mit dem Spektrum von Störungen, die sich aus einem geschädigten Mikrobiom ergeben können.

Da man diese Störung nicht wie die meisten Verdauungsprobleme sehen oder fühlen kann und da sie zum Großteil eine Folge unserer eigenen übereifrigen Einnahme von Arzneimitteln ist, nimmt die Schulmedizin die Dysbiose erst allmählich als echtes Krankheitsbild wahr, obwohl Millionen Menschen an ihr leiden. Eine vaginale Hefepilzinfektion oder Soor in der Mundhöhle sind nach der Einnahme von Antibiotika ein klassisches Beispiel für eine örtlich begrenzte Dysbiose: Die natürlich vorhandene Hefepilzpopulation vermehrt sich unkontrolliert, nachdem das Antibiotikum eine große Zahl unverzichtbarer Bakterien zerstört hat. Eine schwere Dysbiose kann sich als ernsthaftere Krankheit äußern, die den gesamten Körper betrifft, wie die Autoimmunerkrankungen, die wir in Kapitel 3 behandelt haben. Heute ist Dysbiose die häufigste Störung, die mir in meiner gastroenterologischen Praxis begegnet. Wie als Opfer einer Seuche wünschen sich die Patienten, die Zeit zurückdrehen zu können und die Jahre ungeschehen zu machen, in denen sie Antibiotika gegen Akne, Sinusinfektionen oder welche nicht lebensbedrohliche Krankheit auch immer eingenommen haben, ohne sich der Langzeitrisiken bewusst zu sein.

Bis zu 30 Millionen US-Amerikaner sind von Dysbiose betroffen – größtenteils, weil die Faktoren, die unsere Darmbakterien schädigen, so allgegenwärtig sind. Antibiotika sind nicht die einzige Bedrohung für unser Mikrobiom. Nicht nur unser Essen und Trinken, die Arzneimittel, die wir täglich einnehmen und ein stressiger, kräftezehrender Lebensstil können sich störend auf das Mikrobiom auswirken. Dysbiose ist häufig die eigentliche Ursache vieler wenig verstandener und zunehmend häufiger Erkrankungen wie Leaky-Gut-Syndrom, Reizdarmsyndrom und verschiedener Autoimmunkrankheiten und liefert außerdem eine plausible Erklärung dafür, dass einige Menschen so große Probleme haben abzunehmen – ein Thema, auf das wir im nächsten Kapitel detailliert eingehen werden. Sollten Sie an einer Vielfalt von Symptomen leiden, die schwer diagnostizierbar waren, oder zahlreiche Beschwerden haben und sich gefragt haben, ob diese vielleicht eine gemeinsame Ursache haben könnten, ist vermutlich Dysbiose die Antwort, nach der Sie gesucht haben.

Ursachen für Dysbiose

- Antibiotika
- PPIs (Protonenpumpenhemmer)/Antazida
- NSAIDs (nicht-steroidale Entzündungshemmer)
- Antibabypille/Hormone
- Steroide
- Chemotherapie
- Künstliche Süßstoffe
- Übermäßiger Zucker- und Fettverzehr
- Mangel an Ballaststoffen
- Alkohol
- Stress
- Infektionen

Der Dysbiose auf der Spur: Gehört Ihr Medizinschrank dazu?

Ihr Medizinschrank ist für Sie vielleicht der Ort, an dem Sie Lösungen für Ihre Beschwerden suchen, aber wenn es um Dysbiose geht, ist er oft die Ursache des Problems. Wir haben weiter oben und in den vorherigen Kapiteln bereits über die verheerenden Folgen zu vieler Antibiotika gesprochen, aber auch viele andere Arzneimittel, verschreibungspflichtige und frei verkäufliche, können Schäden im Mikrobiom anrichten, indem sie nicht erneuerbare Mengen von Bakterien abtöten und den pH-Wert im Darm so verändern, dass ein erhöhtes Wachstum der falschen Spezies gefördert wird. Sie können darüber hinaus die Darmschleimhaut schädigen und es damit Bakterien ermöglichen, in Bereiche zu gelangen, in denen sie nichts zu suchen haben.

Fehlt es Ihnen an ausreichend Magensäure?

Frei verkäufliche Antazida, H2-Rezeptorantagonisten, Protonenpumpenhemmer (PPIs) – sie alle verfolgen ein und dasselbe Ziel: Sie hemmen die Produktion von Magensäure. Das mag bei Säurereflux Linderung verschaffen, hat aber seinen Preis. Die Magensäure ist eine der wichtigsten Waffen gegen unerwünschte Bakterien, die über den Mund in den Körper gelangen. Säurehemmende Medikamente verwandeln das normalerweise unwirtliche saure Milieu des Magens in einen Ort, an dem Bakterien wachsen und sich vermehren können und damit möglicherweise das mikrobielle Gleichgewicht zerstören und Dysbiose verursachen können.

Diese Arzneimittel können darüber hinaus zu einem erhöhten Wachstum unerwünschter Bakterien im Dünndarm führen und damit Symptome wie Gasbildung, Völlegefühl und Aufstoßen verursachen, die bei jemandem, der bereits behandelt wird, den Anzeichen eine Säurerefluxes ähneln – ein klassisches Beispiel dafür, wie eine pharmazeutische Maßnahme wegen eines Problems eine Krankheit in einem anderen Bereich erzeugen kann. Eine Änderung des Lebensstils – wie zum Beispiel der Verzicht auf Koffein, Milchprodukte und Alkohol sowie der Verzehr von mehr Gemüse und weniger Fett – trägt dazu bei, den Reflux zu verhindern, ohne ein Problem gegen ein anderes einzutauschen. Eine säurehemmende Therapie setzt Sie darüber hinaus einem erhöhten Risiko für Pneumonie und das gefürchtete *Clostridium difficile* aus, das normalerweise von der Magensäure abgewehrt wird, und sie erhöht das Gesamtrisiko für Infektionen, weil sie die bakterielle Zusammensetzung im Darm verändert. Eine Antibiotikatherapie während der Einnahme eines PPIs fügt dem Mikrobiom zusätzlich Schaden zu und erhöht das Risiko, an Dysbiose zu erkranken, beträchtlich.

Bei Säuglingen ist die Klappe zwischen Speiseröhre und Magen manchmal bei der Geburt nicht voll funktionsfähig, was einen Säurereflux vom Magen in die Speiseröhre verursachen kann, der zu Sodbrennen und Aufstoßen nach den Mahlzeiten führt. Die einfache Lösung besteht darin, das Baby häufig mit kleinen Mengen zu füttern und danach dann mindestens eine Stunde lang in aufrechter Position zu halten. Aber so vielen Eltern wird stattdessen einfach ein Rezept für ein säurehemmendes Mittel in die Hand gedrückt – eine besonders ungeheuerliche Praxis bei Babys, deren kostbare Mikroben noch im Entstehen begriffen sind. Solche Kinder leiden später dann häufiger als andere an Infektionen der oberen Atemwege, die zusätzlich zu den säurehemmenden Mitteln mit Antibiotika behandelt werden, und lebenslange Probleme sind vorprogrammiert. Einige Eltern – und Ärzte – sind schlecht informiert über dieses komplexe Zusammenspiel von Medikation, Mikroben und unserer Gesundheit. Aus diesem Grund sollten Sie jede pharmazeutische Maßnahme, die Ihnen oder einem nahen Angehörigen empfohlen wird, aufmerksam prüfen und hinterfragen und nicht davon ausgehen, dass Sie hinterher gesünder sind.

Machen NSAIDs den Darm durchlässig?

Nicht-steroidale Entzündungshemmer (NSAIDs) besitzen keine hohe antibakterielle Wirksamkeit, können aber zur Bildung von Geschwüren führen und die Durchlässigkeit der Darmschleimhaut erhöhen, sodass Bakterien eindringen und die Schleimhaut schädigen können – eine der maßgeblichen Ursachen des Leaky-Gut-Syndroms. Eine erhöhte Durchlässigkeit des Darms ist eine mikroskopische Version von Magengeschwüren, die wir als Folge dieser Arzneimittel erleben. Das Leaky-Gut-Syndrom weist anders als blutende Geschwüre keine hohe Mortalitätsrate auf, kann aber als Folge der Symptome, die nach der Schädigung der Darmschleimhaut auftreten, unsagbares Elend und Leiden verursachen. Wir werden uns mit diesem trüben Thema noch später in diesem Kapitel beschäftigen.

Richten Hormone Schaden an?

Die Antibabypille ist heute die gängigste Form der Empfängnisverhütung und wird von Millionen von Frauen außer zur Empfängnisverhütung auch zur Linderung von Menstruationsbeschwerden, Behandlung von Akne und Endometriose sowie zur Reduzierung des prämenstruellen Syndroms eingenommen. Leider erhöht sowohl die Antibabypille als auch die Hormonersatztherapie den Östrogenspiegel, was sich auf das mikrobielle Ökosystem auswirken und zu chronischen Hefepilzinfektionen und anderen Zeichen von Dysbiose führen kann. Der Verzicht auf die Antibabypille kann schwierig sein – sie ist eine praktische und wirksame Form der Empfängnisverhütung. Sollten Sie jedoch vermuten, an Dysbiose zu leiden, könnte es an der Zeit sein, nach einer nicht-hormonellen Alternative Ausschau zu halten.

Wird Ihr Immunsystem zu stark durch Steroide gedämpft?

Corticosteroide wie Prednison werden zur Bekämpfung fast jeder Form von Entzündung verwendet, obwohl sie wegen ihrer umfangreichen Nebenwirkungen und ihrer Fähigkeit, das Immunsystem zu dämpfen, auch eine der Hauptursachen für Dysbiose, Behinderung und sogar Tod sind. Sie sind eine Gefahr für das Mikrobiom, weil sie gute Bakterien schwächen und die starke Vermehrung von Pilzarten zulassen, die mit schweren Formen eines gestörten bakteriellen Gleichgewichts in Verbindung gebracht werden. Darüber hinaus lässt ein geschwächtes Immunsystem alle, die Steroide einnehmen, anfälliger für Infektionen werden.

Leslie suchte mich auf, weil sie an starkem Völlegefühl, Gasbildung und rektalem Juckreiz litt. Die Untersuchung ihres Bauchraums blieb ohne Befund, aber sie hatte eine chronische Pilzinfektion an den Daumen und mehreren Zehennägeln sowie einen Ausschlag in den Achselhöhlen und im Analbereich, der einer Windeldermatitis ähnelte. Sie war mehrmals für kurze Zeit mit hochdosierten Steroiden gegen Asthma behandelt worden und hatte eine Hämorrhoidensalbe, die Steroide enthielt, für den Ausschlag im Analbereich verwendet, der sich – wenig überraschend – verschlimmert hatte. Ihre Situation bedurfte keiner mikroskopischen Beurteilung. Die Zeichen für ein übermäßiges Wachstum von Hefepilzen waren auf ihrem gesamten Körper zu finden. Nachdem es uns gelungen war, die aggressiven Steroide abzusetzen, erholte sich ihr Mikrobiom, und das Völlegefühl, die Gasbildung sowie der rektale Juckreiz waren verschwunden.

Tötet eine Chemotherapie Ihre Zellen ab?

In einer idealen Welt würde eine Chemotherapie nur die Krebszellen abtöten und den übrigen Körper in Ruhe lassen. Unglücklicherweise jedoch werden auch viele mikrobielle Zellen in Mitleidenschaft gezogen, wenn diese starken Arzneimittel ans Werk gehen und die Zellen vergiften. Das ist vielleicht der Grund dafür, dass sekundärer Krebs und Autoimmunprobleme so weit verbreitet sind und Patienten nach einer Chemotherapie so große Schwierigkeiten haben, sich zu erholen und ihre Gesundheit wiederzuerlangen – es kann Jahre dauern, bis sich das Mikrobiom von einem derart toxischen Angriff erholt. Wer an Krebs erkrankt, ist möglicherweise nicht in der Lage, eine Chemotherapie abzuwenden. Man kann aber während und nach der Chemo auf die Gesundheit seiner Darmbakterien achtgeben. Ein fester Bestandteil des Behandlungsplans sollte eine so nährstoffreiche Kost wie möglich sein.

Der Dysbiose auf der Spur: Ist Ihre Nahrung Gift für Sie?

Meine Definition von Nahrung ist ganz einfach: etwas Nahrhaftes. Das bedeutet, dass sie auch die Darmbakterien nähren sollte, da ein gedeihendes Mikrobiom der Schlüssel zu einer guten Gesundheit ist.

Um überleben zu können, benötigen die Darmbakterien nicht nur bestimmte essenzielle Rohstoffe und Nährstoffe, sondern sie müssen auch vor Toxinen und Chemikalien in der Nahrung geschützt werden, und überhaupt vor der falschen Nahrung. Sonst können die nützlichen Bakterien verschwinden und die unerwünschten sich vermehren. Mein „Live Dirty, Eat Clean"-Plan sagt Ihnen genau, welche Nahrungsmittel vom Speiseplan verbannt und durch welche sie ersetzt werden sollten, um sicherzustellen, dass die Mikroben genau die Nahrung bekommen, die sie benötigen.

Ersetzen Sie Kalorien durch chemische Stoffe?

Mit künstlichen Süßstoffen kann man angeblich Kalorien sparen, weil sie nicht vom Dünndarm resorbiert werden. Sie sind aber trotzdem sehr süß, und Studien belegen, dass sie vermutlich ebenso viel – wenn nicht sogar mehr – Insulin (das Hormon, das den Zellen sagt, zusätzliche Kalorien als Fett zu speichern) freisetzen wie gewöhnlicher Zucker. Aber die Gewichtszunahme ist nicht ihr einziger möglicher Nachteil. Auch ihre Auswirkung auf das Mikrobiom ist besorgniserregend. Süßstoffe werden von den Darmbakterien im Dickdarm fermentiert, wodurch erhebliche Mengen blähender Gase erzeugt werden. Eine im Jahr 2014 in der Zeitschrift *Nature* veröffentlichte Studie weist darauf hin, dass durch diesen Prozess auch die Darmbakterien geschädigt werden. Wenn sich die Geschichte über künstliche Süßstoffe also zu schön anhört, um wahr zu sein – Süßen ohne Kalorien und ohne Nebenwirkungen –, dann liegen Sie richtig.

Nähren Sie die falschen Bakterien?

Eine zuckerhaltige, stärke- und fettreiche Ernährung kann bei den schlechten Bakterien einen Fressrausch verursachen und das Wachstum der falschen Bakterienspezies im Darm fördern. Italienische Forscher haben Kinder aus Florenz, die typisch westlich (fett- und zuckerreich) ernährt wurden, mit einer Gruppe von Kindern auf dem Land in Burkina Faso verglichen, deren Nahrung aus ballaststoffreichen Hülsenfrüchten und Gemüse bestand. Die Darmbakterien der Kinder ähnelten sich, solange sie gestillt wurden, sobald sie jedoch zur regional üblichen Nahrung wechselten, zeigten sich erhebliche Unterschiede. Bei der europäischen Gruppe mit fett- und zuckerreicher Ernährung wurde eine geringere Mikrobenvielfalt sowie eine größere Menge von Spezies festgestellt, die mit Durchfall, Allergien und Fettleibigkeit in Verbindung gebracht werden. Bei den afrikanischen Kindern fand man viele mit Magerkeit assoziierte Spezies und außerdem viel höhere Mengen gesunder kurzkettiger Fettsäuren, die gegen Entzündungen schützen. Dieses Ergebnis zeigt erneut den Zusammenhang zwischen der Ernährung in der Kindheit und der Entwicklung einer Vielzahl von Beschwerden zu einem späteren Zeitpunkt. Aus diesem Blickwinkel betrachtet ist es unglaublich wichtig, unsere Kinder (und uns) dazu zu bringen, mehr pflanzliche Nahrung zu verzehren.

Es ist wichtig, den Fressrausch-Effekt im Hinterkopf zu haben, wenn man sich kalorienarm ernährt, aber hauptsächlich fettreiches tierisches Eiweiß verzehrt. Aus diesem Grund ist mein „Live Dirty, Eat Clean"-Plan, der ballaststoffreiche Nahrungsmittel wie Hülsenfrüchte enthält, so erfolgreich, wenn es um die Wiederherstellung des Mikrobioms geht.

Vergessen Sie den Verzehr von Ballaststoffen?

Ein Mangel an Ballaststoffen kann für das Mikrobiom sogar schwerwiegendere Folgen haben als zu große Mengen Zucker, Stärke und Fett. Die meisten US-Amerikaner verzehren nur etwa die Hälfte der empfohlenen Menge von 25 bis 35 Gramm Ballaststoffen täglich und einen Großteil der verzehrten Menge in verarbeiteter, weniger nützlicher Form. Einige Arten diätetischer Ballaststoffe sind das, was wir Präbiotika nennen: nicht verdauliche Inhaltsstoffe, die das Wachstum nützlicher Spezies fördern und wesentlich zur Wiederherstellung und Aufrechterhaltung des mikrobiellen Gleichgewichts beitragen. Nahrungsmittel wie Hülsenfrüchte, Bohnen, Haferflocken, Äpfel, Nüsse und Leinsamen erhöhen den Bestand hilfreicher *Lactobacillus*-Spezies im Darm, während zu wenige diätetische Ballaststoffe sich negativ sowohl auf die Menge als auch auf die Vielfalt der Darmbakterien auswirken – auf dieses Thema werden wir in Kapitel 9 noch detaillierter eingehen.

Sind Ihre Bakterien vergiftet?

Ein oder zwei Gläser Rotwein sind vielleicht gut für Ihr Herz, aber nicht für Ihr Mikrobiom. Studien belegen, dass nur ein alkoholisches Getränk pro Tag bei Frauen und zwei Getränke bei Männern Dysbiose und ein übermäßiges bakterielles Wachstum auslösen können. Die Anzahl der nützlichen Bakterien wie Laktobazillen nimmt ab, während die der potenziellen Krankheitserreger steigt und damit zu einer Zunahme von Toxinen und anderen chemischen Substanzen führt, die Entzündungen verursachen, die Leber schädigen und die Durchlässigkeit des Darms erhöhen können. Der Großteil des erhöhten Wachstums findet im Dünndarm statt und kann zu Mangelernährung führen, weil die überschüssigen Bakterien die Nährstoffe verbrauchen, die der Dünndarm normalerweise resorbieren würde. Einige Studien berichten über das Auftreten einer Dünndarmfehlbesiedlung (DDFB) bei Alkoholikern, die dreimal so stark ist wie bei der Gesamtbevölkerung.

Der Dysbiose auf der Spur: Sind Ihre Bakterien genauso gestresst wie Sie?

Stress ist nicht nur schlecht für Sie, sondern auch für Ihre Darmbakterien. Eine Studie der Ohio State University hat gezeigt, dass Stress sich auf die Menge der Schleimproduktion im Magen auswirkt, wodurch sich die Zusammensetzung, die Vielfalt und die Menge der Darmbakterien verändern. Stress führt nicht nur zu einer geringeren Speziesvielfalt, sondern auch dazu, dass die Anzahl der potenziell schädlichen Bakterien steigt, was uns wiederum anfälliger für Infektionen werden lässt. Deshalb werden wir, wenn wir uns ausgelaugt, müde und gestresst fühlen, schneller krank.

In meiner gastroenterologischen Praxis sind Entspannungstechniken für Körper und Geist, zum Beispiel Biofeedback mit geleiteter Meditation, Bildsymbolik und tiefes Atmen, wichtige Schritte auf dem Weg zur Wiederherstellung des Mikrobioms und zur Erlangung eines gut funktionierenden Verdauungstrakts. Wir haben festgestellt, dass diese Techniken in einem breiten Spektrum von Magen-Darm-Störungen erfolgreich sind.

Der Dysbiose auf der Spur: Haben Sie in der Vergangenheit an schweren Infektionen gelitten?

Antibiotika sind nicht die einzige Ursache von Dysbiose. Magen-Darm-Infektionen als solche können das Mikrobiom erschöpfen und der nachfolgende Rückgang mikrobieller Fülle kann zu einer erhöhten Anfälligkeit für Krankheiten führen. Viele Patienten können die Spur ihrer gesundheitlichen Probleme bis zu einer Infektion zurückverfolgen – von Montezumas Rache in Mexiko über Dysenterie auf einer Safari in Südafrika bis hin zu einer Infektion mit Giardien durch verseuchtes Wasser im eigenen Land. Das postinfektiöse Reizdarmsyndrom ist ein viel beschriebenes Phänomen, und bis zu 10 Prozent der Patienten mit einer entzündlichen Darmkrankheit wie Morbus Crohn und Colitis ulcerosa berichten von einer schwerwiegenden Infektion zu Beginn ihrer Krankheit, vor allem, wenn ihr Mikrobiom bereits durch eine frühere Antibiotikabehandlung beeinträchtigt war.

Viele Wege können zur Dysbiose führen

Bei der Mehrheit meiner Patienten mit Dysbiose liegt eine Vielzahl von Risikofaktoren vor, darunter die Behandlung mit Säure hemmenden Arzneimitteln, viele Antibiotika, die zeitweilige Einnahme von Steroiden gegen Entzündungen und eine stete Ernährung mit Junkfood in der Jugend. Die Einnahme von Antibiotika gegen Akne ist tendenziell der Faktor, der den größten Schaden anrichten kann, weil die Arzneimittel so stark gegen Darmbakterien wirken und die Behandlung sich in der Regel über Monate oder sogar Jahre hinzieht. Gewöhnlich ist es aber eine Kombination aus verschiedenen Ursachen, die das Fass zum Überlaufen bringt und zu Symptomen führt, die in Wirklichkeit die klinische Erscheinungsform von Dysbiose sind und sich je nach Patient erheblich voneinander unterscheiden. Bei einigen sind es häufige vaginale Infektionen, bei anderen Völlegefühl oder Magen-Darm-Beschwerden oder auch Haarausfall, Akne oder unerklärliche Hautausschläge. Extreme Müdigkeit kann das einzige Symptom sein, während andere darüber klagen, sich einfach nicht wohlzufühlen, ohne genau erklären zu können, warum. Ich vermute, dass die Symptome, die jeder Einzelne entwickelt, in engem Zusammenhang mit den Bakterienarten zu sehen sind, die zerstört wurden oder in hoher Anzahl vorhanden sind, aber es mangelt uns an populationsbezogenen Studien, die spezifische Risikofaktoren zu Symptomen in Bezug setzen.

Autoimmunerkrankungen wie Morbus Crohn, Thyreoiditis, Lupus, multiple Sklerose (MS), Zöliakie und Dutzende andere können auf eine Dysbiose hinweisen, die immer mehr um sich greift und an der bereits einer von fünf US-Amerikanern leidet. Man sollte zwar nicht vergessen, dass Dysbiose nicht die einzige Ursache von Autoimmunerkrankungen oder anderen in diesem Kapitel beschriebenen Krankheitsbildern ist, aber über die große Bandbreite möglicher Anzeichen Bescheid zu wissen, kann helfen herauszufinden, ob ein geschädigtes Mikrobiom die Wurzel der gesundheitlichen Probleme sein könnte.

Weniger ist oft mehr: Chelseas Geschichte

Bei Chelsea wurde MS diagnostiziert, als sie Anfang dreißig war. In den fünf auf diese Diagnose folgenden Jahren wurde sie mit Steroiden und einer monoklonalen Antikörpertherapie behandelt, die als Auslöser einer tödlichen, mit Rinderwahnsinn vergleichbaren Virusinfektion des Gehirns bekannt ist. Beide Arzneimittel hatten ihr Immunsystem geschwächt und ihr Risiko für Harnwegsinfekte (HWIs) stark erhöht, die sie sich auch mehrmals zuzog und die jedes Mal eine wochenlange Einnahme von Antibiotika erforderlich machten. Außerdem nahm sie ein Säure hemmendes Medikament in Form eines Protonenpumpenhemmers ein, um der Reizung der Magenschleimhaut durch die Steroide entgegenzuwirken.

Als Chelsea zum ersten Mal in meine Sprechstunde kam, hatte sie sich bereits einige Wochen lang nach der Spezialdiät aus meinem Buch *Gutbliss* ernährt: Verzicht auf Soja, Süßstoffe, Milchprodukte, Gluten, Alkohol und Zucker. Obwohl sich ihr Völlegefühl mit dieser Ernährungsweise erheblich gebessert hatte, litt sie noch an übel riechenden Gasen, weichem und unregelmäßigem Stuhlgang, Bauchkrämpfen und starker Müdigkeit. Es war schwer feststellbar, in welchem Maße ihre MS die Ursache ihrer Müdigkeit war. Chelseas andere Symptome aber stimmten mit denen der Dysbiose überein, und die Müdigkeit war ein Zeichen dafür, dass diese nach mehreren Antibiotikabehandlungen im vorausgegangenen Jahr schlimmer geworden war.

Chelseas Dysbiose in Angriff zu nehmen, war ein schwieriges Unterfangen, weil die Arzneimittel, die sie einnahm, zu ihrer Erkrankung beitrugen, aber nicht einfach abgesetzt werden konnten. Da die Nebenwirkungen der monoklonalen Antikörpertherapie potenziell tödlich waren, aber selten auftraten, und weniger schädlich für ihre Mikroben waren als die Kombination aus Steroiden und Antibiotika, beschlossen wir, dieses Medikament beizubehalten. Es dauerte mehrere Monate, sie von den Steroiden zu entwöhnen, aber nachdem uns dies gelungen war, hörten die häufigen HWIs auf, sie musste keine Antibiotika mehr einnehmen und auch der Protonenpumpenhemmer zur Eindämmung der Nebenwirkungen der Steroide war nicht länger erforderlich.

Der nächste Schritt bestand darin, ihre Ernährung grundlegend umzustellen, fast alle industriell verarbeiteten Lebensmittel zu verbannen, vor allem alle Getreideprodukte, und sich in erster Linie auf grünes Blattgemüse zu konzentrieren – Strategien, die Dr. Terry Wahls in ihrem Ernährungsplan *The Wahls Protocol* für MS empfiehlt und die auch in Bezug auf das Mikrobiom Wunder wirken. Chelsea nahm außerdem ein hochdosiertes Probiotikum ein. Nachdem Chelsea diese Lebensweise zwei Jahre lang durchgehalten hat, sehen wir endlich erste Erfolge. Ihre Magen-Darm-Symptome haben nachgelassen und ihre MS und Müdigkeit haben sich trotz geringerer Medikamenteneinnahme ebenfalls gebessert.

Krankheitsbilder im Zusammenhang mit Dysbiose

Da wir wissen, dass Mikroben wesentlich an den meisten unserer Körperfunktionen beteiligt sind, sollte es wenig überraschen, dass ein gestörtes bakterielles Gleichgewicht die treibende Kraft hinter einer Vielzahl unserer neu hinzukommenden und bereits bestehenden Störungen ist. Praktisch jede Woche gibt es neue Belege für einen Zusammenhang mit einem medizinischen Krankheitsbild. Einige, zum Beispiel das Leaky-Gut-Syndrom, sind relativ neue Krankheiten, während andere wie die Depression bereits seit Hunderten von Jahren bekannt sind, aber heute epidemische Ausmaße erreichen, die zeigen, wie weit verbreitet die Dysbiose bereits ist.

Die nachfolgend aufgelisteten Krankheitsbilder sind die, die mir in meiner Praxis bei Patienten mit Dysbiose am häufigsten begegnen. Obwohl Veränderungen des Mikrobioms nicht die einzige Ursache sind, spielt Dysbiose häufig eine zentrale Rolle, und die Wiederherstellung des Gleichgewichts der Darmbakterien führt nicht selten zu einer bedeutenden Linderung der Symptome.

Dysbiose könnte die grundlegende Ursache folgender Krankheitsbilder sein

- Heißhungerattacken
- Völlegefühl
- Gewichtszunahme
- Überbesiedlung mit Hefepilzen
- Reizdarmsyndrom (RDS)
- Chronisch-entzündliche Darmerkrankung (CED)
- Dünndarmfehlbesiedlung (DDFB)
- Leaky-Gut-Syndrom
- Parasiten
- Glutenunverträglichkeit
- Vaginose
- Nahrungsmittelallergien und -unverträglichkeiten
- Chronisches Erschöpfungssyndrom (CFS)
- Depression
- Hautkrankheiten (Akne, Rosazea, Ekzeme)

„Meine Mikroben sind schuld": Heißhungerattacken

Wie ich bereits in der Einleitung erwähnt habe, sind die mikrobiellen Zellen unseren eigenen Zellen zahlenmäßig zehn zu eins überlegen und machen uns mehr zu einer Mikrobe als zu einem menschlichen Wesen. Heißhungerattacken, Beklemmungen, unser Gedächtnis und unsere Stimmung sind nur einige der Wesenszüge, die stark von unseren Darmbakterien beeinflusst werden. Der Artikel „Is Eating Behavior Manipulated by the Gastrointestinal Microbiota? Evolutionary Pressures and Potential Mechanisms", der 2014 in der Oktober-Ausgabe der Zeitschrift *BioEssays* erschien, stellte die These in den Raum, unsere Bakterien würden vielleicht wirklich alles lenken und unsere Gedanken und Handlungen kontrollieren, um ihr eigenes Überleben zu sichern.

Wir schieben unsere Heißhungerattacken häufig auf unseren Mangel an Willenskraft. Es hat sich jedoch gezeigt, dass unsere Mikroben etwas damit zu tun haben könnten. Wenn es Zucker liebenden Spezies gelingt, sich in unserem Darm anzusiedeln, werden wir vermutlich von Heißhungerattacken und der Lust auf süße Sachen geplagt. Was wir einfach nur als Naschsucht abtun, kann in Wirklichkeit ein Zeichen für bestimmte Bakteriengemeinschaften sein, die uns dazu bringen, uns so zu verhalten, dass ihr Überleben trotz der negativen Folgen für unsere eigene Gesundheit gesichert ist. Darmbakterien sind in der Lage, unsere Nahrungsmittelwahl zu beeinflussen, indem sie Moleküle freisetzen, die sich auf unser Gehirn auswirken, einschließlich Hormonen wie Serotonin, die unsere Stimmung beeinflussen und uns dazu bringen, uns gut zu fühlen, wenn wir bestimmte Nahrungsmittel verzehren. Sie können sogar die Eigenschaften der Geschmacksrezeptoren verändern, sodass bestimmte Aromen unserem Gaumen mehr oder weniger zusagen.

Da im Verdauungstrakt ein massiver Wettbewerb um verfügbaren Raum herrscht, stehen die Mikroben unter starkem selektivem Druck, die richtige Nahrung zu beschaffen, um ihre Überlebenschancen zu erhöhen oder ihre Mitstreiter zu schwächen. Dr. Carlo Maley, einer der Verfasser des Artikels in *BioEssays*, beschreibt es folgendermaßen: „Aus der Sicht der Mikroben ist die Nahrung, die wir zu uns nehmen, eine Frage von Leben und Tod." Das erklärt, warum sich so viele Menschen machtlos fühlen, bestimmten Nahrungsmitteln zu widerstehen – vermutlich sind nicht wir es, die die Entscheidung treffen.

Ich habe dieses Phänomen mehrfach bei Patienten mit Dysbiose beobachtet. Ein starker Heißhunger auf Zucker oder Kohlenhydrate ist fast immer eines der typischen Symptome und eines der ersten, das nachlässt, sobald das Mikrobiom wieder im

Gleichgewicht ist. So erklärt sich auch, warum Menschen, die sich kohlenhydratarm ernähren, nach wenigen Wochen ohne Süßigkeiten und stärkehaltige Nahrungsmittel weniger Heißhunger auf diese verspüren: Die Bakterienarten, die bei diesen Nahrungsmitteln gedeihen, werden reduziert, da die Nahrung darüber entscheidet, welche Bakterienarten in unserem Darmgarten gedeihen.

Völlegefühl

Völlegefühl kann viele Ursachen haben (ich habe ein ganzes Buch darüber geschrieben), aber Dysbiose steht ohne Frage ganz oben auf der Liste. Ein gestörtes Gleichgewicht der mikrobiellen Flora führt zu einer Überproduktion von Völlegefühl verursachendem Wasserstoff in Verbindung mit Bauchschmerzen, veränderten Stuhlgewohnheiten, übel riechenden Gasen, einem merkwürdigen Stuhlgeruch oder explosionsartigem Stuhlgang. Jedes einzelne oder all diese Phänomene, ob sie nun als konstante Probleme auftauchen oder als Symptome, die immer wiederkehren, können ein Signal dafür sein, dass Ihr Mikrobiom nicht in Ordnung ist.

Der Verzicht auf Soja, Süßstoffe, Milchprodukte, Gluten, Alkohol und Zucker ist hilfreich, aber einige Formen des Völlegefühls erfordern eine grundlegende Veränderung der Nahrungsgewohnheiten sowie eine Neubesiedlung mit gesunden Mikroben. Ich werde in Kapitel 12, „Bakterien statt Arzneimittel: Probiotika und andere Nahrungsergänzungsmittel", detailliert darauf eingehen, wie man dieses Ziel erreichen kann.

Gewichtszunahme

Allein durch die Untersuchung der Darmbakterien kann Fettleibigkeit mit einer Genauigkeit von 90 Prozent vorhergesagt werden. Werden Mikroben fettleibiger Mäuse auf schlanke Mäuse übertragen, nehmen diese an Gewicht zu. Im Rahmen von Studien wurde festgestellt, dass übergewichtige Mäuse mehr Kalorien aus exakt den gleichen Nahrungsmitteln gewinnen können als ihre normal großen Artgenossen. Dasselbe Phänomen kann auch beim Menschen beobachtet werden: Sind die Darmbakterien aus dem Gleichgewicht, nimmt man ein Kilo nach dem anderen zu, obwohl man sich genauso ernährt wie jemand, der nicht zunimmt.

Betrachtet man die Gewichtszunahme aus dem Blickwinkel eines veränderten Mikrobioms, erklären sich die sprunghaft steigenden Adipositasraten, die parallel zu unserem weitverbreiteten Einsatz von Antibiotika verlaufen. Eine fett- und zuckerreiche, nährstoffarme Ernährung ist zweifellos ein weiterer Risikofaktor, obwohl die Nahrungsmittel selbst vermutlich nicht die Ursache der Fettleibigkeit sind, sondern ein eher zweitrangiger Faktor, der die mikrobiellen Veränderungen herbeiführt, die uns an Gewicht zunehmen lassen. Wir werden die faszinierende Verbindung zwischen unseren Mikroben und unserem Gewicht in Kapitel 6, „Sind unsere Bakterien für unsere Fettleibigkeit verantwortlich?", näher erforschen.

Überbesiedlung mit Hefepilzen

Hefepilze sind einzellige Organismen, die zur Familie der Pilze gehören. Sie vermehren sich durch Sprossung – sie spalten sich von der Zellwand der Mutterzelle ab. Diese Sprossung kann besonders schnell erfolgen (innerhalb weniger Stunden), wenn viele zuckerreiche, stärkehaltige Speisen zur Verfügung stehen. Der Zucker in diesen Nahrungsmitteln wird von den Hefepilzen konsumiert (fermentiert) und in Alkohol und Kohlendioxid umgewandelt. Aus diesem Grund kommt Hefe seit Hunderten von Jahren bei der Zubereitung von Produkten wie Brot, Wein und Bier zum Einsatz.

Wir alle tragen Hefepilze in unserem Körper – sie finden sich in geringen Mengen im menschlichen Darm, wo sie zur Verdauung beitragen. Erst wenn hefeartige Sprosspilze wie Candida zu schnell wachsen, kommt es zu Problemen. Zu dieser Form der Dysbiose kommt es besonders häufig nach der Einnahme von Antibiotika, die zu einer Reduzierung der wichtigen Bakterien führt und zulässt, dass Hefepilze ungehindert wachsen und die

feuchten Bereiche des Körpers besiedeln können. Eine Überbesiedlung mit Hefepilzen kann sich als weißlicher Ausfluss äußern,
als dicker weißer Belag auf der Zunge oder im Mund, rötlicher
Ausschlag unter den Brüsten, zwischen den Zehen, in den Ohren
oder im Analbereich, aber auch als Kopfschuppen, Pusteln in der
Leistengegend und in den Achselhöhlen oder als Nagelbettent-
zündung. Die Symptome sind ebenfalls sehr unterschiedlich und
reichen von Magen-Darm-Beschwerden über Müdigkeit, Stim-
mungsschwankungen bis hin zur Depression.

Symptome für Überbesiedlung mit Hefepilzen

- Völlegefühl
- Verstopfung
- Depression
- Durchfall (Diarrhö)
- Müdigkeit
- Nahrungsmittelempfindlichkeit
- Kopfschmerzen
- Konzentrationsstörungen
- Reizbarkeit
- Nagelinfektionen
- Mundsoor (weißer Belag im Mund)
- Gedächtnisprobleme
- Rektaler Juckzeiz
- Hautprobleme (Ekzeme, Akne, Nesselsucht, Fußpilz, Borkenflechte, Kopfschuppen)
- Heißhunger auf Zucker und Kohlenhydrate
- Instabiler Zuckerspiegel
- Vaginaler Juckreiz

In der Regel wollen Patienten Hefepilzprobleme mit aggressiven,
frei verkäuflichen oder verschreibungspflichtigen Antimykotika
behandeln, aber hier hilft nur die Neubesiedlung des Darms mit
unverzichtbaren Bakterien, die die Hefepilze verdrängen und ihr
Wachstum unter Kontrolle halten können, nicht die vorübergehende Unterdrückung mithilfe von Arzneimitteln.

Reduzierung ohne Restaurierung: Olivias Geschichte

Olivia war eine magere, krank aussehende Frau von 39 Jahren, die mich wegen Völlegefühl, Gasbildung und ihrer Sorge über ein Hefepilzwachstum aufsuchte. Ein Jahr zuvor war sie, nachdem sie zwei Monate lang wegen einer Lungenentzündung mit Antibiotika behandelt worden war, an einer schweren vaginalen Hefepilzinfektion erkrankt. Sie ließ sich telefonisch von einem Arzt beraten, der sich selbst als Hefepilzspezialist bezeichnet hatte und ihr die achtwöchige Einnahme von Fluconazol verschrieben hatte, eines Antimykotikums mit möglichen Nebenwirkungen wie einer Lebererkrankung und Herzrhythmusstörungen. Als sich die Hefepilzinfektion nicht besserte, empfahl er, das Antimykotikum weitere acht Wochen lang einzunehmen. Seit Beginn der Hefepilzinfektion hatte sie eine strenge Diät ohne jegliche Getreideprodukte, Obst, stärkehaltiges Gemüse und ohne Zucker, Honig oder Süßungsmittel in irgendeiner Form eingehalten. Da ihr Gemüse nicht besonders gut schmeckte, hatte sie im gesamten vergangenen Jahr nichts anderes zu sich genommen als Hühnerfleisch und Eier.

Ich versicherte Olivia, dass nach all der Therapie und der strikten Diät vermutlich kein einziger Hefepilz irgendwo in ihrem Körper überlebt hatte und dass ihr Völlegefühl und die Gasbildung vermutlich eher auf die unzureichenden Mengen unverzichtbarer Bakterien als auf eine Überbesiedlung mit Hefepilzen zurückzuführen seien. Sie war fest davon überzeugt, dass ihr Körper weiterhin von Hefepilzen belagert war, die behandelt werden mussten, und zahlreiche Unterredungen mit mir und meiner Ernährungsberaterin waren erforderlich – sowie ein Bluttest, der eine normale Konzentration von Antikörpern gegen Candida zeigte, um sie vom Gegenteil zu überzeugen.

Olivia dazu zu bewegen, das Fluconazol abzusetzen, war nicht schwierig, aber sie davon zu überzeugen, ihre Ernährung großzügiger zu gestalten, war eine echte Herausforderung. Sie hungerte nicht nur sich selbst, sondern auch ihr Mikrobiom aus. Sie und ihre Bakterien benötigten dringend echte Nahrung und Nährstoffe. Weil es ihr so schlecht ging, gab Olivia endlich nach und erweiterte ihren Speiseplan nach und nach um kleine Mengen Hülsenfrüchte und Zucchini, dann kamen grüne Bohnen und Möhren hinzu und schließlich etwas zuckerarmes Obst wie Äpfel der Sorte Granny Smith und Beeren. Unsere Ernährungsberaterin überzeugte sie davon, ab und an etwas Quinoa zu sich zu nehmen, aber sie hatte so große Angst vor Kohlenhydraten, dass sie nur einige wenige Teelöffel voll aß. Trotzdem konnte Olivia im Laufe des darauffolgenden Jahres mit intensiver Ernährungsberatung, einigen Therapiestunden und einem hochdosierten Probiotikum nach und nach einige Kilogramm zunehmen und sie fühlte sich allmählich besser.

Eine Überbesiedlung mit Hefepilzen ist ein echtes Phänomen, das bei Schulmedizinern häufig Unsicherheit hervorruft und über das sie nur schlecht informiert sind. Aber auch eine Hefepilzparanoia ist ein echtes Problem, und manchmal muss man Patienten davon abraten, eine zu strikte Diät einzuhalten, die ihren guten Darmbakterien keine Nahrung liefert, oder ein Problem zu behandeln, das in Wirklichkeit nicht mehr vorhanden ist. Sich zurückzuhalten und dem Körper Zeit zur Heilung zu geben, ist bisweilen der beste Ansatz, vor allem, wenn man die Angreifer besiegt hat und daran arbeitet, die Mikroben mit nahrhaften Lebensmitteln, einem hochdosierten Probiotikum und ausreichend Ruhe wieder ins Gleichgewicht zu bringen.

Reizdarmsyndrom (RDS)

Wir neigen dazu, alle Verdauungsbeschwerden unter der Überschrift Reizdarmsyndrom zusammenzufassen. RDS ist per definitionem eine Ausschlussdiagnose, eine andere Art zu sagen: „Es geht dir schlecht, aber alles ist in Ordnung." Aber jeder, der am Reizdarmsyndrom leidet, wird bestätigen, dass nichts in Ordnung ist, unabhängig davon, wie normal die Koloskopie, die Endoskopie oder die Laborergebnisse ausfallen.

Ein Teil des Problems ist, dass wir nach Erklärungen gesucht haben, die wir mit dem bloßen Auge erkennen können, die eigentliche Ursache ist aber, zumindest bei einigen RDS-Patienten, nur unter dem Mikroskop zu erkennen. Mehrere Studien haben nachgewiesen, dass bei Patienten mit RDS Veränderungen der bakteriellen Zusammensetzung des Stuhls vorkommen. Ein Reizdarmsyndrom mit Durchfall steht oft im Zusammenhang mit einer zu geringen Konzentration von Bifidobakterien und Laktobazillen, während bei einem RDS mit Verstopfung die Konzentration der *Veillonella* Spezies höher ist als normal. Nicht weniger als ein Drittel der Patienten mit Reizdarmsyndrom entwickelt Symptome nach einer akuten Infektion, zum Beispiel einem Reisedurchfall oder einer Lebensmittelvergiftung, was bisweilen als postinfektiöses RDS bezeichnet wird. Dieses RDS kommt besonders häufig vor nach Infektionen durch Bakterien wie *Campylobacter*, *Salmonella* und *Shigella* oder auch durch Parasiten wie Giardien, obwohl noch unklar ist, ob die Infektion selbst die Symptome verursacht oder das daraus resultierende gestörte bakterielle Gleichgewicht. Eine akute Infektion kann gute Bakterien verdrängen, da die Besiedlung mit Krankheitserregern exponentiell zunimmt und das Verhältnis von guten zu schlechten Mikroben selbst nach der Reduzierung der Krankheitserreger noch in Schieflage sein kann. Mikroben können sogar daran beteiligt sein, wie sehr das Reizdarmsyndrom unser Wohlbefinden beeinträchtigt: Störungen der Darmflora bei Mäusen können sich auf das Schmerzempfinden auswirken und zu der für das RDS typischen viszeralen Überempfindlichkeit führen.

Der herkömmliche Behandlungsansatz besteht darin, die Symptome mit rezeptpflichtigen Medikamenten zu lindern, nicht darin, den eigentlichen Auslöser aufzustöbern und zu beseitigen. Die Mehrzahl der Arzneimittel – einschließlich der häufig verordneten Psychopharmaka – hat viele Nebenwirkungen und ist nicht besonders effektiv. Die Feststellung, dass Veränderungen im Mikrobiom maßgeblich zum Reizdarmsyndrom beitragen, bietet vielversprechende neue Möglichkeiten, Symptome durch die Wiederherstellung des mikrobiellen Gleichgewichts in Angriff zu nehmen.

Wenn Bakterien besser wirken als Arzneimittel

Bei Monica war in ihrem ersten Collegejahr RDS diagnostiziert worden. Die Kombination aus viel Stress und schlechten Essgewohnheiten führte dazu, dass sie viel Zeit auf der Toilette verbrachte. Wie viele andere war auch sie in ihrer Kindheit wegen Ohrinfektionen häufig mit Antibiotika behandelt worden. Monica hatte jeden Morgen mehrfach Durchfallanfälle, die bisweilen dazu führten, dass sie zu spät zum Unterricht kam oder überhaupt nicht teilnehmen konnte. Sie bekam Beklemmungen, wenn keine Toilette in unmittelbarer Nähe war, und ihr soziales Leben litt, sodass sie sich immer mehr zurückzog und isolierte.

Sie bekam ein hochdosiertes Antidiarrhoikum verschrieben, das ihre Durchfallanfälle unterdrückte, aber zu Krämpfen und Verstopfung führte, weshalb sie es nur für Notfälle einnahm, wenn sie wusste, dass keine Toilette in der Nähe sein würde. Mehrere unterschiedliche Arten von Antidepressiva wurden empfohlen und ausprobiert, aber alle hatten Nebenwirkungen, die fast ebenso unannehmbar waren wie ihre Magen-Darm-Symptome. Von einem Medikament wurde sie extrem müde, ein anderes führte zu Mundtrockenheit und Sehstörungen und das letzte, das sie ausprobierte, war mit einer erheblichen Gewichtszunahme verbunden.

Monica hatte sich damit abgefunden, mit ihren Darmproblemen leben zu müssen, als ein Freund vorschlug, sie solle es mit einem Probiotikum probieren. Sie kaufte das erste, das sie in der Apotheke finden konnte, und bereits in der ersten Woche ging es ihr sehr viel besser. Am Ende der zweiten Woche jedoch kehrten die Symptome unverändert zurück. In den darauffolgenden Monaten probierte sie noch mehrere weitere Probiotika aus und hatte hier und da einen Hoffnungsschimmer, weil sie sich besser fühlte, aber nach einigen Wochen waren die Symptome wieder die gleichen wie vorher.

Als Monica zu mir in die Sprechstunde kam, empfahl ich ihr ein sehr viel höher dosiertes Probiotikum mit zusätzlichen Bakterienstämmen und sagte ihr, sie solle durchhalten und es über einen Zeitraum von mehreren Monaten einnehmen, bevor sie zu der Meinung kam, es würde ihr nicht helfen. Ich empfahl ihr außerdem, ihren Speiseplan viel stärker auf pflanzliche Kost auszurichten. Sie war skeptisch, war aber einverstanden, es zumindest auszuprobieren, und innerhalb von etwa drei Wochen sah sie Licht am Ende des Tunnels. Acht Monate später hatte sie nur noch zweimal täglich normal festen Stuhlgang sowie keinen Stuhldrang und keine Unterleibsschmerzen mehr – eine akzeptable Situation, die mit den rezeptpflichtigen Arzneimitteln nicht erreicht werden konnte.

Chronisch-entzündliche Darmerkrankung (CED)

Wir haben in Kapitel 3 erfahren, dass eine unzureichende Keimexposition in der Kindheit sowie die westliche Ernährung mit viel Fett, Stärke und Zucker Risikofaktoren für die Entwicklung der beiden CED-Erscheinungsformen Morbus Crohn und Colitis ulcerosa sind. In Studien können Probanden mit CED von gesunden Teilnehmern mithilfe der Auswertung der in ihrem Stuhl vorhandenen Bakterien voneinander unterschieden werden. Unterschiedliche Morbus-Crohn-Typen werden mit unterschiedlichen mikrobiellen Veränderungen assoziiert – ein weiterer Beleg dafür, dass das Mikrobiom bei diesen Erkrankungen eine entscheidende Rolle spielt.

In meiner gastroenterologischen Praxis hat sich gezeigt, dass eine pflanzenbasierte Ernährung mit wenigen verarbeiteten Kohlenhydraten und wenig raffiniertem Zucker in Kombination mit einem hochdosierten Probiotikum außerordentlich erfolgreich ist, wenn es darum geht, die Remission einer chronisch-entzündlichen Darmerkrankung einzuleiten und toxische Arzneimittel zu reduzieren oder gänzlich abzusetzen.

Dünndarmfehlbesiedlung (DDFB)

Der Dünndarm ist zwar alles andere als steril, ist aber typischerweise von viel weniger Bakterien besiedelt als der Dickdarm, der den wichtigsten Lebensraum der Darmbakterien darstellt. DDFB ist eigentlich ein anderer Begriff für Dysbiose, wenn große Mengen weniger guter Bakterien sich im Dünndarm ansiedeln und zu Gasbildung, Blähungen, Verdauungsbeschwerden und manchmal Durchfall oder Verstopfung führen. Auch Nährstoffmangel kann zum klinischen Erscheinungsbild gehören, da die Darmbakterien die Resorption von Nährstoffen beeinträchtigen oder diese von ihnen selbst konsumiert werden können. Zwar ist die Einnahme von Antibiotika eine der Hauptursachen von DDFB, aber auch eine gestörte Darmmotilität und ein partieller Darmverschluss, die zu einer Stauung (d. h. verlangsamten oder aussetzenden Darmbewegung) des Darminhalts führen, sowie eine Säurehemmung, die das Wachstum von Bakterien fördert, sind Risikofaktoren.

Auf DDFB testen kann man mithilfe der oralen Verabreichung eines schlecht resorbierten Zuckers, der von den Darmbakterien im Dünn- und Dickdarm fermentiert wird. Größere Mengen von Bakterien produzieren voraussichtlich höhere Mengen von Methan- und Wasserstoffgasen, die durch die Lunge ausgeschieden und im Atem gemessen werden (mit einem Laktulose- oder Wasserstoff-Atemtest). Obwohl Atemtests nützlich sein können, halte ich sie nicht für besonders verlässlich und stütze mich deshalb lieber auf eine klinische, auf der Anamnese beruhende Diagnose, eine körperliche Untersuchung sowie Anzeichen und Symptome.

DDFB-Symptome

- Unterleibsschmerzen/Krämpfe
- Völlegefühl
- Verstopfung
- Depression
- Durchfall
- Übermäßige Gasbildung
- Müdigkeit

DDFB-Symptome

• Heißhungerattacken

• Kopfschmerzen

• Hautausschläge

Einige Ärzte behandeln DDFB mit dem oralen Antibiotikum Rifaximin, das auch als Xifaxan bekannt ist. Die Theorie lautet, dass Xifaxan, da es gegen ein breites Spektrum von im Dünndarm übermäßig wachsenden Bakterien wirksam ist, auch zur Linderung der Symptome führen sollte. Und häufig ist dies auch der Fall. Das Problem dabei ist natürlich, dass Xifaxan, wie alle Antibiotika, auch die unverzichtbaren Bakterien angreift und deren Stämme reduziert. Das Ergebnis ist in der Regel eine anfängliche Besserung, auf die nach wenigen Monaten ein Rückfall folgt.

Zu viele Arzneimittel – zu wenig Bakterien

Eine Freundin von mir ist Dermatologin und ist, wie viele unserer Kollegen, voll und ganz von den Vorzügen pharmazeutischer Maßnahmen überzeugt. Im vergangenen Jahr zog sich ihr Mann eine Salmonelleninfektion mit Durchfall und Unterleibskrämpfen zu. Er fühlte sich miserabel, zeigte aber weder eine Indikation für die Behandlung mit Antibiotika, zum Beispiel eine schwere Diarrhö, hohes Fieber oder Salmonellen im Blut, noch war er eine ältere Person oder litt an einer Immunschwäche. Es bestand außerdem kein Risiko, dass seine Krankheit sich verschlimmern würde. Trotz medizinischer Richtlinien, die nur eine orale Flüssigkeitszufuhr oder IV-Flüssigkeiten empfehlen, beschloss sie, ihn „für alle Fälle" mit dem Antibiotikum Ciprofloxacin zu behandeln.

Die Behandlung einer unkomplizierten Salmonelleninfektion mit Antibiotika verlängert im Grunde genommen die Zeit einer möglichen Übertragung – die Zeit, in der die Bakterien mit dem Stuhl ausgeschieden werden und andere Gefahr laufen können, sich zu infizieren – ohne den Krankheitsverlauf in irgendeiner Form zu verkürzen oder zu verbessern. Als er sich nach etwa fünf Tagen nicht besser fühlte, verordnete meine Freundin ihm zusätzlich die Antibiotika Bactrim und Levaquin. Alles in allem nahm ihr Mann für ein Krankheitsbild, das absolut nicht mit Antibiotika behandelt werden muss, drei Wochen lang Antibiotika ein. Schließlich erholte er sich und fühlte sich nach einem Monat wieder ganz gesund.

Ihr Mann hatte in der Vergangenheit häufig an Reflux gelitten und hatte jahrelang Omeprazol eingenommen, einen Protonenpumpenhemmer, der die Magensäureproduktion unterdrückt. Diese Arzneimittel erhöhen das Risiko einer Gastroenteritis, weil sie die Säure reduzieren, die, wenn sie in normalen Mengen vorhanden ist, eindringende Bakterien wie Salmonellen abtöten kann. Einige Monate nach der akuten Infektion klagte er über starke Blähungen, Aufstoßen und Unterleibsschmerzen. Da seine Frau überzeugt davon war, dies sei ein Zeichen für eine Verschlimmerung seines Säurerefluxes, verdoppelte sie die Dosis des Protonenpumpenhemmers und verstärkte die säurehemmende Therapie in Form eines H2-Blockers für die Nacht. Die Symptome dauerten an, allerdings konzentrierten sich die Luftansammlung, Schmerzempfindlichkeit und Krämpfe auf den Bereich um seinen Bauchnabel – der falsche Bereich für Säurereflux, der in der Regel Unwohlsein direkt unter dem Sternum in der Brust hervorruft.

Jetzt machte sie sich allmählich Sorgen, dass die Salmonellen zurückgekehrt waren, aber umfangreiche Stuhltests und Blutkulturen fielen negativ aus, und er hatte lediglich leichte Anfälle von Durchfall. Seine Frau wollte ihm weitere Antibiotika verordnen, ließ sich aber davon überzeugen, es nicht zu tun. Seine Symptome und der Zeitrahmen waren klassisch für DDFB (Ausbruch nach einer schweren Magen-Darm-Infektion in Verbindung mit Antibiotika und säurehemmenden Arzneimitteln), aber ich wusste, dass meine Freundin einen endgültigen Beweis brauchen würde, also organisierten wir einen Wasserstoff-Atemtest, der positiv ausfiel. Wir setzten die säurehemmenden Medikamente ab, fügten ein Probiotikum hinzu und stellten seine Ernährung geringfügig um. Es dauerte ungefähr sechs Monate, bis es ihm endlich besser ging, und während dieser Zeit war der Druck sehr hoch, ihn mit weiteren Medikamenten zu behandeln – Antiazida, Antibiotika, einem die Darmmotilität fördernden Arzneistoff, damit die Bakterien den Dünndarm schneller passieren können. Sie dachte ständig darüber nach, dass „es doch irgendetwas geben müsse, was wir verschreiben könnten, um das Problem zu lösen".

Es ist nicht immer von Vorteil, problemlos Zugang zu medizinischen Therapien zu haben, vor allem, wenn sich deren Auswirkungen auf das Mikrobiom häufen, wie es bei Säurehemmern und Antibiotika der Fall ist. Es ist wichtig, einen Schritt zurückzutreten und sich zu fragen, ob die Arzneimittel, die man einnimmt, in irgendeiner Weise zu dem Problem, das einen gerade plagt, beitragen könnten – ein schwieriger, aber wichtiger Schritt, wenn man keine Fortschritte sieht. Pharmazeutika können zu Lebensrettern werden, aber ein wachsames Abwarten, während man dem Körper – und den Mikroben – die Möglichkeit gibt, sich selbst zu heilen und zu erholen, ist manchmal der vernünftigste Ansatz.

Leaky-Gut-Syndrom

Der Verdauungstrakt ist eine hohle Röhre, die vom Mund bis zum Anus reicht. Der Inhalt des Darms befindet sich nicht wirklich im Körper, es sei denn, er gelangt durch die Schleimhaut dieser Röhre in den Blutkreislauf. Diese innere Auskleidung bildet eine selektive Barriere, die einige Substanzen passieren lässt, während sie andere davon abhält. Ein gestörtes bakterielles Gleichgewicht und ein übermäßiges Wachstum potenziell schädlicher Mikroben kann die Unversehrtheit dieser Barriere beeinträchtigen, sodass Toxine und andere unerwünschte Substanzen eindringen und die Resorption von Nährstoffen störend beeinflussen können – dieses Krankheitsbild wird als Leaky-Gut-Syndrom bezeichnet.

Eine Überbesiedlung mit Hefepilzen wie Candida sowie parasitäre Infektionskrankheiten wirken an der Entwicklung eines Leaky-Gut-Syndroms mit, aber auch eine Ernährung mit einem hohen Anteil an raffiniertem Zucker, industriell verarbeiteten Nahrungsmitteln und Konservierungsstoffen sowie chemische Substanzen sind wesentliche Faktoren, ebenso wie der Verzehr

von Gluten, einem in Weizen, Roggen und Gerste vorkommenden Eiweiß, auf das wir später noch näher eingehen werden.
Auch übermäßiger Alkoholgenuss, Strahlentherapie und Chemotherapie können Ihrer Darmschleimhaut Schaden zufügen,
und chronischer Stress kann Ihr Immunsystem schwächen und
damit Ihre Fähigkeit, eindringende Krankheitserreger abzuweh-
ren, beeinträchtigen und so die Symptome des Leaky-Gut-Syndroms verstärken. Medikamente wie Aspirin und NSAIDs schädigen die Darmschleimhaut, Antazida verändern den pH-Wert
und Steroide wirken sich auf das Milieu im Darm aus – sie alle
werden mit einer vermehrten intestinalen Permeabilität in Verbindung gebracht.

Es ist sinnvoll, sich unter einem durchlässigen Darm eher einen Mechanismus als eine Krankheit vorzustellen, da die Bandbreite der Anzeichen und Symptome, die mit ihm in Zusammenhang gebracht werden, so groß ist. Er ist eine Voraussetzung für
das Entstehen von Autoimmunerkrankungen, da die vermehrte
Durchlässigkeit des Darms – das Öffnen der Tür von unserem
Darm in unseren Körper – Toxinen das Eindringen ermöglicht
und damit eine Immunreaktion auslöst. Das Leaky-Gut-Syndrom spielt darüber hinaus eine Rolle bei Nahrungsmittelallergien, Magen-Darm-Problemen und einer ganzen Reihe unspezifischer Beschwerden, darunter Kopfschmerzen, Haarausfall,
Müdigkeit, Gelenkschmerzen, Hautausschläge, Nesselsucht, eingeschränkte geistige Leistungsfähigkeit, Gedächtnisschwund und
erhöhte Anfälligkeit für Infektionen. Die Schulmedizin erkennt
das Leaky-Gut-Syndrom erst jetzt als legitimes Krankheitsbild
an, obwohl es ein unglaublich weitverbreitetes Problem ist, das
die hohen Raten mikrobieller Störungen an deren Wurzeln widerspiegelt.

Wie viele andere Erscheinungsformen von Dysbiose wird
auch das Leaky-Gut-Syndrom in erster Linie anhand einer klinischen Diagnose festgestellt, obwohl ich die Durchlässigkeit
der Darmschleimhaut bisweilen auch mithilfe eines Tests beur-
teile. Bei diesem Test werden zwei Zuckerlösungen getrunken:
Mannitol besteht aus kleinen Zuckermolekülen und sollte die

Darmschleimhaut normalerweise leicht passieren können und in hohen Mengen im Urin feststellbar sein, während die aus größeren Molekülen bestehende Laktulose eine intakte Darmwand nur schwer passieren kann und deshalb in geringeren Mengen vorhanden sein sollte. Das Verhältnis von Laktulose zu Mannitol zeigt an, ob die Permeabilität erhöht ist oder nicht. Viele Patienten bitten zwar um den „Leaky-Gut-Test", man sollte sich aber darüber im Klaren sein, dass dieser Test, der auch von anderen Faktoren beeinflusst wird (beispielsweise extremer körperlicher Betätigung), nach wenigen Wochen wieder normal ausfallen kann, wenn man eine strikte Diät eingehalten oder Probiotika eingenommen hat. Dieser Test misst lediglich die Durchlässigkeit des Darms und kann für sich genommen die Diagnose eines Leaky-Gut-Syndroms weder bestätigen noch aufheben.

Risikofaktoren und ein akuter Fall

Hilary war in der Vergangenheit nur selten mit Antibiotika behandelt worden, war aber als Kind wählerisch beim Essen und mochte absolut kein Obst und Gemüse. Sie war jetzt eine Frau in den Dreißigern und immer gesund gewesen, bis sie wegen einer schweren Gastroenteritis mit Übelkeit, Erbrechen, Fieber und Dehydratation fünf Tage stationär im Krankenhaus verbringen musste. Die Ursache der Gastroenteritis wurde nie festgestellt, aber im Krankenhaus wurde sie mit zwei unterschiedlichen intravenös verabreichten Antibiotika gegen das Fieber behandelt und mit einer zusätzlichen zehntägigen Antibiotikatherapie entlassen.

Nach der Einnahme der Antibiotika ging es Hilary besser, aber drei Monate nach dem Krankenhausaufenthalt bekam sie starke Blähungen und weichen Stuhl, der die Konsistenz von Haferbrei hatte. Eine Endoskopie des oberen Verdauungstrakts und eine Koloskopie erbrachten keine Ergebnisse und auch die Biopsien ergaben weder Zöliakie noch irgendeine andere Auffälligkeit. Im darauffolgenden Monat wurde ihr wegen eines HWIs ein Antibiotikum verordnet und dann ein weiteres wegen einer

Sinusinfektion. Der breiige Stuhl verschlimmerte sich und sie bekam Rosazea, vaginale Hefepilzinfektionen und Kopfschmerzen. Schließlich wurde ein Test auf Darmdurchlässigkeit angeordnet, der positiv ausfiel.

Obwohl Hilary vor ihrem Krankenhausaufenthalt nicht viele Antibiotika eingenommen hatte, wurde sie seit Jahren wegen Säurereflux mit säuresuppressiven Medikamenten behandelt und hatte wegen zahlreicher Beschwerden jahrelang täglich Ibuprofen eingenommen – Risikofaktoren, die allesamt zu einer erhöhten Durchlässigkeit des Darms beitragen. Die akute Gastroenteritis und die darauffolgende Antibiotikatherapie waren vermutlich die Auslöser, die zu anormalem Stuhl, Blähungen, Rosazea, Hefepilzinfektionen und Kopfschmerzen – allesamt Symptome für ein Leaky-Gut-Syndrom – geführt hatten. Nach mehreren Monaten, in denen sie ihre Ernährung umstellte, Probiotika einnahm und auf Ibuprofen und Säureblocker verzichtete, ließen ihre Symptome schließlich nach.

Hilarys Geschichte unterstreicht, wie wichtig eine Vorgeschichte von Risikofaktoren ist, deren man sich vielleicht nicht bewusst ist, die aber die Wahrscheinlichkeit erhöht, nach einer akuten Erkrankung wie einer Infektion oder einer Antibiotikatherapie ein Leaky-Gut-Syndrom zu entwickeln.

Parasiten

Viele meiner Patienten mit Magen-Darm-Symptomen wie Blähungen und Völlegefühl oder einer Veränderung der Stuhlgewohnheiten sind besorgt, sie könnten von einem Parasiten befallen sein. Und viele sind es auch: Schätzungen der Centers for Disease Control and Prevention (CDC) zufolge sind fast ein Drittel von uns von Parasiten befallen, sogar die Menschen, die nie in weit entfernte Länder gereist sind. Es mag überraschend klingen, aber Menschen und Parasiten haben eine lange gemeinsame Geschichte: Medizinische Anthropologen haben festgestellt, dass unsere Vorfahren mit Parasiten übersät waren und dass die ständige Exposition zu diesen Organismen ihr Immunsystem dabei unterstützt hat, eine Toleranz zu entwickeln – eine Eigenschaft, die später von großem Nutzen ist. Die wichtigste Frage für Patienten, die aus Sorge um Parasiten in meine Sprechstunde kommen, ist nicht, ob sie von einem Parasiten befallen sind oder nicht, sondern, ob dieser Parasit ihre Magen-Darm-Symptome verursacht.

Ein übermäßiger Parasitenbefall kann zu Dysbiose führen, weil er die unverzichtbaren Bakterien verdrängt, und kann darüber hinaus auch die Ursache eines Leaky-Gut-Syndroms sein, wenn die Parasiten sich in der Schleimhaut des Verdauungstrakts ansiedeln und deren Barrierefunktion beeinträchtigen.

Man ist sich nicht sicher, ob Parasiten wie *Blastocystis hominis*, ein weltweit auftretendes Darmprotozoon, echte Krankheitserreger sind, die Symptome verursachen, oder harmlose Mitbewohner – Trittbrettfahrer, könnte man sagen, aber keine gefährlichen –, die lediglich unschuldige Zuschauer sind. Problematisch daran ist, dass einige Menschen mit Blastocystisbefall berichten, es würde ihnen besser gehen, wenn der Blastocystis behandelt wird, während andere sich nicht besser fühlen. Aber einige dieser schwer zu kategorisierenden Parasiten zu behandeln, ist nicht immer eine gute Idee, weil die antiparasitären Wirkstoffe häufig auch eine antibakterielle Wirkung haben und bei häufiger Einnahme eine Menge unverzichtbarer Bakterien vernichten und die Dysbiose verschlimmern können.

Sollte wirklich keine andere Erklärung als ein Blastocystisbefall für die Magen-Darm-Symptome zu finden sein, behandele ich ihn für gewöhnlich, aber ich versuche eine Standardtherapie wie das Antibiotikum Metronidazol zu vermeiden und rate eher zu einem ganzheitlichen Ansatz mit Probiotika wie *Saccharomyces boulardii* zur Ausrottung der Parasiten.

Infektionen mit Parasiten wie Giardien können Übelkeit, Durchfall, Völlegefühl und sogar RDS verursachen, aber wie in Kapitel 3 bereits besprochen, wurde im Zuge einiger Studien festgestellt, dass andere Parasiten, insbesondere Helminthen wie der Hakenwurm, eine wirksame Therapie bei Morbus Crohn und anderen Erkrankungen mit verstärkter Immunreaktion sein können, indem das Immunsystem gedämpft wird und die Symptomatik sich verbessert.

Nicht-pathogene Darmprotozoen

- *Chilomastix mesnili*
- *Endolimax nana*
- *Entamoeba coli*
- *Entamoeba dispar*
- *Entamoeba hartmanni*
- *Entamoeba polecki*
- *Iodamoeba bütschlii*

Nicht-pathogene Darmprotozoen sind Parasiten, die den Verdauungstrakt besiedeln können, aber nicht mit Krankheit in Verbindung gebracht werden. Sie gelten sogar bei Menschen mit geschwächtem Immunsystem nicht als schädlich. Alle Patienten, bei denen diese Protozoen im Stuhl nachgewiesen werden, sollten also auf andere Ursachen ihrer Symptome untersucht werden, obwohl diese Protozoen auch ein Hinweis auf Dysbiose sein können.

Zöliakie und Glutenempfindlichkeit

Zöliakie ist eine Autoimmunstörung, die als Folge des Verzehrs von Gluten, eines in Weizen, Roggen und Gerste vorkommenden Eiweißes, die Schleimhaut des Dünndarms schädigt. Patienten mit Zöliakie können eine große Bandbreite unspezifischer Symptome aufwiesen oder zeitweise auch völlig symptomfrei sein. Die gemeinhin auch als Glutenunverträglichkeit bekannte Glutenempfindlichkeit kann zu ähnlichen Symptomen führen, fällt aber nicht unter den Oberbegriff der Autoimmunkrankheiten. Eine Biopsie und Untersuchung unter dem Mikroskop zeigt keine Schädigung der Dünndarmschleimhaut, wie es bei Zöliakie der Fall ist. Glutenempfindlichkeit stellt vermutlich eine Zwischenstufe zwischen einer gesunden Magen-Darm-Funktion und Zöliakie dar. Bei einigen Patienten kann sie auch ein Wegbereiter für die Entwicklung von Zöliakie sein.

Obwohl man eine glutenfreie Ernährung (GFE) für eine Modeerscheinung halten mag, wurde der Grundstein für unsere Glutenunverträglichkeit vor mehr als zehntausend Jahren gelegt, als unsere nomadischen Vorfahren als Sammler und Jäger begannen Getreide anzubauen und damit erstmals Gluten in ihre Ernährung einführten. Seitdem wurde Weizen gezüchtet und gekreuzt, um den Ertrag zu steigern und die Produktionskosten zu reduzieren, und heute ist ertragreicher Zwergweizen die Sorte, die weltweit am häufigsten angebaut und konsumiert wird. Etwa ein Drittel der Menschen mit europäischen Vorfahren ist mit Genen ausgestattet, die es für Zöliakie anfällig machen, aber nur ein geringer Prozentsatz entwickelt die Krankheit auch, was belegt, dass Gene eine Rolle spielen, als Ursache aber nicht ausreichen. Es scheint eine Art von Auslöser zu geben, der dem Immunsystem mitteilt, ob es Gluten als Nahrungsmittel behandeln sollte oder als fremde Substanz, auf die es zu reagieren gilt. Bislang war dieser Auslöser nicht bekannt, aber im Zuge mehrerer Studien wurde festgestellt, dass Veränderungen im Mikrobiom schuld sein könnten.

Stillen schützt grundsätzlich vor Autoimmunerkrankungen, und Studien haben jetzt gezeigt, dass es besonders wirksam vor der Entstehung von Zöliakie schützt. Gestillte Kinder haben mehr Bifidobakterien im Darm als gleichaltrige mit Säuglingsnahrung gefütterte Babys (bei denen die Reaktion des Körpers auf Entzündungen gedämpft wird), und Kinder mit Zöliakie weisen erheblich niedrigere Mengen als die Normalmengen an Bifidobakterien und anderen weniger erwünschten Spezies auf (die Entzündungen verstärken und ein Leaky-Gut-Syndrom verursachen können). Für den Forscher Dr. Alessio Fasano ist ein durchlässiger Darm die Hauptursache für die Entwicklung von Zöliakie. Er kann mit einer geöffneten Tür verglichen werden, durch die Gluten in den Körper gelangen und dort Amok laufen kann.

Studien haben jetzt außerdem eine frappierende Verbindung zwischen der Einnahme von Antibiotika und der Entwicklung von Zöliakie aufgezeigt, die erklären könnte, warum Dysbiose so gut auf eine glutenfreie Ernährung anspricht. Die Wahrscheinlichkeit, dass Patienten mit einer neu aufgetretenen Zöliakie kurz vor der Diagnose ein Antibiotikum verordnet wurde, ist um 40 Prozent höher als bei ihren gesunden Altersgenossen, und das Risiko steigt, je mehr Antibiotika eingenommen werden. Viele der

Patienten in meiner Praxis leiden an Zöliakie oder einer Gluten-empfindlichkeit, nachdem sie mit Metronidazol behandelt wurden, einem Arzneimittel mit starker Tendenz, Darmbakterien zu zerstören, obwohl im Grunde genommen jedes Antibiotikum fähig zu sein scheint, eine Glutenunverträglichkeit herbeizuführen, weil es die mikrobielle Gemeinschaft im Darm verändert und die Durchlässigkeit der Schleimhaut erhöht.

Finnische Forscher haben festgestellt, dass Magen-Darm-Symptome bei Patienten mit Zöliakie noch Jahre nach Einhaltung einer glutenfreien Diät weiterbestehen können, weil ihr Mikrobiom noch immer gestört ist. Da diese mit Mikroben assoziierten Symptome auch noch vorhanden sein können, nachdem sich Veränderungen der Dünndarmschleimhaut und das Blutbild normalisiert haben, reicht eine glutenfreie Ernährung vermutlich nicht aus. Für alle, die an Zöliakie erkrankt sind, kann die Neubesiedlung des Mikrobioms ein ebenso wichtiger Faktor sein, um die Symptome in den Griff zu bekommen.

Krankheiten auf der Spur

Mary war nach einer Lebensmittelvergiftung zweimal mit einer Metronidazoltherapie behandelt worden. Viele dieser Vorkommnisse sind selbstlimitierend und bedürfen keiner medikamentösen Behandlung. Da sie aber weiterhin an Übelkeit und Durchfall litt, verordnete ihr Arzt ihr Antibiotika. Drei Monate später wurde sie mit Doxycyclin behandelt, weil nach einem Sommer in den Berkshire Mountains die Gefahr einer Borreliose bestand. Der übliche Borreliose-Test fiel negativ aus, aber sie hatte eine Zecke an ihrem Bein entdeckt und war besorgt, also bat sie um ein Antibiotikum. Eine sechs Wochen später stattfindende Kontrolluntersuchung ergab eine neu aufgetretene Anämie aufgrund von Eisenmangel, und sie litt weiterhin unter Durchfall, zu dem jetzt auch noch Völlegefühl und Gewichtsverlust hinzukamen. Da ihr Internist Verdacht auf eine andere Infektion hegte, verordnete er ihr trotz negativer Kulturen, Blutergebnisse und Stuhlproben zwei weitere Antibiotikatherapien. Alles in allem wurde sie etwa sechs Wochen lang mit Antibiotika behandelt.

Ich wurde gebeten, sie zu untersuchen und einen Blutverlust aus dem Verdauungstrakt als mögliche Ursache für die Anämie auszuschließen. Ihre Koloskopie war ebenso unauffällig wie die Endoskopie des oberen Verdauungstrakts aus Speiseröhre, Magen und Zwölffingerdarm. Aber Gewebeproben aus dem Zwölffingerdarm (der erste Abschnitt des Dünndarms) zeigten Veränderungen, die auf eine beginnende Zöliakie hindeuteten – leichte als Villi bekannte fingerähnliche Ausstülpungen der Schleimhaut des Dünndarms und eine erhöhte Menge entzündungsfördernder weißer Blutkörperchen (Lymphozyten) in der Schleimhaut – ein Zeichen dafür, dass der Körper auf eine Entzündung reagierte. Bluttests zeigten positive Antikörper sowie ein genetisches Profil, das sie einer Kategorie mit hohem Risiko für die Entwicklung von Zöliakie zuordnete.

Mary war wenig begeistert, als ich mit ihr über die Ergebnisse der Endoskopie und der Bluttests sprach. Sie ging davon aus, dass die Ursache all ihrer Symptome eine Infektion war und dass weitere Antibiotika das Problem irgendwann lösen würden. Sie war eindeutig skeptisch, als ich ihr erklärte, dass die hohen Antibiotikamengen, die sie erhalten hatte, vermutlich für ihre Zöliakie verantwortlich waren. Die Bluttests zeigten eine genetische Anfälligkeit und der Virus, der ihre Lebensmittelvergiftung verursacht hatte, hatte vermutlich einige ihrer unverzichtbaren Bakterien verdrängt, aber die Antibiotika waren das Tüpfelchen auf dem I gewesen.

Widerwillig stimmte sie zu, es mit einer glutenfreien Ernährung zu probieren, aber nach einem Monat zeigte sich noch keine Besserung ihrer Symptome. Wir baten sie, zwei Wochen lang ein Ernährungstagebuch zu führen, das extrem hohe Mengen glutenfreier verarbeiteter Kohlenhydrate wie Kekse, Pfannkuchen, Brot und Teigwaren ans Licht brachte. Ich bat sie, auf alles mit der Aufschrift „glutenfrei" zu verzichten, und unser Ernährungsberater ging einige Male mit ihr in den Supermarkt und entwickelte einige einfach zu befolgende Menüpläne. Aber ihr gestörtes Mikrobiom war weiterhin ein Problem. Mary war eine sehr wählerische Esserin, und es brauchte einiges an Überzeugungskraft, um sie dazu zu bewegen, mehr Ballaststoffe und grünes Blattgemüse zu verzehren, die sie am liebsten in einem grünen Smoothie mit einigen Beeren und Kokoswasser versteckte, um sie überhaupt schlucken zu können. Ich verordnete ihr ein hochdosiertes Probiotikum, das sie nach dem Mixen in ihren Smoothie rührte. Es dauerte eine Weile, aber nach etwa sechs Monaten ging es ihr endlich wieder besser – sie vermisste zwar immer noch ihr Brot und ihre Pasta, hielt sich aber ziemlich streng an ihre neue Diät und freute sich, dass sie wieder richtig gesund war.

Da Mary nicht nur glutenempfindlich war, sondern bei der Endoskopie auch Anzeichen einer Zöliakie erkennbar waren, lautete meine Empfehlung, sie solle sich auch weiterhin strikt an eine glutenfreie Ernährung halten. Es ist unklar, ob jemand, der als Zeichen einer Dysbiose nach der Einnahme von Antibiotika eine Glutenempfindlichkeit entwickelt, jemals seine Toleranz wiedererlangen kann, aber angesichts der Beschaffenheit des heutigen Weizens, der mehr Glukose in den Blutkreislauf einbringt als Kristallzucker, plus der Tatsache, dass er keinen besonders hohen Nährwert hat, scheint der endgültige Verzicht darauf die sinnvollste Option zu sein.

Anzeichen und Symptome im Zusammenhang mit Zöliakie

- Unterleibsschmerzen
- Arthritis
- Völlegefühl
- Eingeschränkte geistige Leistungsfähigkeit
- Verstopfung
- Depression
- Durchfall
- Müdigkeit
- Blähungen
- Gastrointestinale Blutungen
- Haarausfall
- Unfruchtbarkeit
- Eisenmangel
- Entzündungen der Mundschleimhaut

Anzeichen und Symptome im Zusammenhang mit Zöliakie

- Muskelschwäche
- Übelkeit
- Neuropathie
- Osteoporose
- Hautausschläge (Dermatitis herpetiformis)
- Vitaminmangel
- Erbrechen
- Gewichtszunahme
- Gewichtsabnahme

Vaginose

Ein gestörtes bakterielles Gleichgewicht tritt nicht nur im Darm auf, sondern kann auch in der Vagina vorkommen und zu einer sogenannten bakteriellen Vaginose (BV) führen. Auch vaginale Pilzinfektionen nach einer Antibiotikatherapie sind eine Art von Dsybiose. Verändert sich die normale Scheidenflora infolge der Einnahme von Antibiotika, einer Spülung oder eines veränderten pH-Wertes, können sich die unverzichtbaren *Lactobacillus*-Spezies, die normalerweise durch die Produktion von Säure andere Arten verdrängen, reduzieren, was zu einem übermäßigen Wachstum einer großen Bandbreite von Bakterien führen kann, die in der Vagina Amok laufen. Viele verschiedene Spezies wurden mit BV in Verbindung gebracht, darunter *Gardnerella*, *Prevotella*, *Mykoplasma*, *Mobiluncus*, *Bacteroides* und *Peptostreptococcus*. Der Rückgang schützender *Lactobacillus*-Spezies führt darüber hinaus zu einer erhöhten Anfälligkeit für Harnwegsinfekte, sexuell übertragbare Krankheiten (einschließlich HIV – Humanes Immundefizienz-Virus), das Entstehen einer Beckenentzündung (die zu Unfruchtbarkeit führen kann) und zu Fehlgeburten. Dieser für die BV typische „niedrige *Lactobacillus*-Spiegel" fördert außerdem die Ausbreitung sexuell übertragbarer Krankheiten, weil eine geringere Menge von *Lactobacillus*-Spezies zur Vermehrung und unkontrollierten Ausbreitung von Viren beitragen kann.

Der für eine BV typische Scheidenausfluss ist schmutzig weiß und nicht so zähflüssig wie bei einer Hefepilzinfektion, obwohl er einen ähnlich fischigen Geruch haben kann. Hat Ihr Arzt bei Ihnen eine BV diagnostiziert, sollten Sie unbedingt in Betracht ziehen, nicht zu einem oralen oder topischen Antibiotikum wie Metronidazol zu greifen – die Therapie der Wahl in den meisten gynäkologischen Praxen –, weil dieses das Wachstum der weniger erwünschten Arten drosselt, die gesunden Bakterienstämme weiter reduziert und auf diese Weise zu einem Teufelskreis der Rezidive führen kann. Wie bei den meisten Erscheinungsformen von Dysbiose spielt auch hier die Neubesiedlung mit gesunden Bakterien eine entscheidende Rolle. Ich empfehle in den meisten Fällen, nicht nur die Ernährung umzustellen, sondern auch Probiotika mit hohen Mengen von Laktobazillen oral einzunehmen und zusätzlich in die Vagina einzuführen, um der BV entgegenzuwirken.

Nahrungsmittelallergien und -unverträglichkeiten

Nahrungsmittelallergien und -unverträglichkeiten haben alarmierend hohe Zahlen erreicht – allein in den USA gehören 15 Millionen Menschen zu den Leidtragenden. In jedem Klassenzimmer sind durchschnittlich etwa zwei Kinder von einer Nahrungsmittelallergie betroffen, viele von ihnen schwer oder lebensbedrohlich. Bei Mäusen führt die Beseitigung von Darmbakterien zu Nahrungsmittelallergien, und dasselbe scheint auch bei den Menschen zuzutreffen, bei denen wir eine direkte Verbindung zwischen der weitverbreiteten Einnahme von Antibiotika, insbesondere bei Kindern, und schockierend hohen Raten von Nahrungsmittelunverträglichkeiten feststellen können. Die Wiederaufstockung mit Darmbakterien bei Mäusen, vor allem mit den Arten *Clostridia* und *Bacteroides*, scheint viele der Allergien zu lindern, obwohl unklar ist, ob dasselbe Maß an Reversibilität auch beim Menschen möglich ist, insbesondere, wenn die Arten bereits in früher Kindheit ausgemerzt wurden.

Es ist kompliziert, auf Nahrungsmittelallergien und -unverträglichkeiten zu testen, weil Blut- und Hauttests, mit denen die Immunreaktionen gemessen werden, in der Regel fehlschlagen. Sogar bei einer akuten Allergie können Tests unklare Ergebnisse zeigen. Einige Patienten werden bisweilen positiv auf mehrere Nahrungsmittel getestet, die sie ansonsten ohne Probleme täglich verzehren, oder es erfolgt trotz nachgewiesener Reaktionen keinerlei Reaktion auf eines der getesteten Nahrungsmittel. Viele meiner Patienten kommen mit Unmengen von Tests zu mir, die lange Listen von Nahrungsmitteln zeigen, die sie nicht essen „dürfen", oder sie sagen, sie hätten wegen möglicher Reaktionen die meisten Nahrungsmittel selbst von ihrer Liste gestrichen.

Während Reaktionen auf spezielle Nahrungsmittel möglich und nicht selten sind, ist ein überaktives Immunsystem bei vielen Menschen die Folge eines durch eine Dysbiose entstandenen Leaky-Gut-Syndroms. Bei geschädigter Darmschleimhaut können große unverdaute Nahrungspartikel, die normalerweise im Darm verbleiben, die Darmwand passieren, in den Blutkreislauf gelangen und eine allergische Immunreaktion hervorrufen. Aus diesem Grund ist der ganzheitliche Ansatz bei Nahrungsmittel-unverträglichkeiten die Wiederherstellung des Mikrobioms, nicht die Erstellung immer länger werdender Listen von Nahrungsmitteln, die man nicht essen darf.

Chronisches Erschöpfungssyndrom (CFS)

Nicht weniger als eine Million US-Amerikaner leidet am Chronischen Erschöpfungssyndrom (CFS – Chronic Fatigue Syndrom), die Ursache dieser mysteriösen Krankheit ist allerdings noch ungeklärt. Zunehmend deutlich wird allerdings, dass bei einigen Patienten mit CFS Veränderungen im Mikrobiom eine entscheidende Rolle spielen und viele dieser Patienten im Anschluss an eine Infektion erkranken. Infektionen mit Viren wie dem Epstein-Barr-Virus können die Darmschleimhaut angreifen und damit einen Leaky-Gut-Mechanismus hervorrufen, der bei einigen Menschen vermutlich ein CFS auslöst. Bei CFS wurden niedrige Mengen von Bifidobakterien in Verbindung mit höher als erwarteten Mengen von Sauerstoff liebenden aeroben Bakterien nachgewiesen, was vermuten lässt, dass die Dysbiose bei zumindest einigen dieser Patienten als Mitverursacher eine Rolle spielt. Im Rahmen von Studien wurde ebenfalls festgestellt, dass bei einer typischen Dysbiose oder einem Leaky-Gut-Syndrom gute Ergebnisse erzielt werden, wenn eine Diät eingehalten wird, die mit Probiotika und Glutamin ergänzt wird. Auf dieses Thema werde ich in Kapitel 12 noch näher eingehen.

Depression

Da die Darmmikroben bei der Verdauung von Nahrung und Aufnahme von Nährstoffen mitwirken, hängt die Antwort auf die Frage, welche Nährstoffe und anderen Substanzen dem übrigen Körper zur Verfügung stehen, davon ab, mit welchen Arten der Darm besiedelt ist. Darmbakterien bestimmen über die Verfügbarkeit der Ausgangsstoffe, die das Gehirn zur Produktion von Neurotransmittern benötigt. Darüber hinaus kommunizieren sie mit einem Teil des Nervensystems im Verdauungstrakt, dem enterischen Nervensystem (ENS), das bisweilen auch als zweites Gehirn bezeichnet wird.

Darmbakterien sind die Hauptproduzenten des weithin als Wohlfühlhormon geltenden Serotonins, was auch erklärt, wie stark unsere geistige Gesundheit von der Gesundheit unserer Mikroben beeinflusst wird. Mäuse, die kurz nach der Geburt von ihrer Mutter getrennt werden, zeigen depressive Verhaltensweisen und verfügen über niedrigere Mengen von Laktobakterien- und Bifidobakterienarten als erwartet. Werden diese Arten aufgefüllt, steigt ihre Serotoninproduktion, und es kommt zu einer Verbesserung ihrer Depressionsmarker. Derzeitige Therapien der Depression beim Menschen konzentrieren sich auf die Manipulation des Serotoninspiegels, aber die Ankurbelung der Darmbakterien ist als Therapie vermutlich vernünftiger und erfolgreicher. Die Verbindung zwischen den Darmbakterien und der Stimmungslage könnte auch erklären, warum die Depression ein Begleitsymptom so vieler Formen von Dysbiose ist.

Hautkrankheiten

Mikroorganismen spielen bei nicht-infektiösen Hauterkrankungen wie Akne, Rosazea und Ekzemen eine wichtige Rolle. Das Ökosystem aus Bakterien, Viren, Pilzen und Milben auf unserer Haut und Kopfhaut setzt sich aus verschiedenartigen mikrobiellen Gemeinschaften mit unterschiedlichen Funktionen zusammen, die größtenteils synergetisch zusammenleben. Beseitigen wir die schützenden Bakterien, die natürlichen Öle sowie den Talg, die unsere Haut geschmeidig halten und einen idealen Nährboden für schützende Bakterien bieten, erzeugen wir auf unserer Haut einen unausgewogenen dysbiotischen Zustand. Pathogene Bakterien können sich dann im Übermaß vermehren und Probleme wie zystische Akne, Rosazea, Ekzeme, eine trockene, gereizte Haut sowie eine zunehmende Anfälligkeit für Hautkrankheiten verursachen.

Antibakterielle Produkte, die das Mikrobiom schädigende Inhaltsstoffe wie Triclosan enthalten, zu häufiges Waschen mit Seife, zu häufiges Waschen der Haare sowie die allgegenwärtige Verwendung von Handdesinfektionsmitteln können dieses Ökosystem stören und zu einem Missverhältnis der wichtigsten Bakterienarten auf der Haut führen sowie zu einem übermäßigen Wachstum der normalerweise vorkommenden Stämme wie der Kopfschuppen verursachenden Pilze *Malassezia*.

Akne

Dermatologen behandeln Akne routinemäßig über lange Zeiträume mit hochdosierten Antibiotika, obwohl dieses Krankheitsbild ein klassisches Beispiel für eine Dysbiose der Haut ist: Die meisten Ärzte machen das Bakterium *Propionibacterium acnes* für die Entstehung von Akne verantwortlich, obwohl das übermäßige Wachstum von *P. acnes* im Zusammenhang mit einer Verstopfung der Haarfollikel und der Besiedlung mit opportunistischen Bakterien wie *Staphylococcus aureus* das eigentliche Problem ist, nicht das bloße Vorhandensein von *P. acnes*. Forschungsergebnisse zeigen, dass gesunde Poren ausschließlich von *P. acnes* besiedelt sind, während in den weniger gesunden allgemein auch Staphylokokken und andere weniger erwünschte Bakterien zu finden sind. Demzufolge ist die Veränderung der normalen Zusammensetzung der Hautmikroben die Ursache von Akne.

In der heutigen Zeit leiden immer mehr junge Leute an Akne – häufig bereits im Alter von sieben oder acht Jahren, und viele von ihnen haben eine Vorgeschichte aus vielen Antibiotika wegen Ohrentzündungen oder Halsentzündungen durch Streptokokken. Antibiotika sind bei Akne eine vorübergehende Lösung, die das Problem langfristig aber verstärkt, weil sie dazu führt, dass widerstandsfähige Arten sogar noch stärker wachsen. Aus diesem Grund müssen Dermatologen ihren Patienten auch häufig viele verschiedene Sorten verordnen, da die Bakterien immer widerstandsfähiger werden.

Von meinen Patienten mit unterschiedlichen Formen der Dysbiose sind diejenigen, denen wegen zystischer Akne jahrelang (manchmal jahrzehntelang!) Antibiotika verordnet wurden, am schwierigsten zu behandeln. In der Regel für die Behandlung von Akne verordnete Antibiotika wie Erythromycin, Doxycyclin, Minocyclin und Tetracyclin haben verheerende Folgen für die Darmbakterien, und eine Neubesiedlung des Darms kann zu einem unglaublich mühsamen Unterfangen werden. Nicht nur die Haut, sondern auch der Darm dieser Patienten ist durch die Unmengen antibakterieller Wirkstoffe stark geschädigt. Die Folge ist ein Mangel an unverzichtbaren Bakterien, der zu einer Superinfektion mit Hefepilzarten im Gesicht führt. Antibiotische Cremes und Lotionen können fast ebenso viel Schaden anrichten wie oral verabreichte Antibiotika: *Clostridium difficile* (*C. difficile*) ist eine der Nebenwirkungen von Clindamycin, einem bei Akne häufig verordneten topischen Antibiotikum.

Im Rahmen von Studien wurde aufgezeigt, dass bei mehr als der Hälfte aller Aknepatienten eine veränderte Darmflora vorliegt und dass in Gesellschaften, die sich sehr selten oder nie mit industriell verarbeiteten Nahrungsmitteln ernähren, Akne praktisch nicht vorkommt. Während Dermatologen es nur gut meinen, wenn sie sich bemühen, Hautkrankheiten zu heilen, die vor allem im Teenageralter niederschmetternd sind, gehört die Behandlung von Akne mit Antibiotika zu den schädlichsten Vorgehensweisen, auf die die Schulmedizin irgendwann vermutlich mit viel Bedauern zurückblicken wird.

Schwer zu behebender Schaden

Glenn war wegen seiner zystischen Akne 17 Jahre lang mit zahlreichen unterschiedlichen Antibiotika behandelt worden. Zunächst sprach seine Haut gut auf die Medikamente an, aber nach ein oder zwei Jahren kehrte die zystische Akne zurück, und sein Hautarzt verschrieb ihm ein anderes Antibiotikum. Zehn Jahre nach seiner ersten Behandlung mit Antibiotika begann Glenn weichen Stuhlgang zu haben und an Gewicht zu verlieren. Er verzichtete auf Milchprodukte und versuchte seine Kalorienzufuhr zu erhöhen, aber ganz gleich, was er aß, er hatte immer noch Durchfall und nahm nicht richtig zu. Die Diagnose nach einer Untersuchung seines Verdauungstrakts lautete schließlich Zöliakie, und ihm wurde eine glutenfreie Diät verordnet, an die er sich auch strikt hielt.

Glenns Arzt versicherte ihm, sein Durchfall und sein Gewichtsverlust würden sich bessern, nachdem er die glutenfreie Diät einige Monate lang eingehalten hatte, aber auch nach zwei Jahren war alles wie gehabt. Eine erneute Untersuchung ergab, dass keine Anzeichen für Zöliakie mehr vorhanden waren und seine Dünndarmzotten normal aussahen. Er selbst fühlte sich jedoch alles andere als normal. Zu seinem Durchfall und dem Problem, an Gewicht zuzunehmen, kamen Taubheit in den unteren Extremitäten, Kopfschmerzen, eingeschränkte geistige Leistungsfähigkeit und eine ganze Reihe anderer Symptome, die niemand erklären konnte. Ihm wurden ein Antidepressivum und Angst lösende Medikamente verordnet, die das Problem ebenfalls nicht lösten und zu noch mehr Müdigkeit führten. Auch eine Einkaufstüte voller Nahrungsergänzungsmittel, die ihm ein homöopathischer Arzt vor Ort verordnete, führte zu keiner Besserung der Symptome und Glenn wurde immer mutloser.

Als Glenn zu uns kam, stand für meinen Ernährungsberater und mich seine Ernährung im Mittelpunkt. Die üblichen Biopsien seines Dünndarms ließen darauf schließen, dass eine versehentliche Glutenexposition nicht das Problem war, aber wir fragten uns, ob er, ähnlich wie Mary in der weiter oben angeführten Geschichte, große Mengen nährstoffarmer, glutenfreier Schnellgerichte verzehrte. Aber auch das war nicht der Fall. Seine Ernährung bestand aus viel Obst und Gemüse, einigen Nüssen und Körnern, Hülsenfrüchten, Naturreis, Quinoa und kleinen Mengen fettarmem tierischem Eiweiß, was wirklich nicht viel Spielraum für Verbesserungen ließ. Eine Untersuchung seines Stuhls auf eine Überbesiedlung mit Hefepilzen fiel ebenfalls negativ aus. Ich untersuchte Glenns restlichen Verdauungstrakt – er zeigte keine Auffälligkeiten. Einige mikroskopische Formen der Colitis können mit Zöliakie in Verbindung gebracht werden, aber auch das war bei ihm nicht der Fall. Jeder Test, den wir durchführten, fiel negativ aus, mit einer Ausnahme: Der Test auf einen durchlässigen Darm war eindeutig positiv – ein Zeichen für eine vermehrt durchlässige oder „undichte" Darmschleimhaut, die sowohl mit Zöliakie als auch mit Dysbiose assoziiert wird.

Wir setzten Glenn auf mehrere unterschiedliche Diäten, darunter auch ein 90-tägiger, speziell auf die Behandlung von Hefepilzinfektionen ausgerichteter Ernährungsplan, den ich nur in Ausnahmefällen empfehle. Wir verordneten ihm unser stärkstes hochdosiertes Probiotikum, versuchten es mit Glutaminpräparaten und Oreganoöl (mehr dazu in Kapitel 12) und studierten eingehend die Ergebnisse seiner mikrobiellen Stuhlanalyse. Am Ende stand fest, dass Glenn an einer schweren Dysbiose litt, es uns aber nicht gelang, diese zu heilen. Es ging ihm zwar etwas besser, nachdem er unsere Vorschläge befolgt hatte, aber die Mehrheit seiner Symptome dauerte an, und als wir das letzte Mal von ihm hörten, zog er in Erwägung, an einer klinischen Studie zu Stuhltransplantationen für Patienten mit Autoimmunerkrankungen teilzunehmen (mehr dazu in Kapitel 13).

Glenn litt an einer besonders schweren Form der Dysbiose, die zweifellos zurückzuführen war auf seine über fast 20 Jahre anhaltende Behandlung mit Antibiotika, die schließlich sowohl zu Zöliakie als auch zu einem Leaky-Gut-Syndrom führte. Die meisten Patienten mit Dysbiose sprechen gut auf die in meinem „Live Dirty, Eat Clean"-Plan empfohlene Ernährung an, aber es kann auch vorkommen, dass der bereits entstandene mikrobielle Schaden einfach zu groß ist, um behoben zu werden. Ich bleibe zuversichtlich, dass weitere neue und offensive Wege der Wiederherstellung des Mikrobioms, zum Beispiel die Stuhltransplantation, bei hartnäckigen Fällen wie dem von Glenn letztlich zum Erfolg führen werden.

Rosazea

Rosazea ist eine Form der Autoimmunerkrankung, die mit Entzündungen und einem bakteriellen Missverhältnis im Darm in Verbindung gebracht wird. Bei meinem Dysbiose-Patienten mit Völlegefühl zählt sie zu den häufigsten Hautkrankheiten. Genau genommen ist jeder zwanzigste US-Amerikaner von ihr betroffen. Fast all meine Patienten mit Rosazea haben eine Vorgeschichte, in der häufige Einnahmen von Antibiotika oder eine Behandlung mit topischen Antibiotika gegen Akne an der Tagesordnung waren, was zu geschädigten, deutlich erweiterten Blutgefäßen führen kann, die für die typischen Hautrötungen der Rosazea verantwortlich sind. Alkohol, Sonnenbaden, Extremtemperaturen, stark gewürzte Speisen, Stress und bestimmte Medikationen können ein plötzliches Aufflammen von Rosazea auslösen, aber viele Patienten berichten auch von einem eindeutigen Zusammenhang zwischen stärke- und zuckerhaltigen Speisen und ihren Rosazeaausbrüchen. Einigen Studien legen den Schluss nahe, bakterienreiche Demodex-Milben könnten die Ursache für Rosazea sein, weil eine viel größere Anzahl dieser Milben auf der Haut von Rosazea-Patienten nachgewiesen werden konnte.

In den meisten Hautarztpraxen gehört ein topisches antibiotisches Gel zu den häufigsten Behandlungsmethoden, aber der Verzicht auf verarbeitete Getreideprodukte und raffinierten Zucker scheint bei der Mehrheit meiner Patienten sogar besser zu wirken, ohne durch die Zerstörung unverzichtbarer Bakterien das Krankheitsbild noch zu verschlimmern.

Ekzeme

Von Ekzemen oder Neurodermitis, der häufigsten Form, sind in den USA 15 Prozent der Kinder und Millionen Erwachsene betroffen. Neurodermitis ist eine auf immunologischen Abläufen basierende Erkrankung, die häufig mit anderen immunologischen Krankheitsbildern wie Asthma und Heuschnupfen in Verbindung gebracht wird. Wer Kapitel 3, „Die Hygiene-Hypothese und die modernen Plagen", gelesen hat, wird vermutlich nicht überrascht sein, dass sich das Auftreten von Ekzemen in industrialisierten Ländern in den vergangenen Jahrzehnten verdoppelt hat.

Im Vergleich zu 5 Prozent der gesunden Menschen sind 90 Prozent aller Patienten, die an Ekzemen leiden, mit Bakterien der Spezies *Staphylococcus aureus* besiedelt und Schübe der Krankheit treten oft im Zusammenhang mit einem Wandel der Hautmikroben auf: Die Zahl der *Staphylococcus*-Spezies steigt, während die Mikrobenvielfalt insgesamt sinkt. Dieser dysbakterielle Hautzustand spiegelt wider, was wir im Darm bei verschiedenen Krankheiten, darunter auch Autoimmunerkrankungen wie Morbus Crohn und Colitis ulcerosa, beobachten können. Die mikrobielle Vielfalt kann während akuter Schübe von Ekzemen sogar noch stärker abnehmen, und im Rahmen von Studien wurde festgestellt, dass sich das Ekzem mit sinkender Bakterienvielfalt auf der Haut verschlimmert. Ekzeme werden standardmäßig mit Steroiden behandelt, die die Entzündung vielleicht vorübergehend abklingen lassen, letztendlich aber die Hauptursache des Problems eher verschärfen als es anzugehen, indem sie zu dem gestörten bakteriellen Gleichgewicht beitragen.

Unsere Haut ist entscheidend, wenn es um den ersten Eindruck geht, den andere Menschen von uns bekommen, und wenn diese unrein ist oder ungesund aussieht, kann das unser Selbstwertgefühl erheblich beeinträchtigen. Aber es besteht kein Zweifel, dass weder Schmutz noch Keime die Hauptursache von Akne, Rosazea oder Ekzemen sind. Die unverzichtbaren Mikroben auf der Haut mit scharfen chemischen Mitteln zu beseitigen, sie mit Antibiotika abzutöten oder mit Steroiden einzudämmen, ist keine wirksame oder sichere Option. Wenn Sie an einer dieser

Hautkrankheiten leiden, sollten Sie in Betracht ziehen, einen behutsameren ganzheitlichen Ansatz zu wählen, der Ihre Hautmikroben eher nährt als zerstört und einen optimalen Nutzen für die Mikroorganismen aus Ihrer Ernährung zieht. Mein „Live Dirty, Eat Clean"-Plan zeigt Ihnen, wie man vorgehen muss.

Der Tropfen, der das Fass zum Überlaufen brachte: Lucias Geschichte

Lucia kam in erster Linie zu mir in die Sprechstunde, weil sie von mir bestätigt bekommen wollte, dass sie auf dem richtigen Weg war. Sie war ein gesundes Kind gwesen, wurde aber während ihrer Zeit in der High School wegen einer mittelschweren Akne ein Jahr lang mit Tetrazyklin behandelt. Während dieser einjährigen Antibiotikabehandlung fühlte sie sich nicht besonders wohl, ihr war häufig übel, sie hatte Magenbeschwerden und Milchschorf am Hinterkopf. Milchschorf, auch bekannt als seborrhoische Dermatitis, ist ein gelblich krustiger Ausschlag, der häufig auf der Kopfhaut von Neugeborenen vorkommt und in erster Linie durch eine Überbesiedlung mit Hefepilzen verursacht wird. Niemand kam auf die Idee, den Milchschorf mit Lucias Magen-Darm-Symptomen in Verbindung zu bringen, oder wies darauf hin, er könne mit ihrer Antibiotikabehandlung zu tun haben.

In ihren Zwanzigern beschloss Lucia, einen Gastroenterologen aufzusuchen, weil ihre Übelkeitsanfälle sich verstärkt hatten, nachdem sie begonnen hatte, die Antibabypille zu nehmen. Gewebeproben, die im Rahmen der Untersuchung während einer Endoskopie des oberen Verdauungstrakts entnommen wurden, ergaben das Vorhandensein des Bakteriums *Helicobacter pylori*, eines viel gescholtenen Bewohners des Magens. Unter bestimmten Umständen kann *H. pylori* mit Magengeschwüren oder Magenkrebs zusammenhängen, aber das Bakterium gehört schon seit Jahrtausenden zu den Bewohnern des Magens und ist bei der Hälfte der Weltbevölkerung zu finden. Dank der Arbeit von Wissenschaftlern wie Dr. Martin Blaser werden wir uns allmählich darüber klar, dass *H. pylori* eine Schutzwirkung hat und dass die unnötigerweise erfolgende Ausmerzung zu noch gefährlicheren Krankheiten wie einer Speiseröhrenentzündung und sogar Krebs führen kann.

In Lucias Fall war der *Helicobacter pylori* eindeutig nicht für ihre Übelkeit verantwortlich und nach zwei Behandlungen mit Antibiotika, von denen jede zwei Wochen dauerte und aus drei unterschiedlichen Antibiotika bestand, hatte sich ihre Übelkeit eher verschlimmert als gebessert und sie entwickelte Refluxsymptome, die sie nie zuvor gehabt hatte – eine bei einigen Patienten bekannte Komplikation bei der Beseitigung von *H. pylori*. Also verordnete ihr Gastroenterologe ihr eine säuresupprimierende Therapie. Er kam aber nicht auf die Idee nachzuforschen, warum eine schlanke, ansonsten gesunde 25-Jährige, die nicht rauchte, trank oder spätabends umfangreiche Mahlzeiten verzehrte (was zu Reflux führen kann) plötzlich an Reflux litt. Außerdem traten immer wieder Schübe von Milchschorf auf, den sie bereits in der High School gehabt hatte, als sie das Tetrazyklin gegen ihre Akne einnahm. Das von ihrem Arzt empfohlene topische Antimykotikum gegen das Hefepilzproblem linderte zwar ein oder zwei Wochen lang die Symptome, sie meldeten sich aber dann unverändert zurück.

An diesem Punkt begann Lucia, den Glauben an die Schulmedizin zu verlieren. Ihre eigenen Nachforschungen brachten sie schließlich dazu, den Säurehemmer sowie die Antibabypille abzusetzen und eine strenge Anti-Pilz-Diät einzuhalten, bei der nur mageres Fleisch, Fisch, Geflügel und grünes Gemüse erlaubt waren. Es war schwierig für sie, diesen Ernährungsplan einzuhalten, und weil Fleisch nicht zu ihren Leibspeisen zählte, aß sie vor allem Gemüse. Bereits am Ende der ersten Woche hatten sich ihre Symptome deutlich verändert. Ihr Milchschorf war vollständig verschwunden, ihre Übelkeit hatte sich gebessert und auch der eigenartige Geruch, den ihre Haut verströmte, war weniger auffällig. Nachdem sie die Diät zwei Wochen lang eingehalten hatte, gestaltete sie ihre Ernährung etwas großzügiger und fühlte sich weiterhin wohl, verzichtete allerdings immer noch auf große Mengen zucker- und stärkehaltiger Nahrungsmittel, die meisten Obstsorten und Bohnen.

Zwei Monate nach ihrer Genesung bekam Lucia starke Hals-schmerzen und leichtes Fieber. Ein Abstrich auf Streptokokken kam positiv aus dem Labor zurück. Widerstrebend erklärte sie sich bereit, eine Woche lang ein Antibiotikum einzunehmen. In-nerhalb weniger Tage nach Beginn der Antibiotikatherapie ging es Lucia wieder sehr schlecht und all ihre früheren Symptome kehrten zurück. Erst nach einem Monat strikter Diät hatte sie wie-der eine gute Basis erreicht. Als sie in meine Sprechstunde kam, sah sie gut aus und fühlte sich wohl, ohne Magen-Darm-Symp-tome oder Anzeichen einer Überbesiedlung mit Hefepilzen. Ich schlug vor, sie solle ihren Ernährungsplan lockern und um Obst und Gemüse erweitern. Außerdem verschrieb ich ihr ein nied-rigdosiertes Probiotikum, um die Auswirkungen ihrer jüngsten Antibiotikabehandlung, die ihr Mikrobiom zusätzlich zu ihrer ständigen Antibiotikaexposition als Teenager geschädigt hatten, abzumildern.

Eine über einen Zeitraum von fünf Tagen verlaufende Anti-biotikabehandlung kann immerhin ein Drittel der Darmbakte-rien abtöten. Zwar erholen sich viele der reduzierten Bakterien-arten wieder, aber eben nicht alle. Für jemanden wie Lucia war die übertriebene (und unnötige) Behandlung ihres *H. pylori* der Tropfen, der das Fass zum Überlaufen brachte und ihr bereits geschädigtes Mikrobiom in eine voll ausgebrochene Dysbiose stürzte. Ihre Fähigkeit, sich durch die Umstellung ihrer Ernäh-rung selbst zu heilen, gab ihr die Kontrolle über ihre Gesundheit zurück – die beste Ausgangsbasis überhaupt.

Obwohl Dysbiose nicht die Ursache aller Beschwerden ist, von denen wir geplagt werden, hoffe ich, dass Sie nach diesem Kapi-tel erkennen können, dass sie einen wichtigen Teil vieler weitver-breiteter Krankheiten ausmacht, und die Liste der mit ihr zusam-menhängenden Krankheitsbilder wird von Tag zu Tag länger. Die Mikroorganismen zu nähren und für sie Sorge zu tragen, ist viel einfacher, als zu versuchen, sie zu ersetzen, wenn sie einmal ver-schwunden sind, aber für alle, die an einer mikrobiellen Störung leiden, kann eine bewusste Ernährungsumstellung und Änderung der Lebensweise, das Verstehen der Rolle von Probiotika (und bis-weilen sogar Stuhltransplantationen) sowie das Wissen, wie man alltägliche Störfaktoren für das Mikrobiom vermeiden kann, Licht am Ende des Tunnels bedeuten. Ich werde in meinem „Live Dirty, Eat Clean"-Plan erklären, wie man das alles erreichen kann.

Leiden Sie an Dysbiose?

Ob bei Ihnen bereits Dysbiose oder ein mit ihr assoziiertes Krankheitsbild diagnostiziert wurde oder ob Sie noch versuchen, der Ursache Ihrer Symptome auf die Spur zu kommen, die folgende Checkliste wird Ihnen dabei helfen zu erkennen, welche Hauptursachen der Störung Ihres Mikrobioms zugrunde liegen. Wird nur eine der Fragen auf der unten aufgeführten Liste mit Ja beantwortet, könnte das ein Hinweis darauf sein, dass Sie an Dysbiose leiden. Das Risiko steigt mit zunehmender Zahl der Risikofaktoren.

Checkliste für Dysbiose:

Risikofaktoren für Dysbiose:

- Haben Sie öfter als viermal jährlich oder über einen längeren Zeitraum als zwei Wochen **Antibiotika** eingenommen?
- Haben Sie in den letzten fünf Jahren die **Antibabypille** eingenommen oder sich einer **Hormonersatztherapie** unterzogen?
- Haben Sie über einen längeren Zeitraum als jeweils zwei Wochen **Corticosteroide** wie Prednison oder Cortison eingenommen?
- Haben Sie sich über einen längeren Zeitraum als jeweils einen Monat einer **säuresuppressiven Therapie** mit Protonenpumpenhemmern oder Histamin-Rezeptorblockern (H2-Blocker) unterzogen?
- Nehmen Sie regelmäßig **Ibuprofen, Aspirin** oder andere **NSAIDs** ein?
- Waren Sie in Ihrer Kindheit und Jugend ein **wählerischer Esser** und haben selten grünes Gemüse verzehrt?
- Haben Sie große Menge **zucker- und stärkehaltige Nahrungsmittel** verzehrt?
- Trinken Sie wöchentlich mehr als zehn **alkoholische Getränke**?
- Trinken Sie täglich einen oder mehrere **Softdrinks** oder **Diät-Softdrinks**?
- Haben Sie jemals an **Reisedurchfall** oder **Dysenterie** (Ruhr) gelitten?
- Wurde bei Ihnen jemals ein **Parasit** diagnostiziert?

Anzeichen und Symptome einer Dysbiose:

- Akne, Ekzeme, Rosazea
- Allergien und chronische Nahrungsmittelempfindlichkeiten
- Mundgeruch und Zahnfleischerkrankung
- Völlegefühl oder übel riechende Gase
- Eingeschränkte geistige Leistungsfähigkeit
- Überbesiedlung mit Hefepilzen oder chronische Hefepilzprobeme
- Unklare chronische Erschöpfung
- Depression oder Beklemmung
- Probleme beim Abnehmen
- Häufige Erkältungen, Grippe oder Sinusinfektionen
- Schleim im Stuhl
- Gestörte Verdauung, einschließlich Säurereflux
- Magen-Darm-Infekte oder Lebensmittelvergiftungen
- Ungeklärter Durchfall
- Vaginaler oder analer Juckreiz

Krankheitsbilder im Zusammenhang mit Dysbiose:

- Autoimmunerkrankung
- Bakterielle Vaginose (BV)
- Zöliakie oder Glutenempfindlichkeit
- Diabetes
- Chronisch-entzündliche Darmerkrankung (CED)
- Reizdarmsyndrom (RDS)
- Leaky-Gut-Syndrom
- Multiple Sklerose (MS)
- Adipositas
- Dünndarmfehlbesiedlung (DDFB)
- Sinusitis
- Schilddrüsenerkrankung
- Hefepilzinfektionen

KAPITEL 6

Sind unsere Bakterien für unsere Fettleibigkeit verantwortlich?

Die Zahl der an Adipositas leidenden Menschen ist in den vergangenen Jahrzehnten drastisch gestiegen: Mehr als ein Drittel der Erwachsenen in den Vereinigten Staaten und fast jedes fünfte Kind leiden an Fettleibigkeit und genau ein Drittel der Bevölkerung weltweit hat Übergewicht. Die Zahlen sind zu rasch gestiegen, als dass wir unsere Gene für unser Gewichtsproblem verantwortlich machen könnten, und auch eine fett- und zuckerreiche Ernährung, die sicherlich mitverantwortlich ist, kann für die eklatante Erhöhung des Body-Mass-Indexes nicht verantwortlich gemacht werden. Die Beibehaltung eines stabilen Gewichts scheint sehr viel komplizierter zu sein, als die Kalorienaufnahme gegen den Kalorienverbrauch aufzurechnen. Vielmehr könnte das, was mit diesen Kalorien geschieht, wenn sie auf unserem etwa neun Meter langen Highway der Verdauung unterwegs sind, erklären, warum so viele Menschen übergewichtig sind.

Darmbakterien bestimmen das Gewicht

Ein einziger Blick auf die Darmbakterien reicht aus, um mit 90-prozentiger Genauigkeit zwischen Schlankheit und Fettleibigkeit unterscheiden zu können. Übergewichtige Mäuse sind im Vergleich zu ihren schlanken Artgenossen von einer größeren Anzahl von *Firmicutes* als von *Bacteroidetes phyla* besiedelt. Darüber hinaus zeichnen sie sich durch eine verminderte Bakterienvielfalt aus. Dasselbe scheint auch auf adipöse Menschen zuzutreffen. Verschiedene Experimente haben gezeigt, dass keimfreie schlanke Mäuse, denen Mikroben von übergewichtigen Mäusen übertragen wurden, an Gewicht zunehmen und dass ihre Fettablagerungen zunehmen, ohne dass ihre Ernährung oder ihr Trainingsprogramm verändert worden wären.

Wie ich in Kapitel 5 bereits erläutert habe, scheinen Mikroben von übergewichtigen Mäusen – und auch die von Menschen – in der Lage zu sein, aus der gleichen Nahrung eine größere Anzahl von Kalorien zu ziehen. Wir wissen zwar nicht genau, wie das geschieht, aber Bakterien verfügen über eine Reihe von Möglichkeiten, ihre Energiezufuhr zu verändern: Sie können die Zeit der Nahrungspassage durch den Verdauungstrakt kontrollieren, die für die Kalorienmenge verantwortlich ist, die herausgezogen und resorbiert werden kann. Sie können Einfluss auf die Hormone nehmen, die darüber entscheiden, ob Kalorien als Fett deponiert oder als Energie verbrannt werden, und sie können für die Wundheilung oder andere Aufgaben selbst Extrakalorien konsumieren. Und nicht nur die Energie wird auf unterschiedliche Weise extrahiert. Bestimmte Mikrobiome sind darüber hinaus in der Lage, mehr Nährstoffe aus der Nahrung herauszuziehen, was vor allem dann von Vorteil sein kann, wenn nährstoffreiche Nahrungsmittel knapp sind. Menschen, die mit Darmbakterien besiedelt sind, die Nahrung effizienter aufbrechen, können mehr Kalorien resorbieren und nehmen am Ende mehr zu, während Bakterien, die Kalorien weniger gut aus der Nahrung ziehen, mit Schlankheit in Verbindung gebracht werden.

Obwohl wir noch nicht genau wissen, wie ein „schlankes Mikrobiom" aussieht, erfahren wir immer mehr darüber, welche Spezies mit Schlankheit im Zusammenhang stehen und welche Ernährungsweisen diese Spezies vermutlich kultivieren. Forscher haben eine Bakterienfamilie namens *Christensenellaceae* entdeckt, die den Menschen anscheinend dabei hilft, schlank zu bleiben. Mäuse, auf die eben diese Mikroben übertragen wurden, nehmen durchschnittlich weniger stark zu als unbehandelte Mäuse, die dasselbe Futter erhielten. *Christensenellaceae* sind nur ein Beispiel für vermutlich Hunderte verschiedener Mikroben – von denen einige zuvor beschrieben und andere noch nicht entdeckt wurden –, deren Vorhandensein sich vermutlich auf unser Gewicht auswirkt.

Darmbakterien können außerdem zu Mangelernährung führen. Im Rahmen einer in Malawi durchgeführten Studie wurden die Darmbakterien eineiiger Zwillinge untersucht, von denen der eine gut genährt und der andere unterernährt war. Es stellte sich heraus, dass die Mikrobiome dieser genetisch identischen Personen unterschiedlich waren: Das unterernährte Kind war nicht in der Lage, bestimmte Vitamine zu synthetisieren oder komplexe Kohlenhydrate angemessen zu verdauen. Die Übertragung von Mikroben des unterernährten Zwillings auf keimfreie Mäuse erzeugte dieselben Mängel, was bestätigt, dass Bakterien selbst bei angemessener Ernährung Mangelernährung erzeugen können. So wie einige Mikroben mehr Kalorien und Nährstoffe aus derselben Nahrung ziehen können, können einige Mikroben weniger herausziehen.

Dysbiose als Dickmacher

Wir alle kennen jemanden, der viel isst, sich selten körperlich betätigt und kaum zunimmt, aber auch andere, die ihre Kalorienaufnahme einschränken, die ganze Zeit trainieren und trotzdem Probleme mit ihrem Gewicht haben. Viele der Patienten mit Dybiose, die in meine Sprechstunde kommen, gehören zur letztgenannten Kategorie. Eine Überbesiedlung mit Hefepilzen kann einen übermäßigen und schwer zu kontrollierenden Heißhunger auf zucker- und stärkehaltige Nahrungsmittel verursachen, der zu einer Gewichtszunahme führt. Aber selbst wenn diese Nahrungsmittel vom Speiseplan gestrichen werden, eine extrem strenge Diät eingehalten wird und jede Menge Sport getrieben wird, haben viele Menschen weiterhin Probleme mit dem Abnehmen, weil sie immer noch von den falschen Bakterien besiedelt sind. Der Wiederaufbau einer gesunden Bakterienmischung kann eine entscheidende Rolle bei der Gewichtskontrolle spielen.

Studien zu übergewichtigen Kindern belegen eine reduzierte Menge nützlicher Bakterien wie Bifidobakterien und eine erhöhte Zahl von Krankheitserregern wie *Staphylococcus aureus* und *Enterobacteriaceae*. Die bakterielle Zusammensetzung im Darm von übergewichtigen Erwachsenen kann Einfluss darauf haben, wie viele Pfunde diese unabhängig von ihrer Ernährung mit einer strengen Diät und körperlicher Betätigung verlieren können. Das bestätigt, dass das Mikrobiom ein unglaublich wichtiger Faktor ist, wenn es um die Effizienz von Ernährungsmaßnahmen geht.

Und was ist mit den Genen?

Die Gene haben zweifellos ebenfalls Einfluss darauf, wie leicht man zu- oder abnimmt, vor allem darauf, wo man zunimmt. Sie tragen damit dazu bei, ob man zum Apfel mit Bauch oder zur Birne mit dicken Oberschenkeln wird. Aber unsere Mikroben haben im Grunde vermutlich ein größeres Mitspracherecht als unsere Gene, wenn es darum geht, ob man übergewichtig wird oder nicht.

Forscher der Washington University in St. Louis übertrugen Darmbakterien von eineiigen Zwillingen, von denen der eine schlank und der andere übergewichtig war, auf keimfreie Mäuse. Wenige Wochen, nachdem die Mäuse die Mikroben des übergewichtigen Zwillings erhalten hatten, waren sie ebenfalls übergewichtig, und diejenigen, denen Mikroben von dem schlanken Zwilling übertragen worden waren, blieben selbst schlank, was bestätigt, dass vermutlich in erster Linie unsere Mikroben, nicht unsere Gene, für Veränderungen unseres Gewichts verantwortlich sind.

Spielen Nahrungsmittel eine Rolle?

Es besteht kein Zweifel, dass sich die von uns verzehrten Nahrungsmittel auf die Zusammensetzung der Bakteriengemeinschaften im Darm auswirken – eine fettreiche, ballaststoffarme Ernährung ergibt ein völlig anderes mikrobielles Profil als eine fettarme, ballaststoffreiche Ernährung – und dass die mikrobielle Zusammensetzung wiederum Einfluss darauf haben kann, ob man zunimmt oder nicht. Da Bakterien der Nahrung folgen, sollten wir, wenn wir abnehmen wollen, statt Kalorien zu zählen – ein Modell, das eindeutig versagt, wenn es um das Ab- oder Zunehmen geht – uns mehr darauf konzentrieren, wie wir unser

Mikrobiom in einer Weise formen können, die die Kaloriengewinnung aus der Nahrung beeinflusst.

Die Reduzierung industriell gefertigter Getreideprodukte und raffinierten Zuckers kann sich positiv auf unser Mikrobiom auswirken, aber diese Nahrungsmittel durch zu viel tierisches Eiweiß und Fett zu ersetzen, kann problematisch sein, weil diese die Ballaststoffe verdrängen können, die ein wichtiger Bestandteil eines mit Schlankheit assoziierten Mikrobioms sind. Ich erlebe einen Stillstand beim Abnehmen bei vielen meiner Patienten, die sich einer strengen kohlenhydratarmen Diät verschrieben haben, oder bei Paleo-Anhängern, die nicht genug Gemüse essen und auf diese Weise vermutlich nicht die richtigen Mikroben kultivieren. Ich werde in Kapitel 9 näher darauf eingehen, welche ideale Nährstoffmischung erforderlich ist, um das Mikrobiom zu optimieren und ein gesundes Gewicht zu halten.

Macht unser Hygienewahn uns dick?

Man mag es kaum glauben, aber Fettleibigkeit ist eine der Folgen unserer übertrieben hygienischen Lebensweise.

H. pylori

Weniger als 10 Prozent der schulpflichtigen Kinder sind heute Träger von *Helicobacter pylori*, eine Zahl, die in den vergangenen Jahrzehnten infolge der weithin üblichen Verordnung von Antibiotika drastisch gesunken ist. Im Erwachsenenalter kann *H. pylori* mit Magengeschwüren und anderen Problemen in Verbindung gebracht werden, aber in der Kindheit scheint er eher eine Schutzwirkung zu haben, einschließlich der Kontrolle des Ghrelins, des „Hungerhormons", das im Verdauungstrakt produziert wird und unseren Appetit anregt. Ohne den Einfluss des *H. pylori* auf das Ghrelin kann es vorkommen, dass Kinder die Signale übersehen, die ihnen sagen, wann sie aufhören sollten zu essen.

Antibiotika

Studien belegen, dass Kinder, denen große Mengen Antibiotika verschrieben werden, einem höheren Risiko ausgesetzt sind, als Erwachsene übergewichtig zu werden. Auch eine Antibiotikaexposition vor der Geburt kann eine erhebliche Gefahr darstellen: Eine Antibiotikabehandlung von Schwangeren im zweiten und dritten Drittel ihrer Schwangerschaft wird mit einem erhöhten Risiko in Verbindung gebracht, dass die Babys übergewichtig werden. Im Rahmen von Tierstudien wurde festgestellt, dass eine Kombination aus Antibiotika und fettreicher Ernährung ein synergistischer Faktor zu sein scheint, der mit noch schnellerer Gewichtszunahme assoziiert wird – dasselbe gilt auch für den Menschen.

Chemische Substanzen

Triclosan ist ein antimikrobieller Wirkstoff, der in Verbrauchsgütern wie Seifen, Waschmitteln und einigen Zahncremes zu finden ist. Obwohl einige Seifen und Desinfektionsmittel für den Hausgebrauch als antibakteriell beworben werden, bieten sie gegenüber herkömmlichen Seifen und Wasser keinen echten Vorteil, sondern können sogar ein zusätzliches Risiko darstellen, einschließlich höherer Raten von Nahrungsmittelallergien und eines höheren Body-Mass-Index.

Das Mikrobiom lässt sich nicht „knacken"

Es mag zwar als einfache Lösung für die Adipositasepidemie (sowie für viele andere Probleme) erscheinen, die weniger guten Mikroben durch bessere zu ersetzen, aber das ist leichter gesagt als getan. Darmbakterien haben ein sehr kurzes Leben – oftmals sind es nur wenige Minuten. Wir können unsere mikrobielle Zusammensetzung zwar vorübergehend ändern, indem wir unseren Körper mit verschiedenen Mikroben versorgen, neigen aber dazu, ziemlich schnell zu unserem „alten" Mikrobiom zurückzukehren, sodass eine dauerhafte Veränderung zu einem schwierigen Unterfangen werden kann.

Selbst wenn wir unsere Mikroben durch andere ersetzen, die mit Schlankheit assoziiert werden, werden diese nicht überleben und sich über einen sehr langen Zeitraum vermehren, wenn wir nicht den richtigen Mix an Nahrungsmitteln verzehren, um diese Mikroben zu nähren und zu erhalten. In meinem „Live Dirty, Eat Clean"-Plan gebe ich Ihnen konkrete Empfehlungen und Rezepte an die Hand, mit denen Sie mehr mikrobenförderliche Nahrungsmittel in Ihren Speiseplan integrieren können – ein unerlässlicher Schritt, wenn man ein natürliches, gesundes Gewicht beibehalten will.

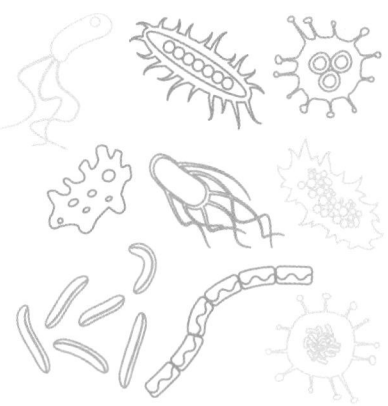

KAPITEL 7
Moderne Störfaktoren für das Mikrobiom

Nach Auffassung einiger Wissenschaftler spiegeln die heutigen drastischen Veränderungen in unserem Mikrobiom nichts weiter als die evolutionären Anpassungen an ein sich ständig wandelndes Umfeld wider. Sie vertreten die Meinung, es gebe kein ideales Mikrobiom, sondern nur eines, das sich ständig mit uns weiterentwickelt hat. Aber wie ich in diesem Buch bereits erläutert habe, sind viele der Dinge, die unseren Mikroben widerfahren, nicht nur harmlose Erscheinungsformen unserer sich wandelnden Umwelt. Sie sind darüber hinaus extrem schädlich für unsere Gesundheit und sind häufig die Folge unserer modernen Praktiken, die fälschlicherweise als nützlich und notwendig propagiert werden, obwohl im Grunde genommen der Profit und die Bequemlichkeit im Vordergrund stehen. Oder sie sind die Folge wissenschaftlicher Innovationen, die nicht ausreichend strengen Tests unterzogen wurden, um eine mögliche Schädigung der mikrobiellen Gesundheit auszuschließen – ein Konzept, das noch in den Kinderschuhen steckt.

Medizinische Verfahrensweisen und moderne Denkweisen

Medizinische Verfahren, die für Notsituationen entwickelt wurden, werden heute routinemäßig angewendet, und es ist an der Tagesordnung, gesunde Menschen mit Antibiotika zu behandeln, um Infektionen vorzubeugen, die vermutlich nur bei einigen wenigen ausbrechen würden. Lassen Sie uns einige der gebräuchlicheren medizinischen Praktiken, die das Wohlergehen unseres Mikrobioms stören, aus der Nähe ansehen.

Der Kaiserschnitt

Julius Caesar wurde angeblich aus dem Leib seiner leidenden Mutter geschnitten und der Legende nach wurde danach in Rom ein Dekret erlassen, das Kaiserschnitte zuließ, um die Kinder zu retten, wenn die Mutter tot war oder im Sterben lag. Die Vorstellung, eine Frau könne diese Art von Eingriff überleben, kam erst im späten 19. Jahrhundert auf, aber selbst dann wurden Kaiserschnitte nur unter entsetzlichen Umständen durchgeführt und die Mutter hatte nur geringe Überlebenschancen.

In den Vereinigten Staaten wird heute eines von drei Kindern per Kaiserschnitt entbunden. Zwar gibt es Gründe wie fetalen Distress, Steißlage, Nabelschnurvorfall und Uterusruptur, die einen Kaiserschnitt aus medizinischer Sicht notwendig machen, aber eine wachsende Zahl von Eingriffen beruht einzig auf Bequemlichkeit, Wirtschaftlichkeit und der weitverbreiteten Anwendung wehenfördernder Mittel (die die letzten Stunden eines Vorgangs beschleunigen, der von Anfang bis Ende neun Monate dauert, sich über Millionen von Jahren entwickelt hat, ein neues menschliches Wesen hervorbringt und wohl nicht überstürzt werden sollte). Die schwangerschaftsbedingten Auswirkungen auf die Gesundheit der Mutter haben sich im vergangenen Jahrhundert stark verbessert, aber Kaiserschnitte stellen immer noch ein großes Risiko dar, vor allem für unser empfindliches, im Entstehen begriffenes Mikrobiom.

Wie bereits in Kapitel 1 erwähnt, wird ein Baby, wenn es den Geburtskanal passiert, mit Laktobazillenarten und anderen unverzichtbaren Mikroben besiedelt. Kaiserschnittbabys müssen auf diesen wichtigen Schritt verzichten und sind typischerweise mit weniger guten Krankenhauskeimen besiedelt. Geringere Mengen dieser schützenden Mikroben bedeuten, dass Babys, die per Kaiserschnitt auf die Welt gekommen sind, häufiger unter Asthma, Allergien, Typ-1-Diabetes und anderen Autoimmunerkrankungen leiden. Studien haben außerdem belegt, dass Kaiserschnittbabys ein um fast 50 Prozent erhöhtes Risiko tragen, übergewichtig zu werden. Per Kaiserschnitt geboren zu werden und bereits als Kleinkind mit Antibiotika behandelt zu werden, was heute bei vielen Kindern der Fall ist, ist ein doppelter Schlag, der mit einem noch höheren Risiko verbunden ist, später im Leben übergewichtig – und krank – zu werden.

Meine Tochter wollte ernsthaft wissen, ob sie erneut geboren werden könne, da sie per Kaiserschnitt auf die Welt gekommen ist. Aber der Zeitpunkt der Besiedlung ist entscheidend. Wird dieser Schritt im Erwachsenenalter oder sogar im späten Kindesalter wiederholt, sind die Ergebnisse nicht dieselben.

Obwohl wir keine zweite Chance für unseren ersten Auftritt bekommen, haben die Mikrobiologin Dr. Maria Gloria Dominguez-Bello und andere eine Möglichkeit entdeckt, Kaiserschnittbabys mit den Mikroben zu versorgen, die ihnen entgangen sind. Die Idee ist einfach, aber genial: Kaiserschnittbabys werden direkt nach der Geburt mit einem Gazetupfer eingerieben, der zuvor mit der Scheidenflüssigkeit der Mutter getränkt wurde, um die Kinder mit den unverzichtbaren Bakterien aus dem Geburtskanal ihrer Mutter zu versorgen. In unserer modernen Medizinbranche ist genau das Gegenteil von dem, was die Natur beabsichtigte, an der Tagesordnung – wie unter Zwang säubern wir unsere Babys direkt nach der Geburt und waschen die frischen Mikroben ab, die ihren wichtigsten Schutz darstellen.

Medizinische Errungenschaften wie der Kaiserschnitt können Leben retten, aber die Risiko-Nutzen-Analyse ändert sich drastisch, wenn sie willkürlich zum Einsatz kommen. Während ihrer Ausbildung werden Mediziner dazu angehalten, früh als vorteilhaft angesehene Verfahrensweisen zu übernehmen, was häufig geschieht, bevor ausreichend Belege vorliegen. Der Vorteil eines zeitlich festgelegten Kaiserschnitts ist nicht von der Hand zu weisen: Man kann sich nicht nur den Arzt oder die Ärztin, die den Kaiserschnitt vornehmen sollen, aussuchen, sondern auch den Ort und die Zeit, und damit die Unvorhersehbarkeit einer vaginalen Geburt vermeiden. Aber neben dem Hieb, der dem Mikrobiom des Babys versetzt wird, birgt ein Kaiserschnitt auch viele Risiken für die Mutter: Infektionen, Blutungen, Blutgerinnsel, Blasen- oder Darmverletzungen, eine höhere Komplikationsrate bei zukünftigen Schwangerschaften und eine Todesrate, die dreimal so hoch ist wie bei einer vaginalen Geburt. Für die Babys kann die Tatsache, dass sie früher als von der Natur vorgesehen geboren werden, bedeuten, dass sie vermehrt Atemprobleme haben und in der Neugeborenen-Intensivstation bleiben müssen.

Der Vorgang des Gebärens gehört zu den ureigenen und natürlichsten Fähigkeiten, über die wir verfügen, aber ein Baby ist selbst für jene, bei denen nur ein sehr geringes Komplikationsrisiko besteht, zu einer stark von Medikamenten bestimmten Erfahrung geworden. Die Vor- und Nachteile eines Kaiserschnitts sollten wirklich sorgfältig abgewogen werden, wenn man plant, Kinder zu haben, oder schwanger ist und sich über die Geburt Gedanken macht. In Anbetracht der Konsequenzen unnötiger medizinischer Interventionen ist es eine gute Idee, vor der Geburt seines Babys festzulegen, wie die Geburt verlaufen soll (abgesehen von unerwarteten Komplikationen). Im „Live Dirty, Eat Clean"-Plan gebe ich Ihnen hierfür einige Tipps an die Hand, einschließlich eines Geburtsplans, den Sie an Ihre persönlichen Bedürfnisse anpassen können.

Antibiotika in der Schwangerschaft

Fast die Hälfte aller Frauen, die in US-Krankenhäusern entbinden, und fast alle Frauen, die per Kaiserschnitt entbinden, erhalten Antibiotika. Die meisten werden wegen einer Besiedlung mit Streptokokken der Gruppe B (GBS) oder anderen potenziellen, keinesfalls akuten Infektionen behandelt. Da GBS in der Scheide von ungefähr 25 Prozent aller gesunden Frauen vorkommen, ist das Testergebnis bei vielen Schwangeren positiv. Die überwiegende Mehrheit der Babys, die von GBS-positiven Müttern zur Welt gebracht werden, ist vollständig gesund, aber bei etwa einem von 200 Neugeborenen kann GBS mit einer schweren Krankheit in Verbindung gebracht werden. Zur Vermeidung möglicher Probleme bei einem geringen Prozentsatz von Neugeborenen werden sehr viele gesunde symptomfreie Frauen in der letzten Phase der Schwangerschaft oder während der Geburt prophylaktisch (d. h. vorbeugend) mit Antibiotika behandelt und nicht nur sie, auch ihre neugeborenen Babys werden den Auswirkungen dieser Arzneimittel ausgesetzt.

Die meisten Frauen werden weder ausdrücklich gefragt, ob sie behandelt werden möchten, noch wird ihnen mitgeteilt, dass eine Behandlung stattfand (die Einverständniserklärung, die man bei der Aufnahme in ein Krankenhaus unterzeichnet, schließt allgemeine Aussagen zu erforderlichen Medikationen ein, enthält aber keine genaue Angaben zu jedem verordneten Arzneimittel). Und sie werden mit Sicherheit nicht über die Gefahren informiert, die ein Breitbandantibiotikum für ihr Neugeborenes haben kann, das alles auf seinem Weg abtötet, auch die gerade erworbenen unverzichtbaren Mikroben des Babys.

Wären Antibiotika harmlos, wäre die Behandlung vieler Menschen zur Vorbeugung gegen Krankheiten bei wenigen keine so schlechte Idee, aber das ist nicht der Fall. Wie bereits in Kapitel 4, „Pharmageddon und das Antibiotika-Paradoxon", erwähnt, macht die unbestreitbare Tatsache, dass Antibiotika unterschiedslos nicht nur die schlechten, sondern auch die guten Mikroben abtöten – GBS ebenso wie die lebensnotwendigen Laktobazillen – paradoxerweise all jene, die eher häufig als selten behandelt werden, anfälliger für eine anschließende Infektion, weil die schützenden Spezies reduziert werden. Babys, die bereits als Neugeborene mit Antibiotika in Kontakt gekommen sind, tragen ein um 84 Prozent erhöhtes Risiko übergewichtig zu werden, weil ihr im Entstehen begriffenes Mikrobiom beeinträchtigt wurde, und sie leiden später im Leben sehr viel häufiger an Asthma, Allergien und Autoimmunerkrankungen. Wer in Erwägung zieht, ein Baby zu bekommen, sollte nicht vergessen, dass bei einer Antibiotikagabe während der Schwangerschaft nicht nur das eigene Mikrobiom Schaden nehmen wird, sondern auch das des Kindes.

Säuglingsnahrung

Die Tatsache, dass Frauen die Nahrung für ihre Babys selbst produzieren und geschützt in ihrem Körper bei sich tragen können, ohne einen Kühlschrank, ein Fläschchen oder einen Sterilisator zu benötigen, ist eine unglaubliche Meisterleistung der Natur. Noch unglaublicher ist das Zusammenspiel von Muttermilch und kindlichem Mikrobiom. Unverdauliche Kohlenhydrate in der Muttermilch nähren die lebenswichtigen Mikroben des Babys, die wiederum unerwünschte Bakterien auf der Brustwarze der Mutter abwehren.

Dem Stillen kommt eine wesentliche Rolle in unserer Entwicklung als Mensch und als Träger von Mikroben zu und wir erleben erhebliche Unterschiede, wenn zugunsten von Flaschennahrung darauf verzichtet wird. Mit fertiger Säuglingsnahrung gefütterte Babys, die überhaupt keine Muttermilch bekommen, haben eine um 20 Prozent niedrigere Überlebensrate als gestillte Babys. In Ländern mit schlechten sanitären Bedingungen ist der Unterschied sogar noch größer. Darüber hinaus erkranken Flaschenbabys, genau wie Babys, die per Kaiserschnitt zur Welt kommen, häufiger an Allergien, Asthma und Autoimmunerkrankungen. Angesichts dieser Zahlen ist in Entwicklungsländern mit bereits hoher Säuglingssterblichkeit die Aufforderung, Säuglingsnahrung zu verwenden statt zu stillen, besonders skandalös.

Muttermilch hat zweifellos noch zahllose weitere, bislang unentdeckte Bestandteile, die für die Ernährung des Mikrobioms des Babys bestimmt sind, weshalb sie mit künstlich hergestellter Säuglingsnahrung nicht verglichen werden kann. Außerdem sind die gesundheitsfördernden Eigenschaften des Stillens noch lange nach dem Abstillen bis ins Erwachsenenalter spürbar.

Einige Ärzte vertreten die Ansicht, Stillen sei eine persönliche Entscheidung. Sie sagen den Frauen, es sei völlig in Ordnung, wenn sie es vorzögen, nicht zu stillen, und fertige Säuglingsnahrung sei eine gleichwertige Option. Für alle Frauen, die aus medizinischen Gründen nicht stillen können oder nicht über ausreichend Muttermilch verfügen, ist Säuglingsnahrung ohne Frage eine vernünftige Option, aber angesichts der vielen uns bekannten Vorteile sollte es ganze Kliniken geben, in denen Frauen lernen können, wie man stillt, wie wichtig das Stillen ist und dass sie so viel Muttermilch wie möglich aus der Brust für ihre Babys herausstreichen sollten – und die möglichen Konsequenzen, wenn dies nicht geschieht.

Moderne Denkweisen

Wie viele andere auch habe ich einen Kaiserschnitt ohne medizinische Indikation, fertige Säuglingsnahrung und die präventive Gabe von Antibiotika für moderne Errungenschaften gehalten, die zumindest keinen Schaden anrichten und vermutlich von Nutzen sind. Ich habe am eigenen Leib erfahren, dass nichts weiter von der Wahrheit entfernt sein könnte.

Meine Schwangerschaft war zwar unauffällig verlaufen, ich hatte aber eine Grippe und leicht erhöhtes Fieber, als die Wehen einsetzten. Die Ärzte gaben mir deshalb Antibiotika, „nur für den Fall", dass irgendetwas anderes nicht stimmte, was behandelt werden musste. Da ich nie zuvor stationär in einem Krankenhaus gewesen war, war es eine völlig neue Erfahrung für mich, als Patientin dort zu sein. Mit einem durch meine Vagina eingeführten intrauterinen Druckkatheter, einem externen Monitor zur Messung der fetalen Herzfrequenz auf meinem Bauch, Arzneimitteln in meinen Venen zur Förderung der Wehentätigkeit und einem Katheter, durch den ein Narkosemittel in meine Wirbelsäule tröpfelte, wurde mir klar, dass eine Geburt in unserer heutigen Zeit nicht mehr viel mit natürlichem Gebären zu tun hatte. Ich war froh, dass dieser ganze Apparat aus Überwachungsgeräten und Medikamenten zur Verfügung stand, hatte aber auch das Gefühl, dass irgendetwas an all diesen Maßnahmen, die bei einem gesunden Menschen angewendet wurden, nicht stimmte.

Nach Wehen, die sich über 14 Stunden hinzogen, wurde mir mitgeteilt, es sei jetzt an der Zeit für einen Kaiserschnitt, den ich unbedingt vermeiden wollte, weil die lange Genesungszeit nach der Operation mein Lauftraining unterbrechen würde. Außerdem schien es mir eine gute Idee zu sein, eine Operation zu vermeiden, wenn sie nicht unbedingt erforderlich war (die mikrobiellen Nachteile waren mir damals noch nicht bewusst). Trotz aller Bemühungen, das Ärzteteam vom Gegenteil zu überzeugen, wurde mir gesagt, es gebe keine andere Wahl als einen Kaiserschnitt.

Danach wurde meine Tochter gründlich von einem Kinderarzt untersucht. Obwohl sie völlig gesund war, wurde sie wegen meiner Grippe und des Fiebers zur Beobachtung auf die neonatale Intensivstation verlegt. Es stellte sich heraus, dass diese „Beobachtung" eine Lumbalpunktion, Blutkulturen, eine Urinanalyse und die Verordnung von zwei hochdosierten intravenös verabreichten Antibiotika umfasste.

Damals war ich begeistert, dass die Ärzte so vorausschauend waren und ihr „für alle Fälle" Antibiotika verabreicht hatten. Ich glaubte immer noch rückhaltlos an die Wunder der modernen Medizin und mir waren, wie den meisten Ärzte vor zehn Jahren, die Langzeitrisiken von Antibiotika nicht bekannt. Danach kam es zu mehreren Ereignissen, die, wie ich heute weiß, eindeutig mit meinem Kaiserschnitt und den Antibiotika, die Sydney und ich bekommen hatten, zu tun hatten, und ich würde heute gern den Zeiger der Uhr zurückdrehen und alles anders machen.

Ich stillte Sydney in den ersten Wochen nach ihrer Geburt. Dann versiegte bei mir die Milch und wir mussten sie mit Säuglingsnahrung füttern. Sie vertrug das erste Produkt (genetisch veränderter Maissirup mit hohem Fruktosegehalt war einer der Hauptbestandteile) nicht gut, also riet uns unser Kinderarzt zu Babynahrung auf Sojabasis. Ich bin mir sicher, dass ich, hätte ich damals schon gewusst, dass die tägliche Menge von Soja-Säuglingsnahrung so viel Östrogen enthält wie einige Antibabypillen, mit Sicherheit gegen die Empfehlung Einspruch erhoben hätte, aber ich war eine gehorsame Patientin, die befolgte, was sie für den weisen Ratschlag ihres Arztes hielt.

Wenige Monate nach der Geburt bekam Sydney die erste einer langen Reihe von Infektionen der oberen Atemwege und Ohren. Jedes Mal wurde ihr ein immer stärkeres Antibiotikum über immer länger werdende Zeiträume verschrieben. Bereits im Alter von drei Jahren war sie mehr als ein Dutzend Mal mit Antibiotika behandelt worden, und nachdem ein Arztbesuch wegen eines lang anhaltenden Hustens zur Diagnose Asthma und weiteren Medikamenten geführt hatte – diesmal waren es Steroide, ein Antihistaminikum, ein Bronchospasmolytikum und ein Antibiotikum –, beschloss ich, es sei an der Zeit, etwas zu ändern.

Ich vertrete die Ansicht, dass man nichts reparieren sollte, das nicht entzweigegangen ist, aber hier war etwas entzweigegangen, weil es zu oft repariert worden war. Wir beschlossen, aus dem Kreislauf aus Arztbesuchen und Antibiotikatherapien auszubrechen und Sydneys kleinem Körper die Chance zu geben, sich zu erholen. Und sie erholte sich, obwohl es einige Jahre dauerte und viele grüne Smoothies sowie eine umfassende Ernährungsumstellung nötig waren. Bei einer Virusinfektion bekommt sie immer noch hohes Fieber und braucht lange, bis sie sich erholt hat, aber alles in allem ist sie ein gesundes zehnjähriges Mädchen, das seit mehreren Jahren keine Antibiotika mehr eingenommen hat.

Ich gebe zu, dass Krankenhäuser und Ärzte Tag für Tag zahllosen kranken Menschen helfen, aber ich bedauere zutiefst, dass ich als gesunder Mensch in die Räder der Medizinindustrie geraten bin und zugelassen habe, dass mein Kind mit all diesen unnötigen und schädlichen Antibiotika behandelt wurde. Mit dem Wissen, das ich heute über die Begleiterscheinungen von Kaiserschnitten, Säuglingsnahrung und die übermäßige Gabe von Antibiotika im Kindesalter habe, bin ich immer noch besorgt, dass Sydney eine Autoimmunerkrankung wie Morbus Crohn oder ein Leaky-Gut-Syndrom entwickeln wird, wenn sie älter ist.

Könnte ich die Uhr zurückdrehen, würde ich mich für eine vaginale Hausgeburt mit einer gut ausgebildeten Hebamme entscheiden, würde mindestens ein Jahr lang stillen, bevor ich zu einer Säuglingsnahrung auf Pflanzenbasis übergehen würde und würde alle Antibiotika verbannen, solange sie nicht an einer lebensbedrohlichen Infektion erkrankt wäre. Ich erhebe keinesfalls den Anspruch, dass dies die Standardlösung für alle Frauen sein sollte – viele Frauen profitieren von einer engmaschigeren Überwachung in einem Krankenhaus, einem wohlüberlegten Einsatz von Schmerzmitteln und anderen Medikamenten während der Wehen sowie einem großen Stab gut ausgebildeten medizinischen Fachpersonals. Aber alle von uns, die ein Kind gebären werden, sollten wissen, dass weniger medizinische Maßnahmen eine Option und häufig auf lange Sicht auch die sicherere Variante sind. Mein individuell anpassbarer Geburtsplan in Kapitel 11 liefert hilfreiche Informationen, wie man erreichen kann, dass eine Geburt zu einem ganzheitlichen Erlebnis wird.

Glücklicherweise ist das Mikrobiom permanent im Wandel begriffen, und obwohl Sydney in mikrobieller Hinsicht einen schlechten Start hatte, halte ich es für möglich, dass wir durch sorgfältige Beachtung der Ernährung und Lebensweise bereits viel aufgeholt haben. Bei uns zu Hause ist „Live Dirty, Eat Clean" das Motto und bislang scheint es gut zu funktionieren.

Blinddarmoperation

Jahrzehntelang haben Ärzte den Blinddarm als unnützes, verkümmertes Organ angesehen, das außer sich zu entzünden und operativ entfernt werden zu müssen, keine echte Funktion erfüllt. Aber es zeigt sich, dass der Blinddarm eine sehr wichtige Rolle spielt: Er ist der Ort, an dem besonders nützliche Bakterien für Notfälle aufbewahrt werden, beispielsweise nach einem Reisedurchfall oder einer viralen Erkrankung. Man kann ihn sich als ein mikrobielles Reservoir vorstellen, in dem Arten gelagert sind, die unterstützend dazu beitragen, den Magen-Darm-Trakt neu zu besiedeln.

Chirurgen haben häufig eine niedrige Schwelle, wenn es um eine Blinddarmoperation geht, und beschließen manchmal sogar im Zuge einer Darmuntersuchung, ihn zu entfernen, selbst wenn keine sichtbare Entzündung vorliegt. Wir haben an anderen Beispielen in der Medizin gesehen, dass diese Mentalität des „für alle Fälle" zu unbefriedigenden Ergebnissen geführt hat – Frauen, die nach der Entfernung ihrer Fortpflanzungsorgane frühzeitig in die Wechseljahre versetzt wurden, weil sie keine Kinder mehr bekommen wollten und ihre Gebärmutter deshalb für unnütz erachtet wurde. Genau wie der Uterus neben der Fortpflanzung weitere Funktionen erfüllt (er sorgt für die stärkere Durchblutung des Beckens und der Genitalien während des Geschlechtsverkehrs), spielt auch der Blinddarm eine wichtige Rolle für die Gesundheit unseres Mikrobioms und für unser Wohlergehen.

Alltägliche Störfaktoren für das Mikrobiom

Zu den problematischsten Praktiken gehören die, die wir Tag für Tag in unserem nicht enden wollenden Verlangen nach Sauberkeit vornehmen. Ein wichtiger Teil der Instandsetzung unseres Mikrobioms und der Wiederherstellung unserer Gesundheit ist die Erkenntnis, dass sauberer nicht gleichbedeutend ist mit besser, sondern manchmal sogar schlimmer bedeuten kann.

Händedesinfektionsmittel

Obwohl die Anzahl der Mikroben in und auf unserem Körper mit zunehmendem Alter steigt, ist die Speziesvielfalt in der Kindheit am größten. Die Besiedlung mit vielen verschiedenen Mikroben ist in der Tat von Vorteil, und sie mit den chemischen Substanzen, die in den meisten Händedesinfektionsmitteln enthalten sind, abzuwaschen, richtet viel mehr Schaden an als Nutzen zu erbringen. Als „antibakteriell" vermarktete Produkte haben gegenüber herkömmlichen Seifen und Wasser keinerlei Vorteil – und es ist eine gute Idee, Wasser und Seife zu verwenden, wenn man mit Kranken oder Menschen im Krankenhaus Kontakt hat. Genau wie die übermäßige Einnahme von Antibiotika ist unsere fixe Idee, Desinfektionsmittel verwenden zu müssen, besonders schädlich, weil damit wichtige Spezies geschädigt werden, die sich bisweilen nie vollständig erholen und zu einem weniger mannigfaltigen, schwächeren Mikrobiom führen.

Ich staune immer wieder über die Mengen von Händedesinfektionsmitteln, die heute in den meisten Schulen verwendet werden, und versuche andere Eltern davon zu überzeugen, dass es viel besser wäre, ihren Kindern zu erlauben, etwas Dreck vom Spielplatz in den Mund zu bekommen als Triclosan und andere chemische Stoffe von ihren Händen. Kinder sollen sich schmutzig machen – dann wissen wir, dass sie draußen herumrennen und spielen, sich körperlich betätigen und Spaß haben. Ich bin besorgt, wenn meine Tochter zu sauber von der Schule nach Hause kommt, weil ich mich dann frage, was sie den ganzen Tag über gemacht hat. Die meisten Kinder spielen liebend gern im Dreck und denken überhaupt nicht über Sauberkeit nach. Diesen natürlichen Drang sollten wir wertschätzen und fördern – ich glaube, dass diese Eigenschaft etwas mit dem angeborenen Darwin'schen Überlebensgesetz zu tun hat und dazu dient, ein gesundes Mikrobiom aufzubauen und zu bewahren. Ich gebe Ihnen in meinem „Live Dirty, Eat Clean"-Plan einige Ratschläge, wie Sie Ihr Kind – und sich selbst – wieder in den Urzustand zurückversetzen können.

Gechlortes Trinkwasser

Anfang des 20. Jahrhunderts begann man, dem öffentlichen Trinkwasser routinemäßig Chlor beizufügen, um Cholera- und Typhusepidemien vorzubeugen. Das weitverbreitete Chlorieren reduzierte zwar erfolgreich die Ausbreitung von Krankheiten, die über das Wasser verbreitet werden, geschah aber auf Kosten unserer nützlichen Bakterien, da bereits geringe Mengen Chlor sehr giftig für unverzichtbare Mikroben sind.

Mit für den Hausgebrauch entwickelten Wasserfiltern kann nicht nur ein Großteil des Chlors aus dem Leitungswasser entfernt werden, sondern auch Parasiten wie Giardien, die ältere Wasserfiltersysteme verseuchen und geringe Chlormengen überleben können. Aber auch behandeltes gefiltertes Wasser fordert seinen Tribut von unserem Mikrobiom. Es kann neben dem Chlor Hunderte verschiedener Schadstoffe enthalten, darunter auch Antibiotika. Vielleicht wäre es eine bessere Idee, Leitungswasser auf schädliche Pathogene wie Cholera- und Typhuserreger zu testen, und ihm Probiotika statt Antibiotika und chemische Stoffe wie Chlor beizumischen, um unsere bereits schwindende Mikrobenzahl zu erhöhen, statt sie weiter zu reduzieren.

Landwirtschaftliche Praktiken

Massentierhaltung

Wir sind in einer traurigen Zeit angekommen, in der unsere Kinder trotz medizinischen Fortschritts und hoch entwickelter Technologien vermutlich ein kürzeres Leben haben werden als wir. Die sinkende Lebenserwartung verläuft parallel zur Umstellung von landwirtschaftlichen Familienbetrieben auf Massentierhaltung. Darüber hinaus hat sich die Art und Weise, wie wir unsere Nahrung produzieren, drastisch verändert. Die meisten Menschen, die in der ersten Hälfte des 20. Jahrhunderts geboren wurden, haben sich von dem ernährt, was nur wenige Kilometer von ihrem Wohnort entfernt angebaut wurde – wenn es nicht sogar in ihrem eigenen Garten wuchs. Nahrungsmitteln Störfaktoren für das Mikrobiom wie Antibiotika, Hormone und Pestizide beizufügen oder die Nahrungsmittel selbst genetisch zu verändern, war noch nicht gängige Praxis.

Tiere, Antibiotika und wachstumsfördernde Antibiotika

Antibiotika werden seit den 1950er-Jahren routinemäßig an Schlachttiere verfüttert, um den Ertrag zu verbessern. Sage und schreibe 80 Prozent aller in den Vereinigten Staaten verkauften Antibiotika kommen in der Vieh- und Geflügelzuchtindustrie zum Einsatz, um entweder das Wachstum von gesunden Tieren zu fördern oder um Infektionen vorzubeugen, weil die Tiere auf zu kleinem Raum unter unhygienischen Bedingungen gehalten werden, die das Krankheitsrisiko erhöhen. Durch die Veränderung der Darmbakterien, die durch die Aufnahme von Antibiotika verursacht wird, kann sich das Gewicht von Nutztieren um immerhin 15 Prozent erhöhen – und das Gleiche trifft vermutlich auch auf die Menschen zu, die das Fleisch dieser Tiere verzehren. Übergewichtige und normalgewichtige Menschen haben, wie bereits im vorherigen Kapitel erläutert, deutlich unterschiedliche Mikrobiome, und Antibiotika können für viele dieser Unterschiede verantwortlich sein.

Die Gabe von Antibiotika als Vorsorgemaßnahme bei Tieren mit ganzjähriger Stallhaltung führt zu arzneimittelresistenten Bakterien, die für die Gesundheit der Menschen eine echte Bedrohung darstellen. Da für die Resistenz verantwortliche Gene von den Bakterien der Nutztiere auf Bakterien in unserem Verdauungstrakt übertragen werden können, sind viele der uns zur Verfügung stehenden Antibiotika, auf die wir fraglos für die Behandlung von Infektionen beim Menschen angewiesen sind, letztendlich wirkungslos. Wir haben Epidemien resistenter *E. coli* und methicillinresistenter *Staphylococcus aureus* (MRSA) erlebt, die bis zur Tierhaltungsindustrie zurückverfolgt werden können, obgleich auch die übermäßige Anwendung von Antibiotika in Krankenhäusern zu dem Problem der Arzneimittelresistenz beiträgt. Die Food and Drug Administration (US-amerikanische Behörde für Lebens- und Arzneimittel), die Pharmaindustrie oder Tierzüchter sind nicht besonders auskunftsfreudig, wenn es darum geht, offenzulegen, welche Antibiotika bei welchen Indikationen angewendet werden, aber die Tatsache, dass Fleisch- und Geflügeluntersuchungen Jahr für Jahr eine höhere Resistenz gegenüber Antibiotika aufdecken, ist ein unheilvoller Ausblick auf die Zukunft.

Pestizide

Da die meisten in der Nahrungsmittelindustrie verwendeten Pestizide vom Menschen nur unzureichend resorbiert werden, sind sie vermutlich keine direkte Gefahr für uns, aber einige Studien weisen darauf hin, dass chemische Substanzen wie Glyphosat die Stoffwechselvorgänge in unseren Mikroben beeinträchtigen können. Einige der stärker pathogenen Bakterien wie Clostridien oder Salmonellen scheinen gegenüber Glyphosat resistenter zu sein, während unverzichtbare Bakterien wie Laktobazillen und Bifidobakterien häufig anfälliger sind, was zu einem unausgewogenen Mikrobiom und Dysbiose führen kann (siehe Kapitel 5).

Genetische Veränderungen

Der *Bacillus thuringiensis* (Bt) ist ein Bakterium, das im Boden vorkommt und Toxine produziert, die für Insekten tödlich sind, weil sie die Darmzellen zerstören. Biotech-Unternehmen haben das Bt-Toxin-Gen Nahrungsmitteln wie Mais beigefügt, damit die Nutzpflanze ihr eigenes Insektizid erzeugen kann. Hier haben wir ein Beispiel für eine genetische Veränderung: Genmaterial wird dem einem Organismus entnommen und in den dauerhaften genetischen Code eines anderen eingefügt. Bt-Mais ist heute durch die weitverbreitete Verwendung von Glukose-Fruktose-Sirup in den meisten industriell gefertigten Nahrungsmitteln und Getränken enthalten. Darüber hinaus ist es in den meisten kommerziell gehaltenen Nutztieren zu finden, die mit Bt-Mais gefüttert werden.

In einer idealen Welt würde Bt-Toxin Insekten vernichten, aber in unserem Verdauungstrakt zerstört werden. Im Rahmen einer kanadischen Studie wurde allerdings festgestellt, dass bei 93 Prozent der getesteten schwangeren Frauen Bt-Toxin vorhanden war, ebenso wie in 80 Prozent des Nabelschnurbluts ihrer Babys und bei 67 Prozent der nicht schwangeren Frauen. Andere Studien haben bestätigt, dass in genetisch veränderte Nahrungsmittel wie Bt-Mais eingefügte Gene durch einen als Konjugation bekannten Vorgang auf unsere Darmbakterien übertragen werden können. Das Bt-Toxin kann also, anstatt zerstört zu werden, in unserem Körper vorhanden sein, und Bakterien in unserem Verdauungstrakt können durch Gentransfer in der Lage sein, es zu synthetisieren.

Wissenschaftler haben bei Mäusen, die mit Bt-Mais gefüttert wurden, eine große Bandbreite von Immunreaktionen festgestellt, darunter erhöhte Antikörper sowie weiße Blutkörperchen der Art, wie sie typischerweise mit allergischen und autoimmunologischen Reaktionen in Verbindung gebracht werden. Das hat bei Wissenschaftlern die Frage aufgeworfen, ob die dramatische Zunahme von allergischen und entzündlichen Krankheitsbildern, die wir heute sehen, mit einigen dieser genetisch veränderten Substanzen zusammenhängen könnte.

Bei vielen meiner Patienten mit Reizdarmsyndrom, Nahrungsmittelallergien, Leaky-Gut-Syndrom und Dysbiose stelle auch ich mir genau diese Frage. Ihre Symptome scheinen häufig mit dem zusammenzuhängen, was sie essen, aber wir können einfach nicht herausfinden, was es ist, und viele von ihnen sagen, sie fühlten sich „vergiftet". Aufgesprühte Insektizide kann man von Nahrungsmitteln abwaschen, aber genetisch eingefügte Toxine wie Bt sind zusätzlich zu ihrem veränderten natürlichen Zustand Teil der Nahrung, die wir verzehren – sie können nicht ausgesondert oder vermieden werden.

2010 empfahl die Amerikanische Akademie für Umweltmedizin, Ärzte sollten ihren Patienten mitteilen, genetisch veränderte Nahrungsmittel von ihrem Speiseplan zu streichen. Wie viele andere Organisationen verlangte sie unabhängigere, langfristige Sicherheitsstudien und die Kennzeichnung von Nahrungsmitteln, die genetisch veränderte Bestandteile enthalten. Wir wissen noch lange nicht alles über die Langzeitwirkungen genetisch veränderter Nahrungsmittel. Ich empfehle Patienten mit Dysbiose, auf diese Nahrungsmittel zu verzichten, und zwar nicht, weil es einen eindeutigen Zusammenhang gibt, sondern weil es einen geben könnte.

Eine neuer Blick auf die Welt

Ich plädiere nicht dafür, unsere moderne Medizin oder landwirtschaftliche Techniken, die die Effizienz unserer Nahrungsmittelproduktion steigern, aufzugeben. Ich rate jedoch dazu, die Auswirkungen, die diese Praktiken nicht nur auf unsere Gesundheit, sondern auch auf die Gesundheit unserer mikrobiellen Mitbewohner haben, genau im Auge behalten. Als die Mehrheit dieser Praktiken erstmals angewendet wurde, wusste im Grunde genommen niemand wirklich irgendetwas über das Mikrobiom oder darüber, wie eng es mit unserer Gesundheit verflochten ist. Da dies heute nicht mehr der Fall ist, haben wir die Pflicht, die Dinge anders zu bewerten. Das heißt, nicht nur die wirtschaftlichen Vorteile moderner Vorgehensweisen, deren Bequemlichkeit oder die Tatsache, dass sie unser Leben angenehmer machen, sollten im Vordergrund stehen. Wir müssen uns fragen, ob unsere Lebensweise unsere Mikroorganismen unterstützt oder behindert, weil genau das letztendlich unsere eigene Gesundheit prägt.

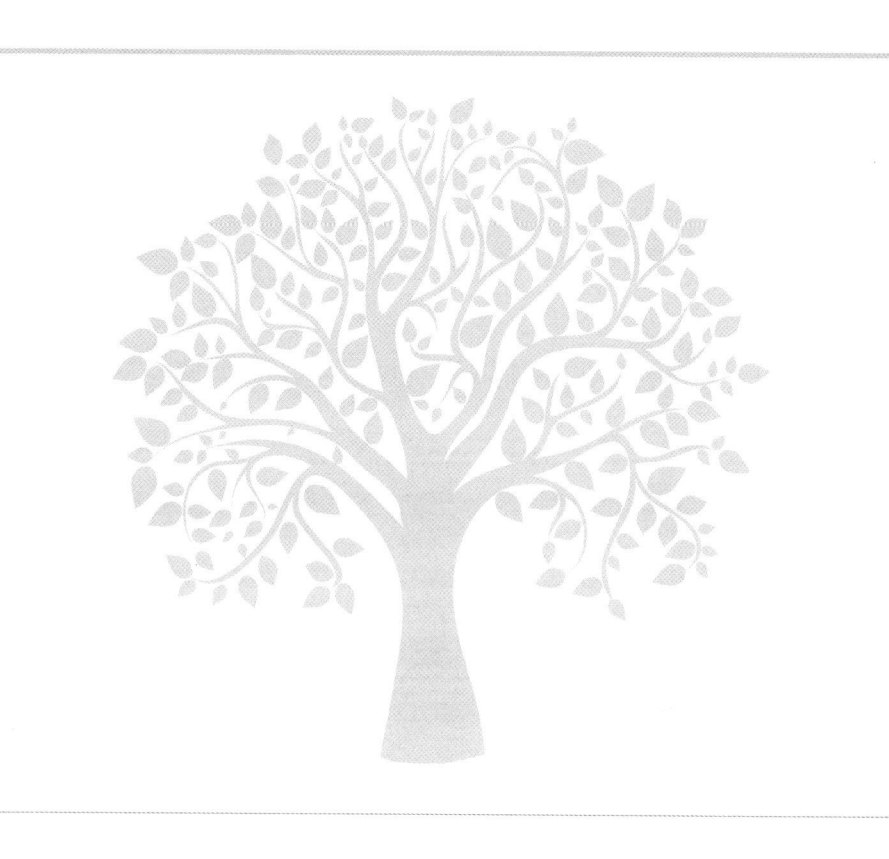

Teil 3

Zurück zur Natur

KAPITEL 8
Einführung des „Live Dirty, Eat Clean"-Plans

Allein im vergangenen Jahrhundert haben wir mehr als 80 Prozent der Wälder der Erde zerstört, 70 Prozent der Fischbestände ausgeschöpft oder erschöpft und die Hälfte der wild lebenden Tiere unseres Planeten verloren. Wir erleben gerade das schlimmste Artensterben, seitdem die Dinosaurier die Erde verlassen haben. Es findet tausendmal schneller statt als aus evolutionären Gründen erklärbar wäre. Der Verlust von Arten und deren natürlichen Lebensräumen hat ein unausgewogenes Ökosystem zur Folge, in dem Dürreperioden, Hungersnöte und globale Erwärmung an der Tagesordnung sind. Arten am unteren Ende der Nahrungskette geraten außer Kontrolle, wenn die Zahl ihrer Räuber reduziert wird, und riesige ökologische Lücken entstehen, wenn ungesunde Umweltpraktiken vorherrschen.

Im Naturschutz steht der Begriff „Renaturierung" für die Wiedereinführung von Arten in Gebiete, in denen diese ausgestorben sind, um dort wieder zu einem natürlichen und ausgewogenen Zustand zurückzukehren. Sie spielt eine wichtige Rolle bei der Wiederherstellung unserer Beziehung zur Welt der Natur – nicht nur zu der, in der wir leben, sondern auch zu der Welt, die in uns lebt. Genau wie die Wiederaufforstung, der Schutz der Tier- und Pflanzenwelt sowie die Wiederauffüllung der Bestände in den Weltmeeren für das Leben auf der Erde unabdingbar sind, so könnte die Wiederherstellung eines ausgewogenen mikrobiellen Lebensraums in unserem Körper der wichtigste Schritt sein, unsere individuelle und kollektive Gesundheit zu verbessern.

Aber wie genau sieht diese „Renaturierung" aus? Was genau ist erforderlich, um ein dicht besiedeltes gesundes Mikrobiom mit der richtigen Mischung von miteinander kooperierenden Spezies wiederherzustellen und zu bewahren? Kann den Darmbakterien nährstoffreiche Nahrung zugeführt werden, ohne diese in unserem eigenen Körper produzieren zu müssen? Können Infektionen ohne Antibiotika behandelt oder verhindert werden? Und was ist mit modernen Praktiken, die unser Leben angenehm und bequem werden lassen, die aber ganze Legionen lebenswichtiger Bakterien vernichten? Können wir in unserer modernen Welt zu einer schmutzigeren, gesünderen Lebensweise zurückkehren?

Streichen, ersetzen, wiederherstellen

Die Essenz des Konzepts „Live Dirty, Eat Clean" ist erstens der Verzicht auf Arzneimittel, Praktiken und Nahrungsmittel, die unserem Mikrobiom Schaden zufügen, zweitens der Ersatz der verloren gegangenen unverzichtbaren Bakterien durch ein wirksames Probiotikum und drittens die Wiederherstellung des Darms durch die Aufnahme von geeigneten Nährstoffen, Ergänzungsmitteln und heilenden Nahrungsmitteln.

Die gute Nachricht ist, dass wir, um uns zu „renaturieren", nicht wieder in Höhlen leben müssen, obwohl mein „Live Dirty, Eat Clean"-Plan aufzeigen wird, wie man einige wichtige Elemente des Höhlenlebens in sein Zuhause integriert. Wer an irgendwelchen Erscheinungsformen von Dysbiose oder an einer Autoimmunerkrankung leidet, wer Gewichtsprobleme hat oder sich gegen zukünftige Krankheiten schützen möchte, findet in diesem Plan alle notwendigen Informationen für eine optimale mikrobielle Gesundheit: Was man essen sollte, Taktiken für die Lebensweise, wie man mit Krankheit umgehen sollte, einen Leitfaden für Probiotika und Nahrungsergänzungsmittel sowie wichtige Einzelheiten zu Stuhltransplantationen – einem Pionierbereich der Medizin. Hier erfahren Sie, was dieser Plan für Sie bereithält:

- Kapitel 9, „Die ‚Live Dirty, Eat Clean'-Diät", eröffnet eine völlig neue Sichtweise auf Nahrungsmittel. Im Mittelpunkt stehen die wichtigsten Nährstoffe für einen gedeihenden Darmgarten. Sie kombiniert das Beste von dem, was unsere Vorfahren in der Steinzeit aßen, mit pflanzenbasierten Strategien zur Förderung des Mikrobioms, die Tausende meiner

Patienten mit Dysbiose geheilt haben. Die Nahrung ist einfach zuzubereiten, weil sie in ihrem Naturzustand verzehrt wird. Die Umsetzung der Diät ist einfach, weil keine Kalorien gezählt werden müssen. Der Fokus liegt eher darauf, was fehlt und zugefügt werden muss, als darauf, was weggelassen werden muss. Nahrungsmittel ihrem eigentlichen Zweck entsprechend als nährendes Heilmittel zu verwenden, sorgt für ein optimales Mikrobiom, unterstützt bei der Erreichung und Einhaltung des Idealgewichts, stärkt die Energie und verbessert den allgemeinen Gesundheitszustand – und das alles mit leicht zuzubereitenden, köstlichen Mahlzeiten.

- Kapitel 10, „Die ‚Live Dirty'-Lebensweise", gibt praktische Hinweise zur Renaturierung im Alltag an die Hand, von einfachen Dingen wie dem Verzicht auf Händedesinfektionsmittel und dem Öffnen von Fenstern bis hin zu speziellen Details wie den Inhaltsstoffen, die es bei Pflegeprodukten zu vermeiden gilt. In diesem Kapitel erfährt man, wie man sich pflegen kann, ohne den mikrobiellen Grundstock zu entfernen, der für gesundes Haar und eine gesunde Haut so wichtig ist, und man lernt mikrobiomfreundliche Rezepte für Schönheitsprodukte direkt aus dem Garten und der Küche kennen. Ich gebe die „Live Dirty"-Dos und Don'ts an Sie weiter, die ich in meinem eigenen Leben befolge und die Sie dabei unterstützen können, sich selbst, Ihre Familie und Ihr Zuhause zu renaturieren.

- In Kapitel 11, „Renaturierung als Heilungsansatz", werden Strategien aufgeführt, mit denen man gesundheitliche Probleme bewältigen kann, ohne dabei wertvolle Mikroben zu zerstören. Es enthält eine Liste der wesentlichen Fragen, die man seinem Arzt im Krankheitsfall stellen sollte, Ratschläge zum Schutz des Mikrobioms bei der Einnahme von Antibiotika, einen Leitfaden zu Medikamenten, die unverzichtbare Bakterien zerstören und vermieden werden sollten, sowie das Mikrobiom schonende Heilmittel für weitverbreitete Leiden wie Akne, Harnwegsinfekte und chronische Sinusinfektionen. Ferner enthält es einen Geburtsplan für werdende Mütter, damit Antibiotika während der Schwangerschaft, ein unnötiger

Kaiserschnitt, die Verwendung von fertiger Säuglingsnahrung und andere Praktiken, die das im Entstehen begriffene Mikrobiom Ihres Kindes schädigen, vermieden werden können.

- In Kapitel 12, „Bakterien statt Arzneimittel: Probiotika und andere Nahrungsergänzungsmittel", wird genau erklärt, worauf man bei einem Probiotikum achten sollte – wie viele lebende Bakterien es enthalten sollte, welche Arten und Stämme die nützlichsten sind und über welchen Zeitraum sie eingenommen werden sollten. Ich werde in diesem Kapitel ebenfalls erläutern, welche Nahrungsergänzungsmittel dazu beitragen können, das Mikrobiom aufzufüllen und wiederherzustellen und wie man diese Inhaltsstoffe auf natürliche Weise aus Nahrungsmitteln und Kräutern zuführen kann.

- In Kapitel 13, „Was Sie schon immer über Stuhltransplantationen wissen wollten, aber bisher nicht zu fragen wagten", wird FMT – Fäkaler Mikrobiotika-Transfer – erläutert. Es wird auf die Vor- und Nachteile eingegangen, die medizinischen Indikationen, ideale Spenderprofile, die erforderlichen Tests und wie man eine Stuhltransplantation zu Hause durchführt (Tipp: Lassen Sie sich helfen!). Die meisten Menschen werden nie Empfänger einer solchen Stuhltransplantation sein, aber wenn man einmal den Ekelfaktor überwunden hat und versteht, was dieses Verfahren bedeutet, wird schnell klar, warum es eine derart wichtige medizinische Ressource für Menschen mit schweren Formen der Dysbiose ist.

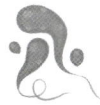

KAPITEL 9
Die „Live Dirty, Eat Clean"-Diät

Alle Krankheiten beginnen im Darm

Das hat Hippokrates bereits vor Tausenden von Jahren gesagt und er hatte recht. Viele, wenn nicht sogar alle Krankheiten beginnen im Darm, und das trifft vor allem auf die modernen Krankheiten zu, die sich zu wahren Plagen entwickelt haben. Aus diesem Grund sind auch die Vorschläge für die Behandlung verschiedener Krankheitsbilder in der integrativen oder ganzheitlichen Medizin häufig so ähnlich. Ob es sich nun um Morbus Crohn, Schuppenflechte, multiple Sklerose (MS), rheumatoide Arthritis, das Leaky-Gut-Syndrom oder Ekzeme handelt, es gibt vermutlich zwingende Beweise, dass der Verzicht auf raffinierten Zucker, Getreideprodukte mit Gluten, Produkte aus genetisch verändertem Mais sowie Milchprodukte dazu beitragen kann, den Gesundheitszustand zu verbessern. Einige Ärzte bezeichnen diesen Ansatz als Heilung von innen oder Ermittlung der Grundursache. Diese Grundursache scheint mehr und mehr ein aus dem Gleichgewicht geratenes Mikrobiom zu sein, und eine der erfolgreichsten und am wenigsten giftigen Heilungsmethoden ist die Veränderung der Vorgänge im Darm durch eine drastische Umstellung der Ernährung. Das funktioniert bei Dysbiose und den damit verbundenen Krankheitsbildern, für die das Mikrobiom eine entscheidende Rolle spielt.

Nahrung als Medizin und Lydias Geschichte

In den ersten Jahren meiner Laufbahn als Gastroenterologin war ich skeptisch, wenn Patienten mir mitteilten, sie würden ihren Morbus Crohn oder ihre Colitis ulcerosa mit einer Ernährungsumstellung behandeln. Bei einer schweren Krankheit auf jede Art von Medikation zu verzichten, schien mir unverantwortlich und riskant zu sein, wie das Autofahren ohne Versicherung – und wenn man nun einen Unfall hätte? Ich tat mein Bestes, meine Patienten davon zu überzeugen – selbst jene, denen es gut ging –, dass Arzneimittel, nur für den Fall, trotzdem erforderlich seien. Aber letztlich war ich es, die vom Gegenteil überzeugt wurde.

Damals (und auch heute noch) teilten viele Patienten ihrem Arzt nur widerstrebend mit, dass sie sich selbst mit einer Umstellung ihrer Ernährung, Nahrungsergänzungsmitteln oder Körper-Geist-Techniken behandelten. Sie waren besorgt, man würde sie für eigensinnig oder wenig kooperativ halten. Als ich im Jahr 2000 dann Vollzeit am Georgetown Hospital arbeitete, gab ich den Patienten in meiner Praxis für chronisch-entzündliche Darmerkrankungen (CED) einen anonymen Fragebogen zur Evaluierung ihrer ergänzenden und alternativen Methoden. Ich stellte fest, dass 70 Prozent der Patienten eine oder mehr alternative Methoden anwendeten, häufig in Verbindung mit einer verschreibungspflichtigen Medikation, aber in der Regel nach dem Motto: „Frag nicht, sag nichts." Nun, ich beschloss zu fragen. Ich erkundigte mich, was sie „sonst noch" taten, um sich besser zu fühlen. Ich war erstaunt, wie viele Menschen durch eine Umstellung ihrer Ernährung, regelmäßige Akupunkturbehandlungen und Meditation ihr Leiden zusätzlich lindern konnten.

Bereits meine erste Patientin, deren aggressiver Morbus Crohn einzig mithilfe einer Diät zurückging, hinterließ einen bleibenden Eindruck. Sie war der Auslöser dafür, dass ich erforschen wollte, wie weit eine Ernährungstherapie mich und meine Patienten bringen würde. Lydia war Krankenschwester am Georgetown Hospital und ich war nicht nur ihre Ärztin, wir waren auch ungefähr im selben Alter und gute Freundinnen. Ich hatte bei ihr einen aggressiven Morbus Crohn diagnostiziert, der nicht nur ihren Dickdarm, sondern auch ihren Dünndarm in Mitleidenschaft zog, und obwohl wir eine Therapie mit einem harmlosen entzündungshemmenden Arzneimittel begonnen hatten, schritt ihre Krankheit schnell immer weiter fort und machte immer stärkere Arzneimittel erforderlich. Wir bekamen ihre Symptome schließlich mit einem monoklonalen Antikörper-Medikament in den Griff – eine Therapie, die oft gut wirkt, aber ein erhöhtes Risiko für Infektionen und Lymphome mit sich bringt. Dennoch litt sie immer noch gelegentlich an Schüben von Durchfall und Unterleibsschmerzen.

Lydia nahm eine Stelle an einem Krankenhaus in einer anderen Stadt an und zog weg. Als sie nach zwei Jahren zurückkam, waren ihre Symptome vollständig verschwunden. Sie wirkte glücklich, gesund und energiegeladen. Ich war erstaunt, aber skeptisch, als sie mir erzählte, sie nähme keine Arzneimittel und würde sich in erster Linie von Gemüse, Obst, Nüssen, ein wenig magerem tierischem Eiweiß und gelegentlich einer Schüssel Reis ernähren. Ich war froh, dass es ihr gut ging, war aber auch darauf gefasst, dass ihre Krankheit erneut ausbrechen und ich bei einer Koloskopie Anzeichen einer aktiven Krankheit finden würde. Nichts dergleichen geschah. Lydia blieb bei ihrer Ernährungsweise und ihr Darm sah, abgesehen von einigen Vernarbungen, bei jeder weiteren Untersuchung unauffällig aus. Ihre Krankheit brach nicht wieder aus.

Unter den vielen CED-Patienten, um die ich mich kümmern durfte, war Lydia die erste, deren Krankheit durch eine Umstellung der Ernährung unter Kontrolle gehalten werden konnte. Sie öffnete mir die Augen für mögliche alternative Lösungen. Anfangs war ich nicht nur skeptisch, sondern hatte regelrecht Angst. Als Ärztin fühlte ich mich moralisch dazu verpflichtet, meine Patienten davon zu überzeugen, dass jede Art von Ernährungsumstellung in jedem Fall in Verbindung mit einer medikamentösen Therapie erfolgen musste, egal, wie gut sie sich fühlten. Ich glaubte, was man mir während des Medizinstudiums, meiner Assistenzzeit und während meiner Facharztausbildung zur Gastroenterologin beigebracht hatte: Die einzige wirksame Therapie bei chronisch-entzündlichen Darmerkrankungen (CED) sind Medikamente.

2004 gab ich meine Vollzeitstelle am Krankenhaus auf und eröffnete eine integrative gastroenterologische Praxis, in der auch Ernährungstherapien und Maßnahmen bezüglich der Lebensweise, von denen ich mittlerweile überzeugt bin, verordnet werden. Ich habe immer noch einen Rezeptblock, verwende ihn aber immer seltener. Patienten bei Nachuntersuchungen zu sehen, die sich besser fühlen und keine Arzneimittel mehr benötigen, nachdem sie ihre Ernährung und ihre Lebensweise geändert haben, sind die Siege, die mich glücklich machen. Unsere Praxis läuft hervorragend, weil wir die Menschen befähigen, ihre Gesundheit auf einfache und intuitive Weise zu verbessern, indem sie sich selbst und ihre Mikroben mit Nährstoffen versorgen, indem sie lernen, Stress zu reduzieren und mehr Muße in ihren Alltag zu integrieren.

Was soll man essen?

Viele der Patienten in unserer Praxis halten sich an die mit der Paleo-Diät verwandte „Spezielle Kohlenhydratdiät" (SCD), die einige Milchprodukte in Form von selbst gemachtem Joghurt und reifen Käsesorten erlaubt, aber einige Körner, Getreide, Kartoffeln und Zucker verbietet. Andere sind strikte Paleo-Anhänger und verzichten völlig auf Milch- und Getreideprodukte. Einige vermeiden Zucker oder Süßstoffe jeder Art, während andere großzügig naturbelassenen Honig oder Ahornsirup verwenden. Den meisten geht es besser, wenn sie auf Milchprodukte verzichten, und fast alle sind sich einig, dass Gluten ihrem Darm nicht guttut. Die von ihnen verzehrten Mengen und Arten von Eiweiß, Fett und Kohlenhydraten weichen jedoch stark voneinander ab – von Fleisch bei jeder Mahlzeit bis hin zu strikten Veganern. Haben Patienten einmal herausgefunden, welche Diät für sie funktioniert, berichten einige von ihnen, dass sogar eine leichte Abweichung zu einem Aufflackern der Symptome führt, während andere einmal in der Woche einen „Schummeltag" haben können oder sich auch noch gut fühlen, wenn sie im Durchschnitt nur etwa 80 Prozent der Diät einhalten.

Aufgrund dieser Beobachtungen habe ich beschlossen, die Erkenntnisse der in Kapitel 3 beschriebenen Studie zu übernehmen, im Rahmen derer die wichtigste therapeutische Maßnahme bei einer Gruppe von Patienten mit Morbus Crohn und Colitis ulcerosa in der Umstellung der Ernährung bestand. Die Ergebnisse der Studie bildeten die Ausgangsbasis für die Ratschläge, die wir anderen Patienten in unserer Praxis erteilten. Die Empfehlungen erwiesen sich nicht nur für CED als sinnvoll, sondern für viele verschiedene Arten von Magen-Darm-Problemen, vor allem für jene, denen ein gestörtes Mikrobiom zugrunde lag. Unsere Erfahrungen haben bestätigt, was andere bereits festgestellt hatten: Entzündungen im Darm – und in anderen Bereichen des Körpers – können häufig mithilfe einer Ernährungsumstellung geheilt werden.

Die Idee, dass die Nahrung, die man zu sich nimmt, sich auf die Vorgänge im Darm und auf die dort siedelnden Mikroben auswirken kann, mag Ihnen einleuchtend erscheinen, aber in der konventionellen Medizin ist sie immer noch umstritten. Wir sind von kurzfristig wirkenden pharmazeutischen Lösungen abhängig geworden, und der hohe Preis, den wir in Form von Nebenwirkungen zahlen müssen, ist zu einem gewohnten und akzeptierten Bestandteil unserer Medizin geworden. Einige meiner Kollegen scheinen regelrecht verblüfft zu sein, wenn sie hören, dass ich meinen Patienten mit Morbus Crohn und Colitis ulcerosa als erste Maßnahme empfehle, auf Fast Food zu verzichten, sich mit viel Gemüse zu ernähren, Probiotika einzunehmen und stressreduzierende Techniken in ihren Alltag zu integrieren. Eine der Fragen, die mir am häufigsten gestellt wird, lautet: „Funktioniert das?" Es funktioniert nicht bei jedem. Bei einigen Menschen liegt ein irreversibler Schaden auf zellulärer Ebene vor, der auf einen integrativen Ansatz nicht reagiert, und Symptome können sogar gegen hochdosierte Pharmazeutika resistent sein. Aber die Mehrzahl meiner Patienten reagiert extrem gut auf eine Ernährungstherapie, was jetzt, wo wir die Verbindung zwischen einem gestörten Mikrobiom und Krankheiten kennen, auch Sinn macht. Wir wollen jetzt die Besonderheiten dieser Diät näher beleuchten.

Die beste beider Welten

Eine Paleo-Diät erlaubt tierisches Eiweiß, verbietet aber Getreide und Hülsenfrüchte, während eine vegane Ernährung Getreide und Hülsenfrüchte erlaubt, aber tierisches Eiweiß verbietet. Trotz dieser eklatanten Unterschiede haben die gesündesten Versionen beider Diäten mehr gemeinsam, als man denken möchte: Beide fordern auf zum Verzehr gesunder Nahrungsmittel auf Pflanzenbasis wie Obst, Gemüse, Nüsse und Samen und beide schließen Milchprodukte aus (die von vielen Menschen nicht vertragen werden, weil es ihnen an dem entsprechenden Enzym mangelt, diese auch zu verdauen. Sie sind die ideale Nahrung für Kälber, reich an gesättigten Fetten und in handelsüblicher Form nicht besonders wertvoll für das Mikrobiom, da die Pasteurisierung viele der nützlichen Bakterien abtötet).

Die „Live Dirty, Eat Clean"-Diät kombiniert die besten Aspekte der veganen Ernährung und der Paleo-Diät:

- Viele faserstoffreiche Pflanzen in Form von frischem Gemüse und Obst
- Die Mikroben stärkende Vollkornprodukte und Hülsenfrüchte, die Nahrung für die Mikroben liefern
- Die Möglichkeit, kleine Mengen von hochwertigem Eiweiß und Fett tierischer Herkunft zu verzehren

Wie bei der Paleo-Diät gehören raffinierter Zucker und verarbeitete Kohlenhydrate nicht dazu, wie bei der veganen Ernährung, stehen pflanzliche Erzeugnisse im Vordergrund. Diese Art der Ernährung zielt darauf ab, die Mikroben mit Nährstoffen zu versorgen, und sie kann dazu beitragen, nicht nur die Gesundheit wiederzuerlangen, sondern auch abzunehmen. Sie hat Hunderten von Patienten in meiner Praxis, die an Blähungen und Völlegefühl litten, Linderung verschafft und ist ein wesentlicher Bestandteil meines therapeutischen Ansatzes gewesen, wenn es um ernstere Formen der Dysbiose und schwere Autoimmunerkrankungen wie Morbus Crohn und Colitis ulcerosa ging.

Der Veleo-Ansatz

Viele gesundheitsbewusste Menschen essen die Dinge, die ich gerade beschrieben habe, ohne einen bestimmten Namen dafür zu haben, obwohl einige es als modifizierte Paleo-Diät oder als „flexitarische" Ernährungsweise bezeichnen. Dr. Mark Hyman nennt diese Kreuzung zwischen einer Paleo-Diät und einer veganen Ernährung „Pegan"-Diät und empfiehlt diese für Diabetes, Adipositas und die als metabolisches Syndrom bekannte tödliche Kombination aus erhöhten Cholesterinwerten, einem hohen Blutzuckerspiegel, Bluthochdruck und Bauchfett. Ich ziehe die Bezeichnung *Veleo* vor, um zu betonen, dass frisches Gemüse im Vordergrund steht. Da eine begrenzte Menge tierischer Produkte erlaubt, aber nicht vorgeschrieben ist, ist sie mit einer strikt veganen Diät vereinbar, und Paleo-Anhänger können problemlos Getreideprodukte oder Hülsenfrüchte weglassen, wenn es ihnen dann besser geht. Wirklich unerlässlich für die Wiederherstellung des Mikrobioms sind jedoch große Mengen von der Art von Pflanzenfasern, die nicht vollständig verdaut werden, damit viele Reste für die Mikroben übrig bleiben. Diese unverdaulichen oder schwer verdaulichen Faserstoffe sind das Herzstück der „Live Dirty, Eat Clean"-Diät.

Bevor wir uns in die Einzelheiten vertiefen, was erlaubt, verboten und in Maßen erlaubt ist, wollen wir uns zehn Geheimnisse näher ansehen, die den Erfolg der „Live Dirty, Eat Clean"-Diät maximieren.

Erfolgsrezept Nr. 1:
Die sorgfältige Wahl der Kohlenhydrate

Viele Menschen sind gewohnt zu denken, dass Kohlenhydrate „schlecht" sind, dick machen und Diabetes verursachen. Aber nicht alle Kohlenhydrate sind gleich, und es ist wichtig zu wissen, welche wirklich gut für die Mikroben sind und welche man vermeiden sollte. Einfache Kohlenhydrate (die „schlechten"), die beispielsweise in Softdrinks, Backwaren und anderen industriell verarbeiteten Getreideprodukten enthalten sind, werden im Dünndarm schnell verdaut und als Glukose resorbiert, wodurch etwa 4 Kalorien pro verdautem Gramm produziert werden. Sie verursachen Blutzuckerspitzen und werden mit Gewichtszunahme, Diabetes und Entzündungen in Verbindung gebracht. Darüber hinaus erzeugen sie unerwünschte Verschiebungen in der mikrobiellen Zusammensetzung und können zu einer starken Zunahme von Hefepilzarten führen.

Komplexe Kohlenhydrate (die „guten") sind typischerweise reich an Ballaststoffen und kommen in Nahrungsmitteln wie Obst, Gemüse, einigen Vollkornsorten, Bohnen und Naturreis vor. Da diese Nahrungsmittel sehr ballaststoffreich sind, lösen sie keine Blutzuckerspitzen aus und gehören aus mikrobieller Sicht zu den Nahrungsmitteln, die für die Ernährung der unverzichtbaren Mikroben am wichtigsten sind. Ich habe hier einige „gute" Kohlenhydrate aufgelistet, die ausgesprochen wichtig sind für das Mikrobiom und die Sie kennen sollten:

Resistente Stärken

Resistente Stärken sind eine bestimmte Art komplexer Kohlenhydrate, die nicht im Dünndarm verdaut werden, sondern den Verdauungstrakt relativ intakt passieren, bis sie den Dickdarm erreicht haben, wo sie von Darmbakterien fermentiert werden, um kurzkettige Fettsäuren (SCFAs) zu produzieren. Sie steuern mit etwa 1,5 Kalorien pro Gramm im Vergleich zu 4 Kalorien pro Gramm für einfache Kohlenhydrate unterm Strich weitaus weniger Kalorien bei. Darüber hinaus sind sie gut für den Darm. SCFAs wie Butyrat sind extrem wichtig für die Gesundheit des Darms: Sie sind eine grundlegende Energiequelle für die Darmzellen, haben entzündungshemmende und krebshemmende Eigenschaften und erhöhen nachgewiesenermaßen die Resorption von Mineralstoffen im Darm.

An resistenten Stärken reiche Nahrungsmittel

- Grüne Bananen
- Mehl aus grünen Bananen
- Grüne Erbsen
- Linsen
- Ungekochte Haferflocken
- Weiße Bohnen

Resistente Stärken wirken nicht so sehr wie Stärke, sondern eher wie Ballaststoffe, weil sie das Wachstum gesunder Mikroben im Dickdarm fördern und als sogenannte präbiotische Nahrung agieren, welche die Darmbakterien nährt und die Produktion potenziell schädlicher Verbindungen wie beispielweise Gallensäure und Ammoniak reduziert (mit Präbiotika werden wir uns noch eingehender in Kapitel 12 beschäftigen). Grüne (unreife) Bananen gehören zu meinen bevorzugten Lieferanten resistenter Stärken. Man kann sie zerdrückt statt Kartoffelbrei verzehren oder grünes Bananenmehl statt Weizenmehl für Backwaren verwenden, um sein Gewicht unter Kontrolle zu halten, Blutzuckerspitzen zu vermeiden und das Diabetesrisiko zu verringern, während man gleichzeitig seinem Darm etwas Gutes tut.

Inulin

Inulin ist eine weitere, auch als Fructan bekannte Art komplexer Kohlenhydrate. Inulin besitzt, genau wie resistente Stärken, präbiotische Eigenschaften: Es nährt die Mikroben und fördert damit eine gesunde Darmflora. Die Zugabe von Nahrungsmitteln, die Inulin enthalten, beispielsweise Lauch zu Suppen oder Eintöpfen, reife Bananen zu grünen Smoothies und Knoblauch und Zwiebeln zu allem Gebratenen kann dazu beitragen, die Inulinmenge in der Ernährung zu erhöhen.

Inulinreiche Nahrungsmittel

- Artischocken
- Spargel
- Bananen
- Chicorée
- Löwenzahn
- Knoblauch
- Lauch
- Zwiebeln

Erfolgsrezept Nr. 2: Die Fermentierung von Nahrungsmitteln

Fermentierte Nahrungsmittel wie Sauerkraut, Kimchi und Pickles sind unübertroffene Stars, wenn es um das Mikrobiom geht, weil sie die Darmbakterien mit lebenden Bakterien (Probiotika) und präbiotischen Faserstoffen versorgen. Ziel sollte es sein, einige dieser fermentierten Nahrungsmittel jeden Tag auf den Speiseplan zu setzen. Sie sind wirklich sehr einfach herzustellen – meistens muss man nur ein wenig Meersalz und Wasser zum Gemüse geben – und halten sich nach der Fermentierung wochenlang im Kühlschrank. Sie finden leckere Rezepte und Schritt-für-Schritt-Anleitungen zur Fermentierung verschiedener Nahrungsmittel im Rezeptteil am Ende dieses Buches.

Erfolgsrezept Nr. 3: Steuerung des Fleischverzehrs

Der italienische Forscher Paolo Lionetti verglich Kinder, die faserreich mit viel Gemüse und Hülsenfrüchten ernährt wurden, mit anderen Kindern, die vorrangig fett- und zuckerreich und viel tierisches Eiweiß aßen. Die Ergebnisse zeigten erhebliche Unterschiede in Bezug auf die Darmbakterien: Die Gruppe mit der fett- und zuckerreichen Ernährung wies eine geringere mikrobielle Vielfalt und eine höhere Zahl von Arten auf, die mit Allergien, Durchfall und Fettleibigkeit assoziiert werden, während bei der Gruppe mit faserreicher Ernährung höhere Mengen von nützlichen, vor Entzündungen schützenden SCFAs nachgewiesen wurden sowie eine größere Zahl von Arten, die mit Schlankheit assoziiert werden.

Könnte der Zuckerverzehr allein für das unerwünschte mikrobielle Profil bei der fett- und zuckerreich ernährten Gruppe verantwortlich sein? Eine Studie jüngeren Datums lässt anderes vermuten. Wissenschaftler der Harvard Universität verordneten neun freiwilligen Probanden jeweils fünf Tage lang zwei extreme Diäten. Die erste Diät bestand aus einer fettreichen ballaststoffarmen Ernährung mit viel tierischem Eiweiß, zu der Rinderbrust, Salami, Prosciutto und verschiedene Käsesorten gehörten. Die zweite Diät war eine fettarme, ballaststoffreiche vegane Ernährung, die aus Jasminreis, Zwiebeln, Tomaten, Kürbis, Erbsen, Linsen und Knoblauch mit Bananen und Mangos als Snack bestand. Die Wissenschaftler untersuchten das Mikrobiom der Studienteilnehmer vor, während und nach jeder Diät. Die Unterschiede zeichneten sich sehr viel schneller ab als vermutet und hatten unerwartete genetische Folgen. Es kam nicht nur innerhalb eines Tages zu einer Verschiebung der relativen Zahl der verschiedenen Darmbakterien – die Gallensekret liebenden Arten, die beim Abbau von Fett mitwirken, aber mit Entzündungen und Colitis assoziiert werden, überwogen während der Fleisch-Käse-Diät –, sondern auch die aktivierten Gene veränderten sich.

Extrem kalorienarme Diäten, vor allem jene, die weniger als 50 Gramm Kohlenhydrate täglich zulassen, können zu einer zu geringen Menge von Ballaststoffen und einem mikrobiellen Profil mit verminderter Artenvielfalt führen, vergleichbar mit dem Zustand nach der Einnahme von Antibiotika. Fazit: Es trifft nicht unbedingt zu, dass Fleisch dem Mikrobiom schadet, sondern eher, dass Ballaststoffe ihm zuträglich sind, und der übermäßige Verzehr von Fleisch dazu führen kann, dass man weniger Ballaststoffe verzehrt.

Der Platz auf dem Teller ist begrenzt und man muss unbedingt darauf achten, dass den Mikroben förderliche Nahrungsmittel in ausreichender Menge vertreten sind. Idealerweise sollte also das Gemüse die Hauptspeise und Fleisch die Beilage sein. Achten Sie auf hochwertiges Fleisch von Weidetieren, die ohne Antibiotika aufgezogen wurden, da Tiere, die mit Mais gefüttert und mit Antibiotika behandelt werden, eine größere Menge krankheitserregender Bakterien wie *E. coli* 0157:H7 produzieren, die dem Mikrobiom schaden und beim Menschen schwere Krankheiten hervorrufen können.

Nicht nur die verzehrte Fleischmenge kann die Zusammensetzung des Mikrobioms verändern, auch das Mikrobiom wirkt sich auf das verzehrte Fleisch aus. Forschungsergebnisse der Cleveland Clinic zeigen, dass Darmbakterien das in rotem Fleisch vorkommende L-Carnitin in die chemische Substanz Trimethylamin-N-oxid (TMAO), die mit Arterien verstopfender Plaquebildung assoziiert wird, umwandeln können. Darmbakterien sind also vermutlich eng mit Herzinfarkten und Schlaganfällen verknüpft, die mit dem hohen Verzehr von rotem Fleisch in Verbindung gebracht werden. Interessanterweise produzieren Veganer und Vegetarier, wenn sie L-Carnitin verzehren, bei Weitem nicht so viel TMAO. Der Grund liegt vermutlich in ihrer pflanzlichen Ernährung und den daraus resultierenden andersgearteten Darmbakterien. Auch Nahrungsmittel wie Geflügel, Eier, Fisch und Meeresfrüchte, Schweinefleisch sowie Milchprodukte enthalten L-Carnitin, aber in rotem Fleisch ist die Menge am höchsten.

Was man außerdem bedenken sollte bei der Entscheidung, wie viel, wenn überhaupt, tierisches Eiweiß Teil des mikrobiellen Plans sein sollte, ist die Tatsache, dass die Aufzucht von Tieren für den menschlichen Verzehr der Umwelt schadet und den Tieren, die unter Schmerzen und Qualen gehalten werden, sogar noch größeren Schaden zufügt. In Bezug auf das Mikrobiom sind Pflanzen in jedem Fall vorzuziehen. Aus diesem Grund, aber auch aus den oben angeführten Gründen, sollte man darüber nachdenken, seinen Fleischkonsum stark zu reduzieren, wenn nicht sogar ganz auf Fleisch zu verzichten.

Erfolgsrezept Nr. 4: Mehr pflanzliche Kost

Man kann in Bezug auf das Mikrobiom durchaus darüber diskutieren, ob der Verzehr von Fleisch vorteilhaft ist oder nicht, aber es ist keine Frage, dass der Verzehr von Pflanzen die wichtigste Strategie zur Verbesserung der Darmflora ist. Unverdauliche Nahrungsfasern aus Pflanzen liefern das Rohmaterial für die bakterielle Fermentation, die die Nahrung für die Mikroben liefert und die gesundheitsfördernden SCFAs produziert. Die Vielfalt und Anzahl der Pflanzen, die man verzehrt, spiegelt sich in der Vielfalt und Anzahl der Bakterien im eigenen Darmgarten wider, man sollte also täglich viele verschiedene pflanzliche Erzeugnisse auf dem Speiseplan haben.

Bei einigen, die zu einer Paleo-Diät oder einer kalorienarmen Ernährung übergegangen sind, ist die Tatsache, dass sie nicht ausreichend unverdauliche Pflanzenfasern zur Ernährung ihrer Mikroben verzehren, einer der häufigsten Gründe dafür, dass ihre Dysbiose sich nicht bessert. Gemüse ist das Nahrungsmittel in der US-amerikanischen Ernährung, das am wenigsten häufig verzehrt wird, und das wichtigste, wenn es um die mikrobielle Gesundheit geht. Deshalb steht es auch so sehr im Fokus der „Live Dirty, Eat Clean"-Diät, ebenso wie die Empfehlung, den Verzehr von tierischem Eiweiß und Fett einzuschränken. Es ist hilfreich, sich die Beziehung zwischen dem Verzehr von Pflanzen und den Darmbakterien so vorzustellen, dass die Pflanzenfasern, die vom Körper nicht abgebaut werden können, den Darmbakterien stattdessen als Nahrung dienen. Das bedeutet weniger Nahrung für uns (wir nehmen auch leichter ab) und mehr Nahrung für unsere Mikroben! Die harten, faserigen Teile von Pflanzen wie die Stiele von Brokkoli oder die Endstücke von Spargelstangen liefern die meisten unverdaulichen Fasern, man muss also darauf achten, die ganze Pflanze zu verzehren.

Wenn wir nicht ausreichend Pflanzenfasern verzehren, riskieren wir, dass die unverzichtbaren Bakterien, die wir doch eigentlich kultivieren wollen, verhungern. Wenn nicht ausreichende Mengen von Pflanzenfasern vorhanden sind, können Darmbakterien Jeff Leach zufolge, dem Forscher und Gründer des Human Food Project, die schützende Schleimhaut des

Darms abbauen und sich somit gegen uns wenden. Gut genährte Bakterien dagegen produzieren Nährstoffe wie SCFAs für die Darmzellen.

Erfolgsrezept Nr. 5:
Obst und Gemüse direkt vom Erzeuger

Der Hauptunterschied zwischen den Erzeugnissen, die man im Supermarkt kauft, und denen, die man auf dem Wochenmarkt findet, ist Erde und Entfernung. Unser Obst und Gemüse legt in der heutigen Zeit weite Wege zurück – manchmal Tausende von Kilometern –, bevor es zu uns auf den Tisch kommt. Da die Enzymaktivität und der Nährwert dieser Nahrungsmittel bereits direkt nach der Ernte zu sinken beginnen, ist auch ihr Nutzen für das Mikrobiom erheblich verringert. Kauft man sein Obst und Gemüse auf dem Wochenmarkt von Bauern aus der Umgebung, bedeutet das, dass die Wege kürzer und damit die Nährstoffe und Bakterien noch intakt sind. Vermutlich bleibt es auch länger frisch.

Darüber hinaus sind die Chancen größer, dass es in kleinen Mengen direkt in der Erde angebaut wurde und nicht als Massenproduktion in der aseptischen Umgebung einer Fabrik entstanden ist. Halten Sie nach Obst und Gemüse Ausschau, an dem noch etwas Erde hängt (natürlich muss man es vor dem Verzehr waschen) und das keine perfekte einheitliche Form und Farbe hat. So sieht Obst und Gemüse aus, das in der Natur gewachsen ist und nicht in irgendeiner Form manipuliert wurde. Und natürlich sind biologisch erzeugte Nahrungsmittel, die in der Erde statt mit chemischen Substanzen wachsen, immer die bessere Wahl.

Erfolgsrezept Nr. 6: Zucker, nein danke!

Zucker ist Nahrung für Darmbakterien, aber nicht für die Sorte, deren Wachstum man ankurbeln möchte. Im Rahmen von Studien wurde nachgewiesen, dass eine zuckerreiche Ernährung zu einer Überbesiedlung mit Hefepilzen und anderen pathogenen Bakterien führen kann. Wie bereits in Kapitel 5 beschrieben, ist

Zucker oft suchterzeugend, weil er die Zahl der Bakterienstämme erhöht, die sich von ihm ernähren und die dann den Heißhunger auf mehr Zucker fördern. Ob man den Zuckerkonsum nun allmählich reduziert oder ihn schlagartig einstellt, die Darmbakterien sollten irgendwann an dem Punkt angelangt sein, an dem die zuckersüchtigen Mikroben in der Unterzahl sind und der Heißhunger leichter zu kontrollieren ist.

Zucker beeinträchtigt die Fähigkeit unserer weißen Blutkörperchen, Toxine zu zerstören – eine Wirkung, die innerhalb weniger Minuten nach dem Verzehr einsetzt und mehrere Stunden anhalten kann. Zucker kann also, außer dass er das Mikrobiom aus dem Gleichgewicht bringt, auch die körpereigene Fähigkeit, Infektionen zu bekämpfen, beeinträchtigen. Da Honig einen niedrigeren glykämischen Index als gewöhnlicher Zucker hat, gibt er weniger Glukose in die Blutbahn ab. Da ihm außerdem in einigen Studien präbiotische Eigenschaften zugeschrieben wurden, ist er eine vernünftige Alternative zu Zucker (wenn Sie allerdings an einer schweren Form der Dysbiose leiden, einschließlich einer Überbesiedlung mit Hefepilzen, sollten Sie auch Honig sparsam verwenden). Ich empfehle nährstoffreiche, naturbelassene Sorten wie Manuka-Honig. Wie wir in Kapitel 10 erfahren werden, ist er auch ein ausgezeichnetes Pflegemittel für die Haut.

Künstliche Süßstoffe sind genauso schädlich – wenn nicht schädlicher – für das Mikrobiom wie ihre natürlichen Gegenspieler. Jüngste Forschungsergebnisse weisen darauf hin, dass sie Veränderungen in den Darmbakterien verursachen, die eine Glukoseintoleranz begünstigen, wodurch sie zu einem Hauptrisikofaktor für die Entstehung von Diabetes werden.

Erfolgsrezept Nr. 7:
Lieber mehr als weniger

Wenn meine Freunde und Patienten klagen, ihre Kinder (oder Eheleute) seien wählerisch beim Essen, versuche ich, sie davon zu überzeugen, eher zusätzlich nahrhafte Speisen auf den Tisch zu bringen, als sich auf die weniger gesunden zu konzentrieren, die man loswerden muss. Eher die fehlenden nahrhaften als die vorhandenen weniger gesunden Speisen führen zu einem dezimierten Mikrobiom. Bei den meisten Menschen kann der Verzehr von ausreichend Spargel und Lauch, um nur zwei Beispiele zu nennen, ein gelegentliches Stück Kuchen aufwiegen. Aus diesem Grund stehen die Faserstoffe – die bevorzugte Nahrung der unverzichtbaren Bakterien – in der „Live Dirty, Eat Clean"-Diät an erster Stelle. Wenn man einen wählerischen Esser dazu bewegen kann, mehr gesunde Sachen zu essen, kann man die weniger nützlichen Nahrungsmittel unwichtiger werden lassen, selbst wenn man sie nicht allesamt vom Speiseplan streicht.

Erfolgsrezept Nr. 8: Umschulung der Geschmacksknospen

Die Geschmacksknospen allmählich an eher bitter schmeckendes Gemüse zu gewöhnen und den Verzehr von zusätzlichem Zucker einzuschränken, sind wesentliche Bestandteile der Umschulung eines wählerischen Gaumens. Und man sollte es wirklich als Schulung betrachten – es kann Monate, wenn nicht Jahre dauern, bis einige so weit sind, dass sie, ohne zu rebellieren, bei jeder Mahlzeit Gemüse essen oder herzhafte den süßen Desserts vorziehen. Außerdem sollte man nie vergessen, dass Nahrung Medizin ist: Nicht der wählerische Esser wird mit Nahrung versorgt, sondern dessen Mikroben, um ihn vor zukünftigen Krankheiten zu schützen.

Im Folgenden habe ich einige meiner bevorzugten Strategien aufgeführt, wie man die Geschmacksknospen umschulen und mehr Pflanzenfasern auf den Teller bekommen kann:

Ersetzen:
- Zucchini-„Nudeln" statt Weizenpasta
- Gebackener Kürbis oder Süßkartoffeln statt Pommes frites
- Püree aus grünen Bananen statt Kartoffelpüree
- Blumenkohlpüree statt weißem Reis

Zufügen:
- Spinat und Grünkohl zu Smoothies
- Lauch und Sellerie zu Suppen und Eintöpfen

- Gebackener Kürbis statt Mehl zum Andicken von Saucen
- Zwiebeln, Knoblauch, Paprikaschoten und Spinat zu Rührei
Süße reduzieren mit:
- „Eiscreme" aus gefrorenen Bananen mit Mandelmus
- Mit Nussmus gefüllten Datteln für Heißhungerattacken
- Naturbelassenem Honig statt Zucker für Backwaren und die Hälfte der im Rezept aufgeführten Menge
- Frischem Ingwer statt Zucker in Kräutertees oder Limonade

Erfolgsrezept Nr. 9: Frankenstein-Nahrung vom Speiseplan streichen

Nahrungsmittel vom Speiseplan zu verbannen, deren von der Natur vorgesehene Beschaffenheit künstlich verändert wurde, ist aus einer Reihe von Gründen für das Mikrobiom von Vorteil: Sie enthalten möglicherweise Zusatzstoffe und Konservierungsstoffe, die die Darmbakterien schädigen können. Sie können jede Menge Hormone sowie nachweisbare Mengen von Antibiotika enthalten. Sie wurden vermutlich mit für das Mikrobiom giftigen Pestiziden besprüht. Sie können genetisch veränderte Frankenstein-Nahrung sein, die sehr schwer zu verdauen ist. Vermutlich sind während der Herstellung die meisten gesunden Fasern verschwunden oder sie enthalten nicht genügend Nährstoffe, um das Wachstum gesunder Bakterien zu fördern. Dazu gehören Zutaten wie Gluten, raffinierte Kohlenhydrate, industriell hergestellte Nahrungsmittel im Allgemeinen, GVO-Nahrungsmittel und künstliche Süßstoffe.

Erfolgsrezept Nr. 10: Befolgen Sie meine 1–2–3-Regel

Ich halte nicht viel davon, Kalorien zu zählen, Kohlenhydrate zu rationieren, die Eiweißmengen in Gramm nachzurechnen oder sonst etwas zu tun, was die Kunst, den Genuss und die Behaglichkeit des Essens zu einem wissenschaftlichen Unterfangen werden lässt. Es gibt jedoch eine einfache Regel, die ich dringend empfehle. Ich nenne sie meine 1–2–3-Regel:

Meine 1–2–3-Regel
Verzehren Sie mindestens ein Gemüse zum Frühstück, zwei zum Mittagessen und drei zum Abendessen.

Es gibt viele Möglichkeiten, dieses Ziel zu erreichen. Morgens könnte es ein Smoothie mit Grünkohl oder eine Omelette mit Spinat sein, mittags ein Salat mit klein geschnittenem Gemüse und abends gedünsteter Spargel sowie ein Kopfsalat mit Gurke. Die 1–2–3-Regel ist eine gute Methode sicherzugehen, dass ausreichend Faserstoffe verzehrt werden, ohne sich auf zu viele Einzelheiten konzentrieren zu müssen. Bei einer Mahlzeit mit einer pflanzlichen Speise als Hauptbestandteil wird das Fleisch eher zur Beilage als zur Hauptsache – eine großartige Strategie zur Stärkung des Mikrobioms. Fermentierte Nahrungsmittel können zu jeder Mahlzeit gereicht werden und haben einen doppelten Nutzen: Sie zählen mit, wenn es um die Ziele der 1–2–3-Regel geht, und sie liefern zusätzlich nützliche Bakterien.

Die „Live Dirty, Eat Clean"-Diät

Nun, da Sie die Erfolgsgeheimnisse der „Live Dirty, Eat Clean"-Diät kennen, wollen wir uns die für den täglichen Verzehr bestimmten Nahrungsmittel im Einzelnen ansehen. Da ich auch hier Wert darauf lege, dass Essen einfach sein und Freude bereiten sollte, habe ich die unten aufgeführten Nahrungsmittel in drei Gruppen unterteilt: In der Gruppe „Grünes Licht" sind die Nahrungsmittel enthalten, von denen Sie essen dürfen, so viel Sie möchten. Von den Nahrungsmitteln in der Gruppe „Gelbes Licht" empfehle ich, nur eine kleine Portion (etwa 100 g) täglich zu verzehren, während die Gruppe „Rotes Licht" die Nahrungsmittel enthält, die, abhängig von Ihren gesundheitlichen Problemen und Zielen im Allgemeinen und Ihrer Darmgesundheit im Besonderen, vermieden oder reduziert werden sollten.

Die Gruppe „Grünes Licht"

Die Mehrheit dieser Nahrungsmittel enthält unverdauliche Pflanzenfasern, die Nahrung für das Mikrobiom sind. Andere enthalten gesunde Fette wie Omega-3-Fettsäuren, die entzündungshemmende Eigenschaften besitzen. Einige haben vielleicht keine speziellen, das Mikrobiom stärkenden Eigenschaften, können aber guten Gewissens verzehrt werden, da sie dem Mikrobiom keinen Schaden zufügen. Von diesen Nahrungsmitteln dürfen Sie essen, bis Sie sich satt fühlen – Kalorien oder Mengen spielen keine Rolle! Achten Sie darauf, große Mengen präbiotischer Nahrungsmittel wie Zwiebeln, Knoblauch, Lauch, Artischocken, Bohnen, Spargel, Karotten, Rettich, Tomaten, Bananen, gemahlene naturbelassene Leinsamen, bittere Gemüsesorten wie Radicchio und Chicorée, aber auch fermentierte Nahrungsmittel wie Sauerkraut und Kimchi auf den Speiseplan zu setzen.

- Obst
- Gemüse
- Wurzelgemüse
- Nüsse
- Nussmus
- Samen
- Hülsenfrüchte (Bohnen, Erbsen, Erdnüsse, Kichererbsen)
- Olivenöl
- Kokosöl
- Naturbelassener Bio-Honig
- Naturreis
- Süßkartoffeln
- Kürbis
- Quinoa
- Hafer (Haferkerne oder herkömmliche glutenfreie Haferflocken)
- Ungesüßte Trockenfrüchte

Empfohlene Getränke

- Wasser
- Wasser mit Kohlensäure
- Ungesüßtes Kokoswasser ohne Aromastoffe
- Milchersatzprodukte: Mandelmilch, Hanfmilch, Cashewmilch, Kokosmilch (ungesüßt)
- Kräutertee
- Smoothies (ohne Zusatz von Zucker oder Süßstoffen)
- Gemüsesäfte (ohne Zusatz von Zucker oder Süßstoffen)

Empfohlene Backprodukte

- Mandelmehl
- Kokosmehl
- Kichererbsenmehl
- Naturreismehl
- Mehl aus grünen Bananen

Die Gruppe „Gelbes Licht"

Diese Nahrungsmittel haben keinen besonders großen Nutzen für das Mikrobiom, können aber in Maßen verzehrt werden, ohne irgendeinen Schaden anzurichten. Ich empfehle, die Menge auf eine Portion (etwa 100 g) täglich zu beschränken. Antibiotikafreie Bio-Tierprodukte sind am besten.

- 1 Portion tierisches Eiweiß täglich
- Frei lebende Fische
- Frei lebendes Wild
- Rindfleisch aus Weidehaltung
- Bio-Fleisch, -Geflügel, -Eier
- Ghee/geklärte Butter
- Nicht mehr als 1 Glas Alkohol täglich

Die Gruppe „Rotes Licht"

Diese Nahrungsmittel werden bei regelmäßigem Verzehr mit Dysbiose in Verbindung gebracht, entweder, weil sie bei der Verdauung in einfache Zucker umgewandelt werden, stark verarbeitet sind oder Zutaten enthalten, die der Darmschleimhaut oder den dort siedelnden Bakterien Schaden zufügen.

- Milchprodukte (außer Ghee/geklärte Butter)
- Zucker (naturbelassener Bio-Honig ist erlaubt)
- Künstliche Süßstoffe (Aspartam, Stevia, Sorbitol, Mannitol usw.)
- Glukose-Fruktose-Sirup
- Mais, Maisprodukte
- Gluten
- Getreide (außer Naturreis)
- Weißer Reis
- Weiße Kartoffeln
- Pasta (außer Pasta aus Naturreis- oder Quinoamehl, die keinen Mais enthält)
- Industriell verarbeitete Kohlenhydrate
- Raffinierte Öle (Canola-Öl, Distelöl usw.)
- Softdrinks
- Diät-Softdrinks
- Fruchtsaftgetränke

Man ist, was die Darmbakterien essen

Was man isst, hat eine nachhaltigere Auswirkung auf das Mikrobiom als alles andere, was man tut. Die gute Nachricht ist, dass die mikrobielle Gesundheit auf der Gesamtheit der verzehrten Nahrungsmittel basiert, nicht auf irgendeiner Zutat oder Nahrungsmittelgruppe. Die „Live Dirty, Eat Clean"-Diät ist ein sicherer und wirksamer Weg, das Mikrobiom wiederherzustellen, und eine vielversprechende Methode, wenn man an Dysbiose leidet oder einfach nur seine Gesundheit verbessern und das Risiko, krank zu werden, reduzieren möchte.

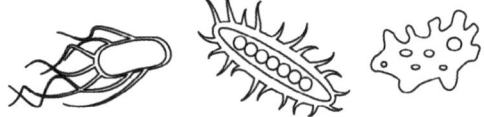

KAPITEL 10
Die „Live Dirty"-Lebensweise

Der moderne Mensch verbringt 90 Prozent seiner Zeit in geschlossenen Räumen – in Gebäuden oder in Fahrzeugen mit geschlossenen Fenstern und Türen, die den Kontakt mit der Natur einschränken und wenig Gelegenheit zu einer Renaturierung liefern. Aus Studien geht hervor, dass in einem Stadtviertel, in dem zunehmend Beton und Glas verbaut wird, die Vielfalt der Bakterienarten auf der Haut der Menschen abnimmt und das Risiko für Allergien und Asthma steigt.

Aggressive Reinigungsmittel und antibakterielle Produkte sorgen dafür, dass unser Körper und unsere bereits sterile Umgebung nahezu keimfrei werden und bedrohen damit die wenigen Mikroben, die noch übrig geblieben sind. Zudem lässt uns unser übervoller Terminkalender nur wenig Zeit, an die frische Luft zu gehen und die Rosen buchstäblich zu riechen. Die meisten Menschen leben in eher kleinen, sauberen Gemeinschaften und nicht in großen Haushalten mit vielen Familienmitgliedern – der Vorteil, Mikroben mit Cousins, einer Tante oder einem Onkel auszutauschen, ist also nicht gegeben.

Wenn wir unser schwaches Mikrobiom stärken und unsere Gesundheit verbessern wollen, müssen wir herausfinden, wie wir dem mikrobiellen Durcheinander unseres modernen Lebens entkommen können und zu einer etwas schmutzigeren und gesünderen Lebensweise zurückkehren können. Hier sind einige Vorschläge, wie man ein wenig Schmutz in sein Leben lassen und gleichzeitig einige Mikroben gedeihen lassen kann.

Ein wenig Schmutz ist völlig in Ordnung

Für das äußere Erscheinungsbild spielen Mikroben vermutlich eine wichtigere Rolle als die Gene, weil es ohne gesundes Mikrobiom wirklich nicht leicht ist, eine strahlende Haut und volles Haar zu haben. Die Darmbakterien könnte man mit dem Boden vergleichen, auf dem das Haar und die Haut die Pflanzen sind. Ist der Boden nicht gesund, weil ihm zu viele chemische Stoffe zugeführt werden und er keine ausreichende Menge der richtigen Nährstoffe bekommt, gedeihen auch die Pflanzen nicht richtig.

Chemische Substanzen wie Natriumlaurylsulfat sind gängige Inhaltsstoffe von Reinigungsprodukten, weil sie für viel Schaum sorgen, sie werden aber auch leicht resorbiert und sind stark hautreizend. Solche aggressiven chemischen Stoffe lassen die Haut und die Kopfhaut nicht nur für auf der Oberfläche lebende Bakterien und Viren durchlässiger werden, sondern auch für andere chemische Substanzen. Auf diese Weise entsteht ein gestörtes mikrobielles Gleichgewicht und das Risiko, an einer Hautkrankheit wie Akne, Ekzemen und Rosazea zu erkranken, steigt.

Bakterien, die Ammoniak metabolisieren, bekannt als Ammoniak oxidierende Bakterien (AOB), finden sich im Boden sowie in unbehandeltem Wasser. Sie spielen eine wichtige Rolle beim Recycling von Stickstoff (einem für das Leben auf der Erde unentbehrlichen Element) und vermutlich auch für die Gesundheit der Haut. In einer Studie mit freiwilligen Probanden berichtete die Gruppe, die ihre Haut und Kopfhaut mit einer Suspension mit lebenden AOB behandelte, im Vergleich zu der Placebo-Kontrollgruppe von einer erheblichen Verbesserung ihrer Haut. Es handelt sich dabei um subjektive Ergebnisse, aber auch andere laufende Studien untersuchen die Wirksamkeit von AOB und anderen topisch angewendeten Mikroben als Behandlungsmethode von Akne, Ekzemen und anderen Hautkrankheiten. Welche Ironie, dass eine Behandlung von Akne daraus bestehen könnte, die Haut mit mehr Mikroben zu versorgen, anstatt diese zu entfernen, wie es bei so vielen Aknepräparaten der Fall ist!

David Whitlock, der Gründer einer Firma, die AOB für kommerzielle Zwecke isoliert, hat seit 2002 nicht geduscht, wäscht sich aber gelegentlich mit einem Schwamm und besprüht sich regelmäßig mit AOB. Andere, die ebenfalls beschlossen haben, statt Seife einen natürlicheren Ansatz zu wählen, berichten häufig, ihre Haut und ihr Haar seien gesünder und sie hätten weniger Probleme mit Körpergeruch – was angesichts dessen, was ich später noch über Achselhöhlen zu berichten habe, vermutlich nicht besonders erstaunlich ist. Whitlock nimmt an, dass Pferde und andere große Säugetiere, insbesondere, wenn ihnen heiß ist und sie schwitzen, sich im Dreck wälzen, um mehr AOB aufzunehmen, die Ammoniak metabolisieren können, einen der Hauptbestandteile von Schweiß. Der Schmutz auf unserem Körper muss ebenso wenig entfernt werden wie die Mikroben in unserem Körper. Da die meisten von uns sich nicht im Schlamm wälzen (was eigentlich keine schlechte Idee wäre), müssen wir auch unseren Körper und unser Haar nicht täglich waschen und damit die Öle und Bakterien abspülen, die diese gesund erhalten, und sie dann durch minderwertige, im Laden gekaufte Produkte ersetzen. Genau wie fertige Säuglingsnahrung nie die Qualität von Muttermilch erreichen kann, gibt es kein synthetisches Produkt für die Haut oder die Haare, das besser wäre als das, was der eigene Körper produzieren kann.

Ein wenig Schweiß ist völlig in Ordnung

Jeder weiß, dass körperliche Betätigung guttut, aber es hat sich herausgestellt, dass sie darüber hinaus auch eine sehr positive Wirkung auf unsere Mikroben hat. Im Rahmen einer britischen Studie aus dem Jahr 2014 wurden Stuhlproben von professionellen Rugbyspielern in der Mitte ihrer Trainingssaison mit denen von gesunden Männern im selben Alter verglichen, die nicht besonders viel Sport trieben. In den Stuhlproben der Sportler fand sich eine größere Anzahl von Bakterien, eine größere Artenvielfalt und erheblich höhere Mengen der Arten, die mit niedrigen Adipositasraten und mit Übergewicht verbundenen Krankheiten assoziiert werden. Außerdem aßen die Rugbyspieler sehr viel mehr Obst und Gemüse. Die Autoren der Studie schlossen daraus, dass „körperliche Betätigung ein weiterer wichtiger Faktor für die Beziehung zwischen Mikrobiota, Wirtsimmunität und

Wirtsmetabolismus zu sein scheint und dass auch die Ernährung eine wichtige Rolle spielt."

Darüber hinaus stimuliert körperliche Betätigung die Darmperistaltik und damit die schnellere Passage der Endprodukte der Verdauung, was wiederum dazu beitragen kann, eine Dünndarmfehlbesiedlung (DDFB) zu verhindern. Man muss kein professioneller Rugbyspieler sein, um von der für die Mikroben förderlichen Wirkung körperlicher Betätigung zu profitieren. Eine einfache Erhöhung der Herzfrequenz um 20 Prozent über den Grundwert mit 30-minütigem zügigem Gehen drei- bis fünfmal pro Woche reicht aus, um die Peristaltik anzuregen. Versuchen Sie danach auf die Dusche zu verzichten, um die Wirkung zu steigern!

Ein wenig Körpergeruch ist völlig in Ordnung

Unsere Achselhöhlen sind in erster Linie von Staphylokokken und Corynebakterien besiedelt. In der Regel sind die weniger stark riechenden Staphylokokken bei Frauen die vorherrschende Spezies, während die weitaus stärker riechenden Corynebakterien bei Männern vorherrschen. Das liegt vermutlich daran, dass diese mehr Fett in ihren Schweiß absondern – die bevorzugte Nahrung des Lipid liebenden *Corynebacteriums*. Eine belgische Studie bestätigte, was ich bereits seit Langem vermutet habe: Je mehr Deodorant verwendet wird, desto mehr wird benötigt. Aluminiumsalze in Deodorants haben eine starke Wirkung auf Staphylokokken und reduzieren deren Anzahl unverhältnismäßig stark, was zu einem Anstieg der übler riechenden Corynebakterien führt. Durch die Verwendung solcher Produkte verändert man sein Mikrobiom – und nicht zum Guten. (Auch Scheidenspülungen sind nicht nur deshalb keine gute Idee, weil sie immer mehr Spülungen erforderlich machen, sondern auch, weil sie die dort natürlich vorkommenden schützenden *Lactobacillus*-Stämme reduzieren und das Risiko für sexuell übertragbare Krankheiten und Harnwegsinfekte erhöhen. Vergessen Sie nicht, dass Sie nicht wie ein Blumenstrauß riechen müssen.)

Wer nicht ganz auf Deodorants verzichten möchte, kann weniger verwenden und versuchen, an den Tagen, an denen nicht Seite an Seite mit anderen zusammengearbeitet wird, kein Deo zu verwenden. Oder man gibt einige Tropfen Lavendelöl unter die Achseln. Da übel riechende Bakterien der Haut leichter auf Synthetikstoffen wie Polyester wachsen, kann das Tragen von Kleidung aus natürlichen Materialien wie Baumwolle oder Leinen den Geruch eindämmen. Die Einstellung zu Körpergeruch ist von Kultur zu Kultur unterschiedlich. Es könnte hilfreich sein, dem Beispiel anderer Gesellschaften zu folgen, in denen die Akzeptanz eines wahrnehmbaren persönlichen Geruchs größer ist. Es braucht vermutlich ein wenig Zeit, sich daran zu gewöhnen, aber unsere Nasen passen sich an natürlichere Gerüche an.

Als meine Tochter in die Middle School kam, bemerkte ich, dass sie nach dem Fußballtraining oder einem ereignisreichen Tag in der Schule stärker nach Schweiß roch. Dieser animalische Geruch, der Tieren – und Menschen – über die Jahrtausende zur gegenseitigen Erkennung gedient hat, scheint heute zu einer großen gesellschaftlichen Last geworden zu sein. Ihr machte der Geruch überhaupt nichts aus, aber ich hatte ihn die ganze Zeit über in der Nase. Schließlich tat ich, was ich auch Ihnen ans Herz legen möchte: Ich hörte auf, an allem zu riechen und erinnerte mich daran, dass üble Gerüche für jeden von uns etwas anderes bedeuten.

Wie Entspannung und eine Umstellung der Ernährung den Körpergeruch verbessern können

Es gibt einen faszinierenden Zusammenhang zwischen Stress, Mikroben und Körpergeruch. Der Mensch besitzt zwei Arten von Schweißdrüsen: Ekkrine Schweißdrüsen, die über den ganzen Körper verteilt sind und zwischen Haut und Unterhaut liegen, und apokrine Schweißdrüsen, die ihren Inhalt in behaarte Bereiche wie Achselhöhlen und Leistenbeuge absondern. Ekkrine Schweißdrüsen sondern bei Hitze oder körperlicher Betätigung geruchloses Wasser und Salz ab, die durch die Verdunstung dazu beitragen, die Haut zu kühlen. Apokrine Schweißdrüsen geben bei Stress eine milchig weiße Substanz ab, die in Kombination mit den Bakterien unter den Achseln und in der Leistenbeuge Körpergeruch erzeugen. Die meisten Menschen können problemlos unterscheiden zwischen dem leicht salzigen Geruch nach einem harten Training oder an einem heißen Tag und dem eher muffigen Geruch bei Stress – ein Grund mehr, die Entspannung zu fördern, wenn man sich wie ein Bett aus Rosen fühlen (und riechen) möchte.

Stress kann üblen Körpergeruch erzeugen, aber der Duft, den der Körper verströmt, ist auch ein Spiegelbild dessen, was man ihm gibt. Die bedauerlichen Kühe, die mit Mais gemästet werden, haben häufig übel riechenden Stuhl und Blähungen infolge der Unterschiede in den Bakterienarten (mehr Krankheitserreger wie *E. coli*), die durch eine unnatürliche Ernährung mit Mais statt Gras erzeugt werden. Dasselbe gilt auch für uns, wenn es um unseren eigenen Körpergeruch, Stuhl und Blähungen geht, wenn wir uns unnatürlich mit industriell gefertigten Getreideprodukten statt mit frischem Obst und Gemüse ernähren. Eine Veränderung des eigenen Geruchs gehört zu den ersten Dingen, die man bemerkt, wenn sich das Mikrobiom wandelt und gesünder wird. Die Nase kennt den Unterschied!

Die Dos der „Live-Dirty"-Lebensweise

- Verwenden Sie einen Chlorfilter für Bade- und Trinkwasser.
- Duschen oder baden Sie nur mit Wasser und ohne Seife.
- Wenn Sie sich wirklich schmutzig fühlen oder noch nicht bereit sind, ganz auf Seife zu verzichten, achten Sie auf milde Produkte aus natürlichen Ölen. Verwenden Sie die Seife sparsam und nur in feuchten Bereichen, zum Beispiel in der Leistenbeuge und unter den Achseln, nicht auf der übrigen Haut.
- Kaufen Sie ein Bidet, um den Intimbereich waschen zu können, ohne duschen zu müssen.
- Reinigen Sie Ihre Kopfhaut mit ätherischen Ölen oder mit verdünntem Apfelessig statt Shampoo (siehe Spülung für fettiges Haar, Seite 182, und Kopfhautbehandlung mit ätherischem Öl, Seite 183).
- Verwenden Sie eine natürliche Pflegepackung aus Kokosöl und Avocado, wenn Sie trockenes Haar haben (siehe Feuchtigkeitsspendende Packung für trockenes/geschädigtes Haar, Seite 183).
- Verwenden Sie Duftstoffe aus ätherischen Ölen statt Alkohol.
- Verwenden Sie essbare Produkte für Ihr Haar und Ihre Haut und stellen Sie diese selbst her (siehe meine Rezepte am Ende dieses Kapitels).
- Schwitzen Sie – Menschen, die sich regelmäßig körperlich betätigen, verfügen über eine größere Bakterienvielfalt.
- Ziehen Sie in Erwägung, sich einen Hund, eine Katze, ein Kaninchen oder ein anderes Haustier anzuschaffen: Kinder mit Haustieren haben weniger Infektionen und benötigen weniger Antibiotika.
- Lassen Sie zu, dass Ihre Kinder schmutzig werden, auf dem Boden spielen und mit anderen Kindern zusammen sind (auch für Erwachsene von Vorteil).
- Machen Sie sich bei der Gartenarbeit die Hände schmutzig. Ihr Immunsystem mit den Billionen Mikroben im Boden zu konfrontieren, ist eine großartige Methode, einen buchstäblich gesunden Darmgarten anzulegen.
- Öffnen Sie Ihre Fenster. Die Natur hereinzulassen, verbessert die Gesundheit und fördert die Vielfalt der Mikroben in Ihrem Heim.
- Stellen Sie für zusätzliche Mikrobenexposition überall Pflanzen auf.
- Stellen Sie Ihren eigenen natürlichen Haushaltsreiniger her. Hierfür 125 ml Weißweinessig mit 2 Litern Wasser, 12 Tropfen Teebaumöl und 12 Tropfen Lavendelöl mischen. Die Zutaten in eine Sprühflasche füllen und vor dem Gebrauch gut schütteln.

Die Don'ts der „Live-Dirty"-Lebensweise

• Verwenden Sie keine Produkte auf Ihrem Körper, die Sie nicht auch in Ihrem Körper haben möchten. Halten Sie sich an Haut- und Haarpflegeprodukte mit Zutaten, die man auch essen könnte (siehe meine Rezepte am Ende dieses Kapitels).

• Duschen oder baden Sie nur jeden zweiten Tag, es sei denn, Sie sind wirklich schmutzig.

• Verwenden Sie keine Seifen, Reinigungsmittel oder Feuchtigkeitscremes, die Mineralölerzeugnisse, Lebensmittelfarbstoffe, Duftstoffe, Parabene, Phthalate, Natriumlaurylsulfat, Natriumlaurylethersulfat, Triclosan, Triethylamin oder andere schädliche chemische Stoffe enthalten.

• Waschen Sie Ihr Haar nur einmal pro Woche mit Shampoo und vermeiden Sie Shampoos mit Zusätzen wie Natriumlaurylsulfat oder Natriumlaurylethersulfat, die die Haut und Kopfhaut anfälliger und durchlässiger für Toxine machen können.

• Verwenden Sie keine Parfums, die Alkohol enthalten und die Hautmikroben schädigen können.

• Verwenden Sie keine Händedesinfektionsmittel.

• Verwenden Sie keine antibakteriellen Seifen und Produkte.

• Verwenden Sie keine Deodorants – sie können das Mikrobiom der Haut verändern.

• Verwenden Sie kein Mundwasser – es kann das mikrobielle Ökosystem im Mund zerstören.

• Verwenden Sie keine chemischen Haushaltsreiniger (siehe mein Rezept auf Seite 178).

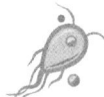

Schönheitsprodukte, die Ihnen und Ihren Mikroben guttun

Kokosöl ist der wichtigste Inhaltsstoff der Produkte für die Haut, die ich zu Hause selbst herstelle. Es eignet sich hervorragend als Feuchtigkeitsspender, Make-up-Entferner, Peeling, Pflegespülung, Gleitmittel und Lippenbalsam – und in der Küche ist es auch gut zu gebrauchen. Kokosöl wirkt antimykotisch und kann darüber hinaus das Wachstum schädlicher Bakterien hemmen, während seine gesunden Fette der Haut Feuchtigkeit und Nährstoffe zuführen. Zum Erwärmen des Kokosöls auf Zimmertemperatur nur sehr wenig Hitze verwenden oder das Öl zwischen den Handflächen zerreiben, damit es ein wenig flüssiger wird. Das beste Öl ist naturbelassenes, unraffiniertes, kalt gepresstes Bio-Kokosöl.

Manuka-Honig wird von Honigbienen aus dem Blütennektar der Südseemyrthe (Manuka) erzeugt, die in Australien und Neuseeland beheimatet ist. Er wurde als Heilsalbe bei oberflächlichen Verbrennungen verwendet und hat einige natürliche Eigenschaften, die die Haut gegen Krankheitserreger schützen können. Am wichtigsten jedoch ist, dass er sich nicht störend auf den normalen pH-Wert der Haut oder auf lebenswichtige Mikrobenarten auswirkt. Das macht ihn zu einer hervorragenden Grundlage für Hautreinigungsmittel und Körperpeelings. Ich wasche mein Gesicht nur noch mit diesem Honig und habe seitdem meine Rosazea unter Kontrolle.

Rezepte für essbare Produkte für Haut und Haar

Die Haut ist eine poröse Membran, die absorbiert oder „isst", was man ihr zuführt. Das kann erhebliche Folgen sowohl für das innere als auch das äußere Mikrobiom haben. Ich rate dazu, dieselben Grundsätze für die Haut- und Haarpflege anzuwenden, die auch in der Küche gelten: Hochwertige Produkte, einfache Zutaten wie naturbelassener Honig, Papaya, Haferflocken und Kokosöl direkt aus der Natur, nicht aus dem Labor. Hier sind einige meiner bevorzugten Schönheitsrezepte.

Gesichtspeeling für fettige Haut

2 EL naturbelassener Manuka-   1 ½ TL Maismehl
   Honig   1 TL Zitronensaft
1 EL Hafermehl

Die Hände und das Gesicht gut mit Wasser anfeuchten und alle Zutaten in der Handinnenfläche vermischen. Die Paste auf das Gesicht auftragen und in kreisenden Bewegungen etwa 1 Minute lang sanft einmassieren. Das Maismehl und der Zitronensaft reinigen hervorragend, aber bei zu starkem Druck oder zu festem Einmassieren können Hautreizungen entstehen. Mit warmem Wasser und einem sauberen Waschlappen abwaschen. Kann einmal pro Woche angewendet werden. Für ein Körperpeeling eine größere Menge anrühren.

Gesichtspeeling für trockene Haut

2 EL naturbelassener Manuka-   2 EL frische reife Papaya
   Honig   (Schale und Samen entfernt)
                                                  1 EL Hafermehl

Die Hände und das Gesicht gut mit Wasser anfeuchten und alle Zutaten in der Handinnenfläche vermischen. Die Paste auf das Gesicht und den Hals auftragen. In kreisenden Bewegungen etwa 1 bis 2 Minuten sanft einmassieren. Mit warmem Wasser und einem sauberen Waschlappen abwaschen. Kann einmal pro Woche angewendet werden. Für ein Körperpeeling eine größere Menge anrühren.

Reinigendes, feuchtigkeitsspendendes Körperpeeling mit Kokosöl

4 EL naturbelassener Manuka-
Honig
2 EL Kokosöl

1 EL gemahlene
Flohsamenschalen oder
Maismehl

Die Hände und den Körper gut mit Wasser anfeuchten und alle Zutaten in der Handinnenfläche vermischen. Die Paste auf den Körper auftragen und sanft einmassieren, dabei besonders auf raue Stellen achten. Mit warmem Wasser und einem sauberen Waschlappen abwaschen. Kann täglich angewendet werden.

Warmes, feuchtigkeitsspendendes Körperpeeling mit Rohrohrzucker

3 EL Kokosöl
2 EL Rohrohrzucker

2 EL naturbelassener Manuka-
Honig
1 EL reiner Vanilleextrakt

Alle Zutaten in einem kleinen Topf leicht erhitzen, bis das Kokosöl vollständig zerlassen ist und der Rohrohrzucker sich aufgelöst hat. Sorgfältig vermischen. Die Paste auf eine angenehme Temperatur abkühlen lassen. Dann sanft in den ganzen Körper einmassieren. Mit warmem Wasser und einem sauberen Waschlappen abwaschen. Kann täglich angewendet werden.

Feuchtigkeitsspendende Vanillelotion

4 EL Kokosöl   ½ TL reiner Vanilleextrakt

Das Kokosöl und die Vanille sorgfältig in der Handinnenfläche oder in einer kleinen Schüssel vermischen und großzügig auf den ganzen Körper auftragen. Kann täglich angewendet werden.

Feuchtigkeitsspendende Zitruslotion

4 EL Kokosöl   ½ TL geriebene Orangen- oder
                                  Zitronenschale

Das Kokosöl und die Orangenschale sorgfältig in der Handinnenfläche oder in einer kleinen Schüssel vermischen und großzügig auf den ganzen Körper auftragen. Kann täglich angewendet werden.

Spülung für fettiges Haar

250 ml Apfelessig   250 ml Wasser

Den Apfelessig und das Wasser in einer Schüssel vermischen. Auf das nasse Haar auftragen, sorgfältig von den Wurzeln bis zu den Haarspitzen und in die Kopfhaut einmassieren. 5 Minuten einwirken lassen und mit Wasser ausspülen. Danach weder Shampoo noch eine Spülung verwenden. Einmal pro Monat anwenden. Kann die Farbe angreifen, wenn das Haar mit Haarfarbe oder Henna gefärbt ist.

Feuchtigkeitsspendende Packung für trockenes/ geschädigtes Haar

2 EL Kokosöl   1 reife Avocado, Kern entfernt
1 EL Olivenöl   und geschält

Alle Zutaten in eine kleine Schüssel geben und sorgfältig zu einer Paste vermischen. Die Paste auf das nasse Haar auftragen und von den Wurzeln bis zu den Haarspitzen gründlich einmassieren. Ein warmes Handtuch oder Plastikfolie um den Kopf wickeln und die Packung mindestens 30 Minuten oder sogar über Nacht einwirken lassen. Sorgfältig mit lauwarmem Wasser ausspülen. Danach weder Shampoo noch eine Spülung verwenden. Einmal pro Monat anwenden.

Kopfhautbehandlung mit ätherischem Öl

1 TL für therapeutische Zwecke   Lavendel) oder anderes
   geeignetes Bio-Lavendelöl   ätherisches Öl.
   (oder von wild wachsendem

Das Haar in vier oder mehr Partien unterteilen, um die Kopfhaut besser erreichen zu können. Die Fingerspitzen mit dem ätherischen Öl befeuchten und die Kopfhaut 2 bis 3 Minuten lang kräftig damit massieren. Mit Wasser abspülen. Danach weder Shampoo noch eine Spülung verwenden.

Verzicht auf chemische Substanzen

Ich lese seit Jahren die Etiketten auf Lebensmittelverpackungen im Supermarkt, aber nach der Geburt meiner Tochter achtete ich auch mehr auf die Etiketten von Pflegeprodukten wie Shampoos und Lotionen, die ich für mich und meine Tochter verwendete, und auch auf die Etiketten von Reinigungsmitteln, die täglich bei uns zu Hause zum Einsatz kamen. Ich war schockiert, als ich die Nebenwirkungen einiger Inhaltsstoffe nachschlug (die Datenbank der Environmental Working Group ist eine hervorragende Quelle) und war wie vom Blitz getroffen von den Parallelen zwischen diesen Produkten und dem, was als Nahrungsmittel im Supermarkt durchgeht: vollgepackt mit potenziell schädlichen chemischen Stoffen, billig in der Herstellung und eine lange Haltbarkeitsdauer. Die Pflegeprodukte für meinen Körper und unser Heim blieben mit Sicherheit nicht ohne Folgen für mein Mikrobiom. Meine persönlichen Probleme mit Ekzemen und Rosazea waren der Grund, warum ich sämtliche Shampoos, Seifen, Pflegespülungen, Parfums, Lotionen, Haushaltsreiniger und Waschmittel mit Zutaten, deren Namen ich nicht aussprechen konnte, einsammelte und durch einfache selbst gemachte Versionen ersetzte, die sich aus Essig, Honig, Zitrone und ätherischen Ölen zusammensetzen.

Sollten Sie Probleme mit Dysbiose haben, reicht es vermutlich nicht aus, die Ernährung umzustellen und ein hochwertiges Probiotikum einzunehmen. Sie zerstören mit den Produkten, die Sie verwenden, vermutlich Tag für Tag unverzichtbare Mikroben. Wenn Sie vorgefasste Vorstellungen von Sauberkeit und Körperhygiene, die mehr mit aggressivem Marketing als mit Gesundheit zu tun haben, hinter sich lassen und in Keimen eher Freunde als Feinde sehen können, taucht nach und nach ein neues Konzept am Horizont auf, das eher auf einer friedlichen Koexistenz und Synergie basiert als auf einer toxischen Vernichtung. Werden Sie also ruhig ein bisschen schmutzig. Ihr Mikrobiom wird es Ihnen danken.

KAPITEL 11

Renaturierung als Heilungsansatz

Mir ist klar, dass ich als Ärztin über Insiderwissen verfüge, das mir die Entscheidung erleichtert, ob ein Antibiotikum oder ein Arztbesuch wirklich erforderlich sind, und ich plädiere keinesfalls dafür, dass Sie Ihre Medikamente absetzen oder Ihren Arzt nicht aufsuchen sollen, wenn Sie krank sind. Aber ich plädiere dafür, dass Sie ein Patient werden, der ärztliche Ratschläge analysiert und infrage stellt und dass Sie mit Ihrem Arzt in einen respektvollen Dialog treten, der vielleicht einige gezielte Fragen enthält. Endlich befasst sich die Schulmedizin damit, welche Bedeutung dem Mikrobiom zukommt und welche Rolle es für die Gesundheit des Menschen spielt, aber nicht alle Ärzte – oder Patienten – sind gleichermaßen erfreut darüber. Viele sehen in Antibiotika immer noch eine vernünftige Vorgehensweise mit begrenztem Risiko für die Behandlung harmloser Erkrankungen.

In diesem Kapitel führe ich einige Fragen an, die man seinem Arzt stellen sollte, wenn er ein Antibiotikum verschrieben hat. Außerdem informiere ich über die Arzneimittel, die vermieden werden sollten, weil sie das Mikrobiom schädigen, und gebe einige Gesundheitstipps zum Schutz der Mikroben. Ich stelle alternative Heilansätze vor, die vielleicht dazu beitragen können, auf Antibiotika zu verzichten, und stelle einen Musterplan für eine Geburt vor, damit ein Baby mit kompletter Mikroben-Ausstattung auf die Welt kommen kann.

Zehn Fragen an den Arzt, wenn er ein Antibiotikum verschrieben hat

Die erste Frage auf der Liste ist die wichtigste und obwohl es vielleicht nicht erforderlich ist, alle zehn Fragen mit Ihrem Arzt zu erläutern, kann diese Liste als Rahmen für das Gespräch dienen und demjenigen, der das Rezept ausstellt, zeigen, dass Sie nicht besonders erpicht darauf sind, ein Antibiotikum einzunehmen, wenn es nicht unbedingt erforderlich ist. Im Rahmen von Studien mit Kindern und Erwachsenen wurde festgestellt, dass Ärzte weitaus schneller ein Antibiotikum verschreiben, wenn sie den Eindruck haben, dass der Patient sich darauf eingestellt hat, und der Spielraum, ob eine Antibiotikatherapie wirklich erforderlich ist, ist sehr groß.

1. Ist das verordnete Antibiotikum in meinem Fall wirklich unbedingt erforderlich?

2. Wird das verordnete Antibiotikum verschrieben, um eine akute Infektion zu behandeln oder dient es der Vorbeugung?

3. Liegen Ihnen die Ergebnisse der Kultur, des Abstrichs oder der Biopsie vor, die eine Infektion anzeigen, oder behandeln Sie mich, weil Sie vermuten, dass diese positiv ausfallen werden?

4. Welche anderen Optionen stehen mir neben einem Antibiotikum zur Verfügung, damit ich mich besser fühle?

5. Wie wäre der natürliche Verlauf meiner Krankheit, wenn ich kein Antibiotikum einnehmen würde?

6. Wie lange würde es dauern, mich besser zu fühlen, wenn ich kein Antibiotikum einnehme?

7. Wenn ich ein Antibiotikum einnehmen muss, wie lang wäre die kürzeste Therapiedauer?

8. Gibt es ein Antibiotikum mit einem schmaleren Anwendungsspektrum wie beispielsweise Penicillin, das bei meiner Erkrankung wirken würde?

9. Auf welche Anzeichen, die darauf hinweisen könnten, dass sich mein Zustand verschlechtert und ich eventuell doch ein Antibiotikum einnehmen muss, müsste ich achten, wenn ich beschließe, kein Antibiotikum einzunehmen?

10. Was könnte schlimmstenfalls passieren, wenn ich kein Antibiotikum einnehme?

Zehn Dinge, die man bei einer Antibiotikatherapie tun sollte

Sie haben Ihren Wunsch geäußert, auf Antibiotika verzichten zu wollen, und haben Ihren Arzt gefragt, ob diese unbedingt erforderlich sind, und trotzdem lautet die Entscheidung: Antibiotika sind definitiv gerechtfertigt. Was nun? Es stimmt zwar, dass Ihr Mikrobiom einen Schlag bekommen wird und vielleicht nachhaltig verändert sein wird, aber es ist immer noch möglich, den Schaden einzudämmen, indem Sie Ihren Darm und Ihre Mikroben während und nach der Antibiotikatherapie unterstützen. Diese zehn Tipps tragen dazu bei, den mikrobiellen Verlust zu minimieren und eine schnelle Regeneration zu fördern.

1. Nehmen Sie während und nach der Antibiotikatherapie ein Probiotikum ein. Mehrere Studien belegen den Nutzen von Probiotika, um Nebenwirkungen wie eine Antibiotika-assoziierte Diarrhö (AAD) und *Clostridium difficile (C. difficile)* einzudämmen, aber auch zur Neubesiedelung des Darms. Mit dem Probiotikum sollte am ersten Tag der Antibiotikatherapie begonnen werden, die Zeitspanne zwischen der Einnahme des Probiotikums und der des Antibiotikums sollte aber so groß wie möglich sein. Wenn Sie beispielsweise zweimal täglich ein Antibiotikum einnehmen, morgens um 8 Uhr und abends um 20 Uhr, sollte das Probiotikum um 14 Uhr eingenommen werden. Außerdem muss die Behandlung mit dem Probiotikum noch mindestens einen Monat nach Beendigung der Antibiotikatherapie fortgeführt werden. Probiotika, die verschiedene Stämme von Laktobazillen und Bifidobakterien enthalten, sind die nützlichsten, ebenso wie diejenigen, die Stämme der wichtigen Hefe *Saccharomyces boulardii* (500 mg täglich) enthalten, die besonders hilfreich bei der Vorbeugung von *C. difficile* sind und nicht empfindlich auf Antibiotika reagieren. Siehe Kapitel 12, „Bakterien statt Arzneimittel: Probiotika und andere Nahrungsergänzungsmittel", mit Informationen zur Wahl des richtigen Antibiotikums.

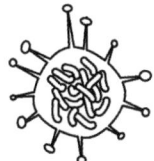

Zehn Dinge, die man bei einer Antibiotikatherapie tun sollte

2. Bitten Sie um ein Schmalbandantibiotikum. Die Einnahme eines
   Schmalbandantibiotikums fügt dem Mikrobiom weniger Schaden
   zu, da es ein kleineres Spektrum von Bakterien abtötet. Die Ergebnisse von Bakterienkulturen und Sensitivitätsprüfungen von Urin,
   Stuhl, Sputum, Blut, Haut oder anderen Körperteilen, abhängig von
   der Art und dem Ort der Infektion, werden aufzeigen, welche Bakterien vorhanden sind und auf welche Antibiotika diese Bakterien
   empfindlich reagieren. Auf diese Weise hat der Arzt die Möglichkeit, eher ein wirksames Schmalbandantibiotikum auszuwählen
   als ein Breitbandantibiotikum, das unnötigerweise weitere nicht
   pathogene Bakterien zerstören wird. Die Ergebnisse der Bakteri-
   enkultur vor dem Beginn der Antibiotikatherapie zu kennen, stellt
   sicher, dass die Infektion, wegen der Sie behandelt werden, auch
   tatsächlich auf das verschriebene Antibiotikum anspricht, wodurch
   eine erneute Behandlung mit zusätzlichen Antibiotikatherapien
   vermieden werden kann.

3. Setzen Sie präbiotische Nahrungsmittel auf Ihren Speiseplan, um
   Ihr Mikrobiom zu unterstützen. An Ballaststoffen und resistenter
   Stärke reiche Nahrungsmittel sind während einer Antibiotikathe-
   rapie besonders wichtig. Sie liefern nicht nur Nahrung für Ihre
   Mikroben, sondern fördern auch die Artenvielfalt, die nach einer
   Antibiotikatherapie drastisch dezimiert sein kann. Fermentierte
   Nahrungsmittel wie Sauerkraut und Kimchi (siehe Sauerkraut,
   Seite 327, und Kimchi, Seite 321) nähren nicht nur die Darm-
   bakterien, sondern steuern selbst eigene lebende Mikroben bei. In
   Kapitel 9, „Die ‚Live Dirty, Eat Clean'-Diät", habe ich die wichtigsten präbiotischen Nahrungsmittel aufgelistet. Befolgen Sie meine
   1–2–3-Regel, um sicherzugehen, dass Sie täglich mehrere Portionen mikrobenstärkender Pflanzenfasern zu sich nehmen.

4. Verzichten Sie auf zucker- und stärkehaltige Nahrungsmittel.
   Diese Nahrungsmittel vom Speiseplan zu streichen, ist ein wichtiger Bestandteil der Wiederherstellung des Mikrobioms, und das ist
   während einer Antibiotikatherapie besonders bedeutend.
   Wenn Sie zu Hefepilzinfektionen neigen, kann es ratsam sein, eine
   strikte Anti-Hefepilz-Diät zu befolgen, die jede Art von Zucker während der Antibiotikatherapie und in den 30 darauffolgenden Tagen
   ausschließt.

Zehn Dinge, die man bei einer Antibiotikatherapie tun sollte

5. Verzehren Sie viele Nahrungsmittel, die Hefepilze bekämpfen. Antibiotika sind die Hauptursache einer Überbesiedelung mit Hefepilzen, die zu vaginalen Infektionen und vielen anderen Symptomen führen kann (siehe Kapitel 5, „Leiden Sie an Dysbiose?"). Zu den Nahrungsmitteln, die ausgesprochen wirksam gegen Hefepilze sind, gehören Zwiebeln, Knoblauch, Algen, Steckrüben, Kürbiskerne und Kokosöl. Achten Sie während einer Antibiotikatherapie darauf, viele dieser Nahrungsmittel zu verzehren.

6. Trinken Sie Ingwertee. Ingwer hat eine wohltuende Wirkung auf das Verdauungssystem und kann dazu beitragen, Blähungen und Völlegefühl während einer Antibiotikatherapie zu lindern. Am besten schält man ein 2,5 cm großes Stück frischen Ingwer, schneidet es feine Scheiben und gibt diese dann in eine Tee- oder Thermoskanne. Den Ingwer mit 500 ml kochendem Wasser aufgießen und 20 bis 30 Minuten ziehen lassen, abgießen und genießen.

7. Verwenden Sie Bentonit. Tonmineralien wurden bereits im alten Mesopotamien für medizinische Zwecke verwendet. Bentonit kann bei Antibiotika-assoziiertem Durchfall helfen, weil es den Stuhl eindickt, und hat darüber hinaus eine antibakterielle (*E. coli* und *Staphylococcus aureus*) und antimykotische (*Candida albicans*) Wirkung. Nehmen Sie ein- bis zweimal täglich einen 1 EL Bentonit (vermischt mit 1 EL ungesüßtem Apfelmus, falls gewünscht) ein, bis die Symptome des AAD nachlassen. Achten Sie darauf, das Tonmineral getrennt von dem Antibiotikum oder Probiotikum einzunehmen, damit diese sich nicht verbinden und an Wirksamkeit verlieren. Bei ersten Anzeichen einer Verstopfung sollte man das Bentonit absetzen.

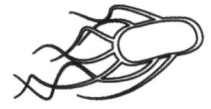

Zehn Dinge, die man bei einer Antibiotikatherapie tun sollte

8. Bereiten Sie einen Tee aus Pilzen zu. Verschiedene Kulturvölker auf der ganzen Welt haben Shiitake- und Maitakepilze Jahrtausende lang als Heilmittel verwendet. Sie haben beachtliche immunstärkende Eigenschaften und wirken antimykotisch. Zwei getrocknete Pilzköpfe klein hacken, in einen kleinen Topf mit Wasser (etwa 1 Liter) geben und zum Kochen bringen. Die Hitzezufuhr reduzieren, abdecken und etwa 30 Minuten köcheln lassen. Abgießen und servieren. Während einer Antibiotikatherapie kann der Pilz-Tee täglich getrunken werden.

9. Stärken Sie Ihre Leber. Da Antibiotika wie die meisten Arzneimittel in der Leber abgebaut werden, ist es wichtig sicherzustellen, dass die Leber während einer Antibiotikatherapie so gesund wie möglich ist, um einem Leberschaden vorzubeugen. Dunkelgrünes Blattgemüse wie Kohl, Spinat und Blattkohl, aber auch Brokkoli, Rüben und Artischocken können die Leber gesund erhalten und die Produktion gesunder Gallenflüssigkeit fördern. Der Verzicht auf Alkohol ist während einer Antibiotikatherapie unbedingt erforderlich, da Alkohol die Möglichkeit einer Lebervergiftung erhöht.

10. Verzichten Sie auf Säurehemmer. Die Unterdrückung der Magensäureproduktion und gleichzeitige Einnahme eines Antibiotikums führt unweigerlich zur mikrobiellen Katastrophe, da der Mangel an Magensäure den Weg freimacht für ein übermäßiges Wachstum pathogener Bakterien wie *C. difficile*, was zu einer schweren Infektion führen kann. Wenn Sie der Ansicht sind, ein Antibiotikum zu benötigen, sollten Sie 72 Stunden vor und während der Einnahme des Antibiotikums auf jede Art von säurehemmenden Arzneimitteln verzichten, damit der Magensäurespiegel auf ein normales Niveau zurückkehren kann.

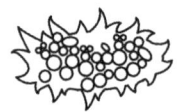

Arzneimittel, die es zu vermeiden gilt

Wenn es um die Gesundheit der Mikroben geht, haben nicht alle Arzneimittel die gleiche Wirkung. Eine fünftägige Therapie mit einem Breitbandantibiotikum kann immerhin ein Drittel der Darmbakterien beseitigen, und es gibt keine Garantie, dass sie jemals wieder vollständig nachwachsen werden, auch nicht mit vielen Probiotika. Aber Antibiotika sind nicht die einzige Gefahr. Viele andere häufig verwendete verschreibungspflichtige und frei verkäufliche Arzneimittel können die Mikroben schädigen, vor allem bei regelmäßiger Verwendung. Wichtig ist zu wissen, welche Arzneimittel die meisten Probleme verursachen, und diese dann möglichst zu vermeiden, insbesondere wenn man bereits die Diagnose Dysbiose erhalten hat. Eine vollständige Liste würde den Rahmen dieses Buches sprengen, aber die unten aufgeführten sind die wichtigsten, vor denen man sich in einigen Arzneimittelkategorien in Acht nehmen sollte.

Antibiotika
- Vor allem Breitbandantibiotika, die gegen viele verschiedene Bakterien zu Felde ziehen.
- Topische Cremes, Gels und Salben, die Antibiotika-assoziierten Durchfall und Colitis sowie eine Störung der mikrobiellen Besiedelung der Haut hervorrufen können.

Säurehemmende Arzneimittel
- Protonenpumpenhemmer, Histaminblocker, Antiazida – insbesondere bei einer Einnahme, die sich über mehr als acht aufeinanderfolgende Wochen hinzieht.

Anmerkung: Das Absetzen von Protonenpumpenhemmern kann zu einem Anstieg der Säureproduktion führen. Die Dosis des Arzneimittels über einige Wochen langsam zu reduzieren, kann die Übergangszeit erleichtern.

Empfängnisverhütung
- Dazu gehören Antibabypillen und Hormone abgebende Intrauterinpessare (IUDs).

Anmerkung: Antibabypillen werden nicht nur zur Empfängnisverhütung verschrieben, sondern auch für das prämenstruelle Syndrom, Endometriose, das polyzystische Ovarialsyndrom (PCOS) oder Akne.

Arzneimittel, die es zu vermeiden gilt

Corticosteroide

- Oral oder intravenös verabreichte Corticosteroide sind die schädlichsten.
- Die Langzeitanwendung inhalierter Steroide oder Steroidcremes kann das Mikrobiom ebenfalls beeinträchtigen und zu örtlich begrenzten Pilzinfektionen, einem übermäßigen Wachstum von Bakterien oder anderen Anzeichen einer Dysbiose führen.

Anmerkung: Oral oder intravenös verabreichte Corticosteroide sollten nicht abrupt abgesetzt werden – bitten Sie Ihren Arzt um einen Reduzierungsplan.

Hormonersatztherapie

- Kann in Pillen- oder Pflasterform verschrieben werden.

Nicht-steroidale Entzündungshemmer (NSAIDs)

- Dazu gehören alle Arzneimittel, die Ibuprofen enthalten, sowie Aspirin.

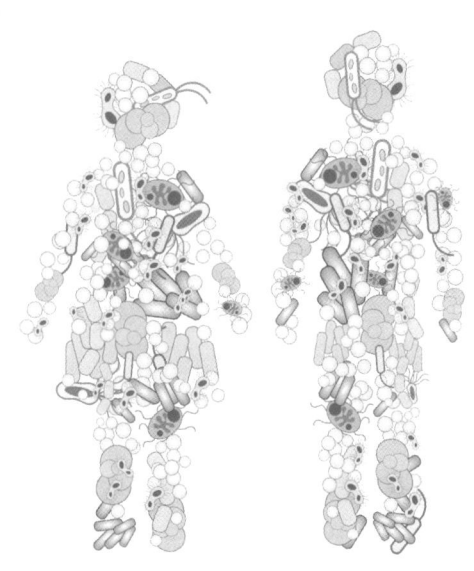

Alternative Therapien für häufige Probleme

Infektionen der oberen Atemwege und Sinusinfektionen

Die meisten Erkältungen, Grippeerkrankungen und Sinusinfektionen sind viraler Natur. Antibiotika können die Anfälligkeit für zukünftige Infektionen (sowohl virale als auch bakterielle) im Grunde genommen *erhöhen*, weil sie die mikrobielle Verteidigung des Körpers schwächen.

Grundlegende Tipps, das Mikrobiom bei Krankheit zu schützen

Einige der unten aufgeführten Vorschläge mögen ziemlich intuitiv erscheinen. Der beste Rat ist nicht unbedingt ein einfacher Rat, und ihm zu folgen ist auch nicht immer einfach. Diese Tipps sollen Sie dabei unterstützen, den Teufelskreis aus Antibiotika und weiteren Krankheiten zu durchbrechen, und Sie daran erinnern, Ihrem Körper zu geben, was er braucht: Ruhe, nahrhafte Speisen und ein wenig Schmutz.

Bleiben Sie zu Hause, wenn Sie krank sind.

Stärken Sie Ihr Immunsystem mit viel Schlaf und Zuckerverzicht.

Ruhen Sie sich aus, trinken Sie viel und essen Sie viel Obst und Gemüse statt bei einer Erkältung, Grippe und anderen viralen Krankheiten ein Antibiotikum einzunehmen.

Gehen Sie nach draußen und atmen Sie viel frische Luft ein, wenn Sie sich nicht wohlfühlen.

Vermeiden Sie, wenn eben möglich, Krankenhausaufenthalte, um resistenten Superbugs aus dem Weg zu gehen.

Chronische Sinusitis, eine der häufigsten chronischen Erkrankungen, von der allein in den USA Millionen Menschen betroffen sind, ist für sich allein genommen eine Form der Dysbiose: In den Nasennebenhöhlen der Betroffenen finden sich nur drei Viertel der normalen Anzahl von Bakterienspezies. Antibiotika und Steroide tragen zu diesem Ungleichgewicht bei, erhöhen die Wahrscheinlichkeit zukünftiger Infektionen und lassen die Bakterien resistenter werden, sodass die Schwere der Infektionen zunimmt. Antibiotika und Steroide können darüber hinaus das Risiko für Pilzerkrankungen erhöhen – eine der häufigsten, aber selten diagnostizierten Ursachen chronischer Sinusitis. Forscher der Mayo Clinic haben festgestellt, dass die Nasennebenhöhlen von sage und schreibe 96 Prozent der Patienten mit chronischer Sinusitis – von denen die meisten in der Vergangenheit Antibiotika oder Steroide wegen akuter Infektionen eingenommen hatten – von Hefepilzen besiedelt waren, die eine Immunreaktion auslösten und zu der chronischen Reizung und Entzündung beitrugen.

Vor der Einnahme von Steroiden oder Antibiotika oder vor der Durchführung von noch drastischeren Maßnahmen wie beispielsweise einer Operation sollten Sie diese einfachen Heilmittel zur Linderung Ihrer Sinusprobleme ausprobieren:

- Sorgen Sie für eine ausreichende Flüssigkeitszufuhr mit viel Wasser, Kräutertees und Brühe, um den Schleim zu verdünnen und die Nebenhöhlen frei zu machen.
- Streichen Sie übermäßigen Zucker von Ihrem Speiseplan, um das Wachstum von Hefepilzen und krankheitserregenden Bakterien einzudämmen. Die „Live Dirty, Eat Clean"-Diät ist ein hervorragender Ausgangspunkt.
- Nehmen Sie täglich ein starkes Probiotikum mit mindestens fünfzig Milliarden koloniebildenden Einheiten ein – siehe Kapitel 12 für konkrete Empfehlungen.
- Probieren Sie ein natürliches Antipilzmittel wie Oreganoöl aus (drei Tropfen auf ein Glas Wasser, zweimal täglich), wenn Sie bereits viele Antibiotika und Steroide eingenommen haben und vermuten, eine Pilzerkrankung zu haben.
- Verwenden Sie ein Neti-Kännchen – ein Gefäß, das für Nasenspülungen entwickelt wurde und in den meisten Apotheken und Naturkostläden erhältlich ist –, um Schleim, Pollen und andere Reizstoffe zu entfernen (destilliertes Wasser statt Leitungswasser verwenden und eine Prise Meersalz zugeben).
- Versuchen Sie eine Aromatherapie mit Pfefferminz-, Eukalyptus- oder Rosmarinöl. Einige Tropfen in eine Schüssel mit

sehr heißem Wasser geben, ein Handtuch über den Kopf legen, den Kopf dann über die Schüssel halten und die heißen Dämpfe durch die Nase einatmen.

Harnwegsinfekte

Zuallererst muss festgestellt werden, ob wirklich ein Harnwegsinfekt vorliegt. Eine Blasenreizung durch eine interstitielle Zystitis oder eine Beeinträchtigung durch Endometriose, Fibrome, Divertikulose, aber auch ein voller Darm, der auf die Blase drückt, können die Anzeichen und Symptome eines Harnwegsinfekts simulieren, einschließlich Harndrang, Häufigkeit, Brennen und Beckenschmerzen. In vielen Arztpraxen ist es zur Gewohnheit geworden, zuerst zu behandeln und dann Fragen zu stellen, und einige machen sich nicht einmal die Mühe, eine Urinprobe zur Untersuchung und zum Anlegen einer Kultur einzuschicken. Werden mehr als fünf bis zehn weiße Blutkörperchen im Urin nachgewiesen, kann eine Infektion vorliegen, die aber durch eine Urinkultur bestätigt werden sollte, die mehr als 100.000 koloniebildende Einheiten (KBE) aus sterilem Mittelstrahlurin aufweist.

Das Harnsystem einiger Menschen ist chronisch mit Bakterien besiedelt, sodass die Urinkulturen und Urinuntersuchungen immer vom Standard abweichen. Die Entscheidung, wie die Behandlung aussehen soll, muss individuell und im Kontext der Symptome und Krankheitsgeschichte getroffen werden. Andererseits wird auch darüber diskutiert, ob ein Harnwegsinfekt trotz erheblich geringeren Wachstums in der Urinkultur diagnostiziert werden kann, aber auch das ist ein spezielles Problem, das individuell beurteilt werden muss. Insgesamt geht der Trend zur Überdiagnose und Behandlung von Symptomen, obwohl eine Infektion nicht nachgewiesen ist.

Viele meiner Patienten mit Harnwegssymptomen leiden eher an Divertikulose oder Verstopfung als an einer Erkrankung der Harnwege. Ihr gedehnter Darm drückt auf die Blase und erzeugt Beschwerden im Beckenraum, die denen eines Harnweginfekts ähneln. Das ist besonders häufig bei Frauen der Fall, weil der untere Teil des Dickdarms tief im weiblichen Becken neben der

Blase liegt. Ein Ballaststoff-Ergänzungsmittel zur Reinigung des Darms sorgt in der Regel für Linderung.

Die Einnahme vieler Antibiotika, selbst für einen nachgewiesenen Harnwegsinfekt, kann das Risiko für weitere Infektionen erhöhen, weil die Stämme der nützlichen Bakterien im Verdauungstrakt reduziert werden und damit die unerwünschten Spezies besser gedeihen und resistenter und angriffslustiger werden. Wenn sich diese pathogenen Darmbakterien (in der Regel *E. coli*) in die Nähe der Blase verirren, können sie einen Harnwegsinfekt verursachen.

Obwohl in diesem Bereich viele Überdiagnosen gestellt werden, gibt es einige Situationen, in denen ein Harnwegsinfekt auf keinen Fall ohne Diagnose und Behandlung bleiben sollte. Fieber, Schüttelfrost oder Flankenschmerzen können auf einen Infekt der oberen Harnwege mit Nierenbeteiligung (Pyelonephritis) hindeuten, der umgehend ärztlich behandelt werden muss. Für all jene mit leichteren Symptomen habe ich hier einige Vorschläge zur Vorbeugung von Harnwegsinfekten und Linderung der Symptome aufgelistet:

• Trinken, trinken und nochmals trinken, um die Harnwege gut durchzuspülen. Täglich sollten mindestens acht Gläser Wasser getrunken werden.

• Nehmen Sie D-Mannose ein: ein TL oder zwei Gramm viermal täglich über fünf Tage. D-Mannose ist eine natürliche Substanz, die aus Cranberrys gewonnen wird und die die *E. coli*-Bakterien daran hindert, sich an der Blasenwand festzusetzen und diese zu besiedeln. D-Mannose kann auch prophylaktisch zur Vorbeugung eines Harnwegsinfekts eingenommen werden.

• Leeren Sie häufig Ihre Blase, vor allem nach dem Geschlechtsverkehr.

• Nach dem Stuhlgang sollte der After von vorne nach hinten abgewischt werden (die meisten Harnwegsinfekte werden von Bakterien aus dem Verdauungstrakt verursacht, die in die Harnwege eindringen).

Akne und Rosazea

Antibiotika sind Teil des Problems, nicht die Lösung, wenn man anfällig für Akne und Rosazea ist. Da diese Krankheitsbilder häufig eine Folge des Ungleichgewichts zwischen dem natürlich auf der Haut vorkommenden *Propionibacterium acnes* und den problematischeren *Staphylococcus*-Spezies (oder, im Fall von Rosazea, Demodex-Milben) ist, sollte der wichtigste Therapieansatz eher in der Aufstockung als in der Reduzierung der nützlichen Mikroben bestehen. Patienten, denen wegen Akne über lange Zeiträume (bisweilen Jahrzehnte!) Antibiotika verschrieben wurden, leiden typischerweise an einer Form von Dysbiose, die am schwierigsten zu behandeln ist. Auch Antibiotika, die für die Haut eingesetzt werden, greifen die Darmbakterien so stark an, dass das Mikrobiom in der Regel ziemlich dezimiert ist, vor allem wenn eine Dysbiose förderliche zucker- und fettreiche Ernährung hinzukommt.

Es ist schockierend, dass wir Teenagern immer noch sagen, ihre Ernährung hätte nichts mit ihrer Haut zu tun, und ihnen dann jahrelang Antibiotika verschreiben, die schwerwiegende Folgen für ihre Gesundheit haben können. Fast alle Patienten mit Morbus Crohn und Colitis ulcerosa, die mich in meiner Praxis aufsuchen, wurden in der Vergangenheit mit Antibiotika behandelt, weil sie an Akne litten. Das beweist zwar nicht zwangsläufig, dass die Antibiotika bei diesen Patienten die Ursache sind, aber die Ergebnisse vieler Studien betätigen jetzt, dass eine Antibiotikatherapie, vor allem in der Kindheit, einer der Hauptrisikofaktoren für die Entwicklung dieser Krankheiten ist.

Es gibt zwar neben Ernährung und Antibiotikatherapien noch zahlreiche weitere Faktoren, die zu Hautproblemen beitragen (darunter genetische, umweltbedingte und hormonelle Einflüsse), nach meiner Erfahrung gehören aber die Vermeidung von Antibiotika und eine grundlegende Ernährungsumstellung unbedingt dazu, wenn man Akne und Rosazea erfolgreich unter Kontrolle bekommen will.

- Vermeiden Sie orale und topische Antibiotika zur Behandlung von Akne oder Rosazea.

- Streichen Sie industriell hergestellte Getreideprodukte, Zucker (einschließlich Süßstoffe) und Milchprodukte von Ihrem Speiseplan. Sie beeinflussen die auf der Haut dominierenden Spezies und tragen maßgeblich zu Hautunreinheiten bei.
- Verzehren Sie täglich mindestens drei Portionen frisches Blattgemüse wie Spinat, Kohl oder Mangold.
- Probieren Sie ätherische Öle aus, zum Beispiel Teebaumöl oder Thymianöl (aus wild wachsenden Pflanzen oder aus biologischem Anbau). Im Rahmen einer britischen Studie aus Leeds aus dem Jahr 2012 wurde festgestellt, dass Thymiantinktur bei Akne besser wirkt als eine Standardkonzentration von Dibenzoylperoxid – ein üblicher Bestandteil der meisten Aknebehandlungen.
- Nehmen Sie täglich ein starkes Probiotikum mit mindestens fünfzig Milliarden koloniebildenden Einheiten ein – siehe Kapitel 12 für konkrete Empfehlungen.
- Verzichten Sie auf medizinische Waschlotionen, Seifen oder Gesichtswasser gegen Akne. Verwenden Sie Manuka-Honig und gefiltertes Wasser für die Gesichtswäsche (siehe Gesichtspeeling für fettige Haut und Gesichtspeeling für trockene Haut auf der Seite 180) und Bio-Jojobaöl als Feuchtigkeitsspender.
- Waschen oder reinigen Sie Ihr Gesicht nur einmal täglich, da die Reinigung der Haut natürliche Öle entzieht und sie dann vermehrt porenverstopfenden Talg produzieren kann.
- Verwenden Sie nur selten Make-up oder verzichten Sie ganz darauf. Sogar „natürliche" Rezepturen können die Poren verstopfen oder die Haut reizen. Sobald die Haut rein und klar ist, müssen Unreinheiten nicht mehr mit einer Grundierung abgedeckt werden.
- Wenn Sie an Rosazea leiden, sollten Sie vor allem auf mögliche Auslöser wie Zucker, Alkohol oder gewürzte Speisen achten.
- Meditieren Sie regelmäßig, um Stress abzubauen und dazu beizutragen, Akne und Rosazea abklingen zu lassen.

Plan für eine natürliche Geburt

Eine natürliche vaginale Entbindung ohne Arzneimittel ist nicht nur etwas für Hippies. Wir alle sollten uns angesichts der Folgen, die Antibiotika und Kaiserschnitte auf das im Entstehen begriffene Mikrobiom eines Neugeborenen haben können, darum bemühen, der Natur ihren Lauf zu lassen und die Wehen nicht vorzeitig einleiten zu lassen, unnötige Medikationen und Verfahren während der Geburt zu vermeiden und sobald wie möglich nach der Geburt zu stillen – all das hört sich nach gesundem Menschenverstand an. Allein die Tatsache, dass man ein detailliertes Schreiben mit all diesen Informationen für die Ärzte benötigt, sagt etwas darüber aus, wie weit wir uns von der Idee entfernt haben, dass eine Geburt etwas Natürliches ist.

Wie ich bereits in Kapitel 7 beschrieben habe, war die Entbindung meiner Tochter begleitet von intra- und extrauterinen Monitoren, einem intravenösem Zugang, einem chirurgischen Eingriff und Unmengen Antibiotika. Obwohl ich selbst Ärztin bin – oder vielleicht gerade deswegen – dachte ich, all die moderne medizinische Technik sei einfach fantastisch. Mein Irrtum hätte nicht größer sein können und am meisten bedaure ich, dass ich nicht besser über die Langzeitfolgen einiger dieser Maßnahmen informiert war. Es ist großartig, medizinische Technik und Arzneimittel zur Verfügung zu haben, wenn man sie benötigt, aber für die große Mehrheit der Gebärenden sind sie eine unnötige Behinderung. Nachfolgend finden Sie einen Geburtsplan, den ich auch gern gehabt hätte, als ich schwanger war. Ich wünsche mir sehr, dass er dazu beiträgt, gesunde Babys sicher auf die Welt zu bringen, reichlich versehen mit all den richtigen Keimen, die für einen guten Start nötig sind.

Ziele für die Schwangerschaft und Geburt

Ich bin mir bewusst, dass einige Notfälle oder andere medizinische Umstände die Umsetzung der unten aufgelisteten Ziele nicht zulassen, aber ich freue mich über Ihr Entgegenkommen, mich dabei zu unterstützen, mein Ziel einer natürlichen Geburt zu erreichen.

Ziele für die Schwangerschaft

- Ich möchte Antibiotika und andere Arzneimittel während meiner Schwangerschaft vermeiden, es sei denn, eine Behandlung ist unbedingt erforderlich, weil meine Gesundheit oder die meines Babys in Gefahr sind.
- Solange mein Baby und ich gesund sind und es keine medizinischen Kontraindikationen gibt, würde ich gern mindestens zehn bis vierzehn Tage nach meinem errechnetem Geburtstermin verstreichen lassen, bevor die Geburt eingeleitet wird.

Ziele für die Zeit der Wehen

- Ich wünsche mir, dass die Geburt so natürlich wie möglich verläuft. Invasive Maßnahmen, Tests, Medikationen und andere medizinische Eingriffe sollen nur eingeleitet werden, wenn es medizinisch erforderlich ist.
- Ich wünsche mir, dass ein intravenöser Zugang nur gelegt wird, wenn er medizinisch unbedingt erforderlich ist.
- Ich wünsche mir, dass ein Urinkatheter nur gelegt wird, wenn er medizinisch unbedingt erforderlich ist.
- Bitte sorgen Sie während der Entbindung für eine ruhige Umgebung, reduzieren Sie die Beleuchtung und Geräusche auf ein Minimum.
- Ich wünsche mir, während der Wehen das Bett so oft wie möglich verlassen zu dürfen.
- Ich würde es vorziehen, dass keine vaginalen Untersuchungen vorgenommen werden, wenn sie aus medizinischer Sicht nicht erforderlich sind.
- Ich würde gern eine interne fetale Monitorüberwachung vermeiden, wenn sie aus medizinischer Sicht nicht erforderlich ist, und möchte, dass die externe Monitorüberwachung auf ein sicheres Minimum beschränkt wird.
- Ich ziehe es vor, dass kein Dammschnitt vorgenommen wird, wenn er medizinisch nicht erforderlich ist.
- Wenn eine Einleitung oder Verstärkung der Wehen erforderlich ist, möchte ich versuchen, zu laufen, die Position zu än-

dern oder die Brustwarzen zu stimulieren, bevor mir irgendwelche Medikationen verabreicht werden.

- Ich bin vor allem daran interessiert, eine Einleitung der Geburt mit Oxytocin (Pitocin) zu vermeiden.

- Ich werde nur um schmerzlindernde Mittel bitten, wenn ich mit dem Schmerz nicht umgehen kann – verabreichen Sie mir bitte keine Schmerzmittel ohne meine Zustimmung.

- Ich würde gern Massage, Entspannungstechniken, die Dusche und die Badewanne nutzen, um besser mit meinen Schmerzen umgehen zu können.

- Für den Fall, dass eine Medikation medizinisch erforderlich ist, würde ich gern die Gelegenheit haben, die Risiken und Alternativen mit meinem Geburtshilfeteam zu besprechen.

Ziele für die Entbindung

- Ich möchte, dass mir mein Baby direkt nach der Geburt mit Hautkontakt auf die Brust gelegt wird, um eine Bindung aufzubauen und es im Arm zu halten.

- Ich möchte mein Baby nach der Entbindung so schnell wie möglich stillen.

- Bitte verabreichen Sie meinem Baby ohne meine Zustimmung keine Arzneimittel, insbesondere keine Antibiotika.

- Bitte verwenden Sie ohne meine Zustimmung keine antibakteriellen Produkte, Seifen oder Desinfektionsmittel für mein Baby.

- Ich ziehe es vor, dass alle Tests, die mit meinem Baby durchgeführt werden müssen, vorgenommen werden, wenn es auf meiner Brust liegt.

Ziele für den Kaiserschnitt

- Ich würde gern einen Kaiserschnitt vermeiden, es sei denn, er ist aus medizinischer Sicht für meine Gesundheit oder die Gesundheit meines Babys erforderlich.

- Ich möchte während des Kaiserschnitts keine Vollnarkose.

- Bitte ziehen Sie in Betracht, mein Baby direkt nach dem Kaiserschnitt mit meinen Vaginalsekreten einzureiben, um eine Passage durch den Geburtskanal zu imitieren und eine Besiedelung mit unverzichtbaren Mikroben zu ermöglichen.
- Ich möchte mein Baby so bald wie möglich nach dem Kaiserschnitt stillen.
- Ich möchte, dass mein Baby nach dem Kaiserschnitt bei mir auf der Wachstation bleibt.

Ziele für das Stillen

- Ich würde gern stillen, geben Sie meinem Baby also bitte keine Fläschchen, es sei denn, es ist medizinisch erforderlich, und nicht, ohne mich vorher darüber zu informieren.
- Ich hätte gern ein Privatzimmer, falls verfügbar, und möchte, dass mein Baby bei mir im Zimmer ist.
- Ist mein Baby nicht bei mir im Zimmer untergebracht, möchte ich, dass es mir so oft wie nötig gebracht wird, um es bei Bedarf stillen zu können.
- Ich hätte gern einen Gesprächstermin mit einem Laktationsberater, bevor ich das Krankenhaus verlasse, um Tipps für ein erfolgreiches Stillen zu bekommen.

Krank zu sein ist völlig in Ordnung

Um uns gut zu fühlen, müssen wir ab und zu krank sein. Es gibt viel zu gewinnen, wenn wir unsere eigene Toleranzschwelle in Bezug auf Beschwerden nach oben korrigieren und lernen, mit leichten Krankheiten und Schmerzen umzugehen, ohne auf Heilmittel zurückzugreifen, die auf lange Sicht verheerende Folgen haben können. Man hört oft: *Ich darf nicht krank sein*, oder *ich habe einen wichtigen Termin* oder *ich muss meine Arbeit pünktlich abliefern*. Aber bei der bewährten Methode der Ruhe, Flüssigkeitszufuhr und angemessenen Ernährung gibt es einfach keine Zauberlösung oder eine Sofortheilung ohne Folgewirkungen. Für alle, die wirklich krank sind, hält die Medizin hervorragende Optionen bereit. Aber für viele der Beschwerden, die heute überbehandelt werden, sind die kurzfristig wirkenden pharmazeutischen Mittel ein Teil des Problems, nicht die Lösung. Sie schwächen unsere natürliche mikrobielle Abwehr und lassen uns damit anfälliger für Krankheiten und abhängiger von Arzneimitteln zurück. Da sie unser Mikrobiom zerstören, machen sie uns eher krank als gesund. Bleiben Sie bei der nächsten Erkältung im Bett und essen Sie eine Gemüsesuppe statt ein Antibiotikum einzunehmen. Ziehen Sie ein kurzfristiges Unwohlsein einer langfristigen Krankheit vor. Sie werden vermutlich gesünder sein als jemals zuvor.

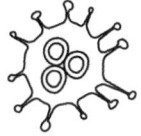

KAPITEL 12
Bakterien statt Arzneimittel: Probiotika und andere Nahrungsergänzungsmittel

Eine fünftägige Antibiotikatherapie kann ein Drittel der Darmbakterien vernichten und obwohl viele dieser Spezies irgendwann zurückkehren, kann der Prozess der Neubesiedelung Monate oder sogar Jahre dauern. Die Realität ist, dass viele von uns mit einem geschädigten Mikrobiom die volle Zahl ihrer unverzichtbaren Bakterien niemals wiedererlangen werden, weshalb es so wichtig ist, alle Praktiken zu vermeiden, die den Mikroben Schaden zufügen. In Zukunft werden wir vielleicht in der Lage sein, unser Mikrobiom zu analysieren, festzustellen, was fehlt, und es mit einer probiotischen Mischung auf sichere Weise wiederaufzufüllen, aber fürs Erste stecken die Methoden der Neubesiedelung mit unverzichtbaren Bakterien noch in den Kinderschuhen und ein Großteil unseres Wissens beruht auf der Versuch-Irrtum-Methode.

In diesem Kapitel werde ich die bereits bekannten Fakten darlegen und auf die Frage eingehen, welche Krankheitsbilder am besten auf Probiotika ansprechen. Ich werde deren Grenzen und Risiken aufzeigen und darauf eingehen, wie man ein Probiotikum auswählt, sowie auf den Nutzen der im Handel verfügbaren Präparate. Ich werde darüber hinaus einige Nahrungsergänzungsmittel sowie pflanzliche Heilmittel nennen, die für das Mikrobiom von Nutzen sein können. Ich hoffe, diese Informationen werden auf Ihrem Weg zu einer mikrobiellen Optimierung und einer besseren Gesundheit hilfreich für Sie sein.

Fürs Erste einige Definitionen

Probiotika werden von der Weltgesundheitsorganisation definiert als „lebende Mikroorganismen, die, wenn sie in ausreichender Menge aufgenommen werden, dem Wirtsorganismus einen gesundheitlichen Nutzen bringen". Im Wesentlichen sind sie lebende Bakterien, die in der Regel in Pillen-, Pulver- oder flüssiger Form eingenommen werden.

Präbiotika sind unverdauliche Nahrungsmittel oder Nahrungsbestandteile, die das Wachstum der nützlichen Mikroorganismen im Dünn- und Dickdarm fördern. Mit anderen Worten, sie sind Nahrung für die Darmbakterien. Beispiele für Präbiotika sind Haferflocken, Bananen, Zwiebeln, Knoblauch, Lauch, Spargel und Artischocken – sie alle sind in der „Live Dirty, Eat Clean"-Diät zu finden.

Synbiotika sind eine Kombination aus Präbiotika und Probiotika, die vor allem in fermentierten Nahrungsmitteln wie Pickles, Sauerkraut, Kimchi und Kefir vorkommen. Sie liefern nicht nur den Darmbakterien Nahrung, sondern enthalten selbst beträchtliche Mengen lebender Bakterien. Kohl zum Beispiel ist reich an unverdaulichen Pflanzenfaserstoffen, die die Darmmikroben nähren, wird er aber zu Sauerkraut fermentiert, enthält er zusätzlich *Lactobacillus*-Spezies.

Wie verbessern Probiotika die Gesundheit?

Probiotika werden bereits seit Jahrhunderten für medizinische Zwecke verwendet. Die Römer befürworteten die Verwendung fermentierter Rohmilch als Gegenmittel gegen Magen-Darm-Infektionen und in den früher 1900er-Jahren sprach sich der russische Wissenschaftler Élie Metchnikoff für die Einnahme von Probiotika aus, nachdem er festgestellt hatte, dass Bulgaren, die viele fermentierte Produkte verzehrten, länger zu leben schienen. Wir kennen immer noch nicht alle Wege, auf denen Probiotika die Gesundheit des Menschen verbessern können, aber einige ihrer Vorteile sind:

- Unterdrückung von Krankheitserregern
- Stimulierung des Immunsystems
- Reduzierung von Entzündungen
- Zerstörung von Toxinen
- Produktion lebenswichtiger Vitamine
- Verbesserung der Unversehrtheit der Darmschleimhaut/ epithelialen Barriere

Indikationen für die Einnahme eines Probiotikums

Die Einnahme eines Probiotikums ist genauso beliebt geworden wie die Einnahme von Vitaminen – und ist für viele Menschen genauso ineffektiv. Es lässt sich viel Geld damit verdienen, wenn man die Menschen davon überzeugt, es gehe ihnen mit einem Probiotikum besser als ohne. Bevor Sie eine Entscheidung treffen, ist es wichtig zu wissen, ob es irgendwelche Daten gibt, die darauf hindeuten, dass ein Probiotikum bei der Krankheit, die Sie zu behandeln versuchen, helfen kann, oder ob Sie Ihr Geld besser für vielversprechendere Behandlungsoptionen ausgeben sollte. Bei einigen Krankheitsbildern, beispielsweise einer Antibiotika-assoziierten Diarrhö (AAD), leuchtet ein, dass der Ersatz von Darmbakterien hilfreich wäre. Aber immer mehr Daten weisen darauf hin, dass Probiotika bei einer ganzen Reihe unterschiedlicher und scheinbar unzusammenhängender Krankheitsbilder, von Angst und Depression bis hin zu erhöhten Cholesterinwerten und Müdigkeit, eine Rolle zu spielen scheinen.

Eine in der Fachzeitschrift *Proceedings of the National Academy of Sciences* veröffentlichte Studie ergab, dass probiotische Bakterien das Potenzial haben könnten, die Neurochemie im Gehirn zu verändern und Störungen im Zusammenhang mit Angst und Depression zu behandeln. Das entspricht bereits vorliegenden Daten, die zeigen, dass Angst bei keimfreien Mäusen erzeugt werden kann, wenn ihnen die Darmbakterien ängstlicher Mäuse übertragen werden. Auf der Konferenz der American Heart Association im Jahr 2012 wurden Forschungsergebnisse vorgestellt, denen zufolge die Verordnung eines *Lactobacillus*-Stamms zu einer Senkung des LDL-Werts oder des „schlechten" Cholesterins führte. Andere *Lactobacillus*-Stämme wurden entdeckt, die gegen eine Listerien-Infektion schützen. Wissenschaftler des University College Cork in Irland berichteten, Bifidobakterien, die bekanntermaßen beim Reizdarmsyndrom Linderung verschaffen, könnten auch für Patienten mit Schuppenflechte und chronischem Erschöpfungssyndrom von Nutzen sein.

Es stehen immer noch nicht ausreichend Daten zur Verfügung, um eine routinemäßige Verwendung von Probiotika für all diese Störungen zu empfehlen, aber in naher Zukunft gibt es vielleicht mehr Möglichkeiten, Störungen mit spezifischen Bakterienstämmen zu behandeln.

In den nachfolgenden Tabellen sind Krankheitsbilder aufgeführt, für die wissenschaftliche Belege vorliegen, dass Probiotika hilfreich sind, und einige Krankheitsbilder, für die vielleicht nicht viele klinische Studien vorhanden sind, aber ausreichend Erfahrungsberichte, die darauf hindeuten, dass Probiotika von Nutzen sein könnten.

Krankheitsbilder, für die Probiotika hilfreich sind
• Akne
• Antibiotika-assoziierte Diarrhö (AAD)
• Bakterielle Vaginose (BV)
• *Clostridium difficile (C. difficile)*
• Dysbiose
• Infektiöse Diarrhö
• Chronisch-entzündliche Darmerkrankung (CED)
• Reizdarmsyndrom (RDS)
• Leaky-Gut-Syndrom
• Sinusinfektionen
• Reisedurchfall
• Harnwegsinfekte
• Hefepilzinfektionen

Krankheitsbilder, bei denen Probiotika vermutlich hilfreich sind

• Allergien

• Angst/Depression

• Autismus

• Autoimmunerkrankungen

• Chronisches Erschöpfungssyndrom (CFS)

• Herzerkrankungen

• Adipositas

Grenzen und Risiken bei der Einnahme von Probiotika

Probiotika gelten seit Langem als sicher, es kann jedoch, wie bei allen therapeutischen Maßnahmen, auch hier Risiken geben. Die Präparate können mit schädlichen Stämmen verseucht sein, und für jemanden mit beeinträchtigtem Immunsystem können sogar gutartige Bakterien eine Gefahr darstellen. Eine Übertragung schädlicher Gene und eine Überstimulierung des Immunsystems sind selten, zählen aber zu den ernsthafteren möglichen Nebenwirkungen. Da wir nicht viel über die Auswirkungen von Probiotika auf ältere Menschen und sehr kleine Kinder wissen, sollte hier Vorsicht geboten sein. Im Normalfall sind die Nebenwirkungen milde und umfassen Gasbildung, Völlegefühl, Übelkeit und gelegentlich Durchfall. Wenn ich ein starkes Probiotikum mit großen Mengen von Bakterien verordne, rate ich meinen Patienten gewöhnlich, mit einem Viertel oder der Hälfte der empfohlenen Dosis zu beginnen und die Menge dann allmählich über drei bis vier Wochen zu steigern, damit ihr Körper sich daran gewöhnen kann.

Es gibt nur sehr wenige randomisierte plazebokontrollierte Studien (der Goldstandard wissenschaftlicher Untersuchungen), die sich mit dem Nutzen von Probiotika befasst haben, wir sind also auf Ergebnisse der Versuch-Irrtum-Methode und Erlebnisberichte angewiesen. Ursache und Wirkung können schwer erkennbar sein, weil viele Menschen geneigt sind zu glauben, das von ihnen eingenommene Probiotikum sei hilfreich, was ihren Eindruck, ob es wirklich hilft, beeinflussen kann. Außerdem neigen Menschen dazu, ihre Ernährung zu verändern, wenn sie mit der Einnahme eines Probiotikums beginnen. Es ist also nicht leicht festzustellen, welche Maßnahme zu der Verbesserung geführt hat.

In jedem Fall muss dies eingehender erforscht werden, wenn wir verstehen wollen, wie das Mikrobiom von Faktoren wie Alter, Erbanlagen, Umgebung und Ernährung beeinflusst wird und welche Spezies demzufolge hilfreich sein könnten, ein geschädigtes Mikrobiom in unterschiedlichen Lebensphasen oder bei bestimmten Krankheiten wiederherzustellen. Verschiedene Arten von Bakterien erfüllen im Körper unterschiedliche Funktionen, und Spezies, die im Kindesalter nützlich sind, könnten für einen älteren Menschen tatsächlich schädlich sein. Der *Helicobacter pylori* beispielsweise scheint in der Kindheit eine Schutzwirkung zu haben, ist aber im Erwachsenenalter mit Geschwüren und sogar Krebs in Verbindung gebracht worden. Die Rolle der verschiedenen Mikroben kann sich also mit zunehmendem Alter verändern. Das macht es noch schwieriger herauszufinden, welche wir einnehmen sollten.

Eine der größten Hürden, ein nutzbringendes Probiotikum zu erzeugen, ist vielleicht die Tatsache, dass viele der mikrobiellen Spezies im Verdauungstrakt bis jetzt noch nicht entdeckt wurden. Und von den Spezies, die uns bekannt sind, können nicht alle erfolgreich außerhalb des Körpers gezüchtet werden und dann in Kapsel- oder Pulverform auch überleben. Bakterien, die wir nicht kultivieren können, kann man nicht ersetzen. Und letztlich müssen selbst jene von uns, die von Probiotika begeistert sind und sie für eine große Bandbreite von Krankheitsbildern empfehlen, zugeben, dass zu viele auf dem Markt sind, deren möglicher Nutzen zu teuer verkauft wird. Probiotika sind zwar meistens harmlos, sind aber trotzdem eine Art Medizin und es sollten für sie die gleichen vernünftigen Standards gelten wie für andere therapeutische Maßnahmen: Sie sollten die Gesundheit verbessern, ohne zu schaden.

Wann sieht man die ersten Erfolge?

Die Antwort lautet: Ich weiß es nicht. Der Erfolg hängt von der Krankheit ab, die behandelt wird, davon, wie stark das Mikrobiom geschädigt ist, von der Ernährung, dem allgemeinen Gesundheitszustand und der Wirksamkeit des verwendeten Probiotikums. Das Probiotikum, das ich in meiner Praxis am häufigsten verwende (neben meinem Gutbliss-Produkt), ist VSL.3, ein hochdosiertes Präparat, das als „medizinische Nahrung" für die Behandlung chronisch-entzündlicher Darmerkrankungen (CED) vertrieben wird. Es ist in Kapselform und als höher dosiertes Pulver erhältlich, aber auch als doppelt so starkes, in den USA verschreibungspflichtiges Präparat mit neun Milliarden koloniebildenden Einheiten (CFU) aus Bifidobakterien, Laktobazillen und Streptokokken. Die Mehrheit meiner Patienten mit Dysbiose verspürt eine Verbesserung nach ungefähr 90 Tagen, obwohl dieser Zeitraum wenige Wochen bis mehrere Monate umfassen kann.

Die allgemeine Regel lautet: Je länger jemand Antibiotika eingenommen hat, desto länger dauert es auch, bis die Probiotika Wirkung zeigen. Bei einigen Menschen, die versuchen, den Schaden jahrelanger Antibiotikatherapien zu beheben, kann es mehrere Monate oder sogar Jahre dauern, bis sie erste aussagekräftige Erfolge erzielen. Da Probiotika nicht zwangsläufig den Darm besiedeln und viele der Bakterien den Darm einfach passieren und ausgeschieden werden, kann es vorkommen, dass Probiotika auf unbestimmte Zeit eingenommen werden müssen, um nachhaltig von ihnen zu profitieren.

Die Einnahme von Kombinationen unterschiedlicher Probiotika-Rezepturen, die nicht für ein Zusammenwirken entwickelt wurden, ist in der Regel keine gute Idee. Mehr ist nicht unbedingt besser, wenn es um Probiotika geht, da unterschiedliche Stämme miteinander konkurrieren oder negativ interagieren können.

Bedauerlicherweise geht es einigen Menschen trotz der Einnahme von Probiotika nicht besser, weil entweder der mikrobielle oder zelluläre Schaden zu groß ist oder weil Dysbiose nicht die eigentliche Ursache ihres Problems ist – dies sollte man in jedem Fall in Erwägung ziehen, wenn man seit Langem ein Probiotikum einnimmt und keine Besserung verspürt. Wie bei jeder medizinischen Maßnahme ist auch hier die Überwachung durch medizinisches Fachpersonal ratsam.

Die Wahl eines Probiotikums

Bei der Wahl eines Probiotikums sollte auf jeden Fall nicht nur darauf geachtet werden, dass es eine ausreichende Menge lebender Bakterien enthält, sondern auch, dass es die richtigen Stämme für das Krankheitsbild enthält, das behandelt werden soll (und nicht, ob es Ihrem Nachbarn oder der Yoga-Lehrerin geholfen hat, die vielleicht ein völlig anders geartetes Problem hatten). Obwohl es kein „Allroundpräparat" gibt, wenn es um Probiotika geht, sind hier einige allgemeine Informationen für die Wahl eines Probiotikums aufgelistet:

- Handelsübliche Probiotika können von 1 Milliarde bis zu 900 Milliarden CFU enthalten. Wählen Sie ein Präparat mit mindestens 50 Milliarden CFU aus den beiden wichtigsten Gruppen probiotischer Bakterien: Laktobazillen und Bifidobakterien.
- Vergewissern Sie sich, dass das Produkt mehrfach kompatible Bakterienstämme enthält, die zusammenarbeiten können, da unterschiedliche Stämme unterschiedliche Funktionen erfüllen, und ein einzelner Stamm nicht alle Vorteile liefern kann. Die meisten hochdosierten Probiotika enthalten mindestens sieben unterschiedliche Stämme.
- Wählen Sie ein Probiotikum mit magensaftresistenter Beschichtung, damit die Bakterien vor der Zerstörung durch Magensäure geschützt sind.
- Achten Sie darauf, dass das Produkt eine gute Bilanz in Bezug auf die Sicherheit als Humanarzneimittel aufzuweisen hat. Recherchieren Sie im Internet, ob klinische Versuche oder andere wissenschaftliche Studien zur Bewertung von Nebenwirkungen durchgeführt wurden oder ob der Anbieter Informationen zur Sicherheit zur Verfügung stellt.
- Prüfen Sie, ob es gegen pathogene Bakterien wirksam ist. Recherchieren Sie im Internet, ob klinische Versuche oder ande-

re wissenschaftliche Studien zur Bewertung der Wirksamkeit bei Menschen mit aktiven Infektionen durchgeführt wurden oder ob der Anbieter Informationen zur Wirksamkeit gegen Krankheitserreger zur Verfügung stellt.

- Prüfen Sie die Haltbarkeit des Produkts, ob es im Kühlschrank aufbewahrt werden muss (das ist bei den meisten der Fall) und ob es unter normalen Lagerbedingungen unversehrt bleibt.

- Der Hersteller sollte garantieren, dass das Produkt getestet wurde und dass es die auf dem Etikett aufgeführte Menge lebender Bakterien enthält. Dies sollte auf dem Etikett der Packung oder auf einem Beipackzettel aufgeführt sein.

- Es gibt mehrere Unternehmen, die vorgeben, unabhängig Gesundheitsprodukte wie Probiotika auf Reinheit und Stärke zu testen, um dem Verbraucher die Wahl der hochwertigsten Produkte zu erleichtern, aber viele von ihnen erhalten finanzielle Zuwendungen von den Probiotika-Herstellern, deren Produkte sie befürworten – die Information ist also nicht immer unvoreingenommen. Halten Sie bei Ihren Recherchen nach Daten Ausschau, die nicht von finanziellen Interessen gesteuert sind.

Häufige probiotische Bakterienstämme

- *Lactobacillus acidophilus* fermentiert Zucker zu Milchsäure und produziert Amylase, die zur Verdauung von Kohlenhydraten beiträgt. Es ist eins der bekanntesten Probiotika und wird für die Herstellung vieler Milchprodukte verwendet. Es ist äußerst resistent gegen Magensäure, haftet gut an Darmzellen an, und trägt damit dazu bei, eine starke Zunahme opportunistischer Spezies zu verhindern (im Prinzip belegen sie alle Barhocker, sodass die schlechten Bakterien keinen Drink bekommen). Es hat sich vor allem bei der Wiederherstellung der natürlichen Flora bei bakterieller Vaginose als hilfreich erwiesen.

Häufige probiotische Bakterienstämme

- *Lactobacillus casei* kommt im Mund sowie im Dünn- und Dickdarm vor, aber auch in fermentiertem Gemüse, Milch und Fleisch. Dieses Bakterium scheint das Wachstum von *Helicobacter pylori* hemmen zu können und hat sich in Kombination mit anderen Stämmen als wirksam erwiesen, die Symptome von Magen-Darm-Erkrankungen wie Antibiotika-assoziierter und infektiöser Diarrhö zu lindern. *L. casei* kann die Vermehrung von *L. acidophilus* ankurbeln und kann ebenfalls zur Fermentation von Bohnen verwendet werden, um gasbildende, mangelhaft verdaute Kohlenhydrate zu reduzieren.

- *Lactobacillus rhamnosus* ist sehr robust und äußerst resistent gegen Magen- und Gallensäure. Es kommt im Mund und im Verdauungstrakt vor, bei Frauen auch in der Vagina und in den Harnwegen, wo es Krankheitserreger daran hindern kann, Fuß zu fassen. *L. rhamnosus* wurde erfolgreich für die Behandlung von Rotavirus-Infektionen sowie einige Formen atopischer Dermatitis (AD) eingesetzt. Trotz seiner vielfältigen Verwendung als Probiotikum wurde es mit Infektionen bei Menschen mit geschwächtem Immunsystem in Verbindung gebracht.

- *Lactobacillus salivarius* supprimiert pathogene Bakterien und reduziert die Gasbildung bei Patienten mit Reizdarmsyndrom (RDS). Es kann außerdem bei Bauchspeicheldrüsenentzündung hilfreich sein, weil es die schädlichen Bakterien im Verdauungstrakt zurückdrängt, die die Bauchspeicheldrüse vergiften.

- *Streptococcus thermophilus* kommt in fermentierten Milchprodukten wie Joghurt vor und kann die Verdauung von Laktose im Dünn- und Dickdarm unterstützen.

- *Bifidobacterium bifidum* ist Bestandteil der normalen Flora des Dickdarms und ist, wie *Lactobacillus acidophilus,* eines der am weitesten verbreiteten Probiotika. Es unterstützt die Aufspaltung und Resorption einfacher Zucker und stärkt erwiesenermaßen die Immunfunktion, indem es die Schwere der Symptome und die Länge einer gewöhnlichen Erkältung reduziert. Es kommt in der Vagina vor und ist hilfreich bei der Behandlung von Candida und anderen Formen der Überbesiedelung mit Hefepilzen.

Häufige probiotische Bakterienstämme

- *Bifidobacterium longum* ist eine der ersten Spezies bei Kleinkindern und gedeiht in der sauerstoffarmen Umgebung des Dickdarms. Es trägt dazu bei, das Wachstum von Krankheitserregern zu hemmen, indem es Milchsäure produziert und kann außerdem die Laktosetoleranz verbessern, Durchfall vorbeugen und Allergien lindern. *B. longum* kann durch die Veränderung des pH-Wertes im Dickdarm bei der Krebsvorbeugung eine Rolle spielen und es senkt das Risiko von Arteriosklerose und Schlaganfall durch die Vernichtung freier Radikale. Wegen seiner positiven Wirkung wird es häufig Lebensmittelerzeugnissen beigefügt.

- *Bifidobacterium lactis* ist auch als *B. animalis* bekannt. Seine positive Wirkung auf Bauchbeschwerden und Völlegefühl bei Menschen mit Reizdarmsyndrom und Verstopfung ist hinreichend beschrieben. In klinischen Versuchen hat sich gezeigt, dass es bei Patienten mit Zöliakie die Darmzellen vor einer Schädigung durch Gluten schützt. Es wird häufig für Milchprodukte verwendet.

Nahrungsergänzungsmittel

Heutzutage erhebt jede Nahrungsergänzung den Anspruch, gut für das Mikrobiom zu sein oder das Immunsystem in irgendeiner Weise zu stärken. Es ist jedoch immer vorzuziehen, Nährstoffe über die Nahrung aufzunehmen, anstatt sie mit einer Nahrungsergänzung zuzuführen, weil man mit dem gesamten Spektrum gesundheitsfördernder Inhaltsstoffe versorgt wird, wenn man das ganze Nahrungsmittel verzehrt und nicht nur einen isolierten Bestandteil, der aber häufig mit unerwünschten Füllstoffen und Bindemitteln verbunden ist. Grüne Pulver, die behaupten, dem Verzehr von Gemüse gleichzukommen, sind mir ein besonderer Dorn im Auge, da die meisten Gemüsesorten kurz nach der Ernte zu welken beginnen und ihren Nährwert zu verlieren. Die Vorstellung, wichtige Nährstoffe in diesen Lebensmitteln könnten Jahre nach der Verarbeitung noch aktiv sein, ist einfach nicht überzeugend – oder belegt.

Fructooligosaccharide (FOS) sind schwer verdauliche Kohlenhydrate, die auf natürliche Weise in inulinreichen Nahrungsmitteln wie Zwiebeln, Chicorée, Knoblauch, Spargel, Bananen und Artischocken vorkommen. Sie haben eine präbiotische Wirkung, die durch Studien, die sowohl die tatsächlichen Nahrungsmittel als auch Inulinergänzungen prüften, hinreichend belegt ist. Flohsamenschalen enthalten ebenfalls viele Pflanzenfasern mit präbiotischer Wirkung, die bei Symptomen von Dysbiose hilfreich sind, indem sie die Stuhlmenge erhöhen und den Verdauungsbrei rasch transportieren und damit einem Stillstand (Verstopfung) sowie unangenehmer Gasbildung vorbeugen. Ich rate trotzdem dazu, große Mengen faserreicher Nahrungsmittel zu verzehren, aber die Einnahme einiger Gramm Inulin oder Flohsamenschalenpulver kann die Aufnahme von Ballaststoffen erhöhen.

Ich befürchte jedoch immer, dass Patienten Nahrungsergänzungsmittel einnehmen, anstatt die echten Nahrungsmittel zu verzehren, was sie im Hinblick auf eine konkrete Verbesserung der Gesundheit nicht weit bringen wird. Aus all diesen Gründen bin ich von Nahrungsergänzungsmitteln nicht allzu begeistert und ziehe eine nährstoffdichte Ernährung haltbaren Pillen und Pulvern vor. Dennoch gibt es einige Ergänzungsmittel, die bei der Behandlung von Dysbiose hilfreich sein können, wenn sie in Verbindung mit einer Ernährung, die reich an unverdaulichen Faserstoffen ist, verwendet werden. Einige von ihnen unterdrücken ungesunde Bakterien, während andere die Menge nützlicher Bakterien erhöhen oder nachgewiesenermaßen eine antiparasitäre, antimykotische oder antivirale Wirkung haben. Hier sind einige aufgelistet, die Sie kennen sollten:

Ergänzungsmittel, die bei Dysbiose hilfreich sind

- **Berberin** wirkt gegen *Candida albicans* und *Staphylococus aureus*
- **Magensaftresistent beschichtetes Pfefferminzöl** – hilfreich bei bakterieller Fehlbesiedelung des Dünndarms (SIBO) und RDS
- **Knoblauch** – wirkt gegen Bakterien, Hefepilze, Viren und Parasiten
- **Glutamin** – unterstützt die Wiederherstellung der Darmschleimhaut bei Dysbiose und Leaky-Gut-Syndrom
- **Grapefruitkernextrakt** – wirkt antimikrobiell und antimykotisch

Das Mikrobiom lässt sich nicht knacken

Wenn es um das Mikrobiom geht, ist vorbeugen in jedem Fall besser als heilen: Es ist in jedem Fall besser, eine Zerstörung seiner Mikroben zu vermeiden, als später dann zu versuchen, sie durch erheblich weniger widerstandsfähige gekaufte Versionen zu ersetzen. Es dauert ein Leben lang, die Billionen im Darm lebender Bakterien anzusammeln, aber nur eine einzige Antibiotikatherapie kann schweren Schaden anrichten, vor allem wenn sie von einer fett- und zuckerreichen westlichen Ernährung begleitet wird. Es gibt keine Zauberformel, mit der man den Schaden schnell und verlässlich beheben könnte, obwohl ein sorgfältig gewähltes Probiotikum im Laufe der Zeit dazu beitragen kann, die dezimierten Spezies wiederherzustellen. Probiotika sind keine Wundermittel, aber für alle, die an Dysbiose oder einer anderen modernen Krankheit leiden, deren Hauptursache vermutlich in einem gestörten Mikrobiom liegt, sind sie eine echte Hoffnung auf eine Verbesserung der Gesundheit.

KAPITEL 13

Was Sie schon immer über Stuhltransplantationen wissen wollten, aber bisher nicht zu fragen wagten

Als ich dieses Buch schrieb, rief mich ein Freund an, der eine achtwöchige Antibiotikatherapie wegen Borreliose hinter sich hatte und wissen wollte, ob eine Stuhltransplantation dazu beitragen würde, sein Mikrobiom wiederherzustellen. Bis auf einige Blähungen, einen übleren Geruch seines Stuhls als gewöhnlich und einen leichten, aber juckenden Ausschlag auf seinem Rücken fühlte er sich nicht viel anders als sonst. Die Antibiotikatherapie hatte nicht zu einer Vermehrung von *C. difficile* geführt, und in seiner Krankengeschichte gab es weder eine chronisch-entzündliche Darmerkrankung (CED) noch andere Autoimmunerkrankungen.

Mein Rat lautete, ein Fäkaler Mikrobiomtransfer (FMT) – ein schicker Name für eine weniger schicke Prozedur – wäre in seinem Fall vielleicht keine gute Idee. Sein Mikrobiom hatte nach all diesen Antibiotika zweifellos einen Schlag bekommen, aber es gab keine klare Indikation für eine Behandlung, und die Transplantation von Stuhl von einer anderen Person – selbst einem engen Vertrauten wie seiner Freundin – barg Risiken, einschließlich schädlicher Mikroben, die zusammen mit den guten übertragen werden konnten. Da er im Grunde genommen gesund war und vor der Behandlung gegen die Borreliose nicht viele Antibiotika eingenommen hatte, würde sein Mikrobiom sich vermutlich im Laufe der Zeit wieder erholen. Für den Fall, dass er weitere besorgniserregende Symptome entwickeln würde, wie beispielsweise anhaltenden Durchfall oder Anzeichen eines Morbus Crohn oder einer Colitis ulcerosa, könne man durchaus die Vorteile einer Stuhltransplantation erneut in Erwägung ziehen, aber fürs Erste, riet ich ihm, solle er mehrere Monate lang ein widerstandsfähiges Probiotikum einnehmen, die Ballaststoffe in seiner Ernährung erhöhen sowie seinen Konsum von Zucker, stärkehaltigen Nahrungsmitteln und Alkohol reduzieren. (Ich sagte ihm außerdem, er hätte seinen Arzt fragen sollen, ob eine kürzere Behandlung der Borreliose möglich sei.)

Direkt zur Quelle

FMT mag als drastische Maßnahme zur Wiederherstellung des Mikrobioms erscheinen, aber vieles spricht dafür, direkt zur Quelle zu gehen, wenn es um die Beschaffung von Darmbakterien geht. Landwirte wissen bereits seit Langen, dass Verdauungsstörungen bei Kühen erfolgreich behandelt werden können, wenn man eine kranke Kuh mit dem aus dem Magen einer gesunden Kuh gepumpten Inhalt füttert. Koprophagie, oder der Verzehr von Kot, ist im Tierreich keine Seltenheit: Die Jungen von Elefanten, Pandas, Koalas und Nilpferden fressen den Kot ihrer Mütter oder anderer erwachsener Tiere in ihrer Herde, um sich lebenswichtige, für die Verdauung erforderliche Darmbakterien anzueignen. Bei einigen Stämmen, darunter auch die Beduinen, wurde der Verzehr von frischem Kamelkot als hochwirksame Therapie für infektiösen Durchfall beobachtet. Und im Mittelalter war es nicht ungewöhnlich, dass Ärzte den Kot ihrer Patienten zu Diagnosezwecken probierten – eine Praxis, an die ich nicht unbedingt wieder anknüpfen möchte.

Indikationen für FMT

Wir haben einen langen Weg zurückgelegt – vom Ekel vor unserem eigenen Stuhl bis zur Überlegung, den Stuhl anderer Menschen zu nutzen. Für mich als Gastroenterologin, die rückhaltlos an die Hygiene-Hypothese und die Wichtigkeit der Renaturierung glaubt, ist der FMT eine faszinierende und logisch erscheinende Möglichkeit, mikrobielle Störungen anzugehen, indem die Bakterienlast erhöht statt reduziert wird. Zu FMT gibt es noch viele offene Fragen – darunter auch die, welche Krankheitsbilder am meisten profitieren, wer einen idealen Spender abgibt, wie viele Transplantationen erforderlich sind und ob oral verabreichte Kapseln ebenso wirksam sind wie Einläufe –, aber die Antworten kommen Schlag auf Schlag, da Kliniken, Wissenschaftler und Patienten sich auf den Weg in die faszinierende Welt des Stuhls gemacht haben und diese nun erkunden.

Clostridium difficile

FMT gilt heute als wirksamste Therapie für hartnäckige Infektionen mit *Clostridium difficile* (*C. difficile*) bei Patienten, denen eine Antibiotikatherapie nicht geholfen hat. Mit einer Ansprechrate von mehr als 90 Prozent wird FMT vermutlich bald zur Primärtherapie bei *C. difficile* werden, sogar noch vor der Behandlung mit Antibiotika. Bei *C. difficile* erfolgt die Reaktion auf FMT rasch – in den meisten Fällen sind es einige Tage und bisweilen nur einige Stunden. Da Patienten mit CED einem erhöhten Risiko für *C. difficile* ausgesetzt sind, kommt es häufig zu einer Koinfektion, die bei jedem ausgeschlossen werden muss, der vor Kurzem Antibiotika eingenommen hat und ein Aufflackern der CED-Symptome erlebt. Die meisten klinischen Versuche und meine eigenen Erfahrungen sowie die meines Kollegen Dr. Mark Mattar am Georgetown Hospital deuten darauf hin, dass zur Behandlung von *C. difficile* bei den meisten Patienten ein FMT ausreicht, dass aber bei den Patienten mit CED oft zusätzliche Behandlungen erforderlich sind.

Chronisch-entzündliche Darmerkrankung (CED)

Immer mehr Belege verweisen im Krankheitsverlauf einer chronisch-entzündlichen Darmerkrankung auf die Rolle eines gestörten mikrobiellen Gleichgewichts und einer reduzierten mikrobiellen Vielfalt. In frühen Studien, im Rahmen derer FMT zur Behandlung von Colitis ulcerosa eingesetzt wurde, wurde eine Verbesserung der Symptome sowie die Möglichkeit einer dauerhaften Remission und sogar Heilung festgestellt. Die Ergebnisse groß angelegter klinischer Versuche zeigen

Verbesserungen der Symptome und ein Absetzen von Medikamenten bei 76 Prozent der Patienten und eine Remission bei 63 Prozent. Anders als bei *C. difficile*, wo es zu einer raschen Reaktion kommt, dauert es bei einer Colitis ulcerosa länger, bis sich nach einem FMT eine Verbesserung der Symptome zeigt. Die Verbesserung kann sich mit der Zeit steigern, da das Mikrobiom allmählich wieder zu seinem Normalzustand zurückkehrt. FMT wirkt auch bei Morbus Crohn, obwohl die Ergebnisse klinischer Versuche nicht so eindrucksvoll waren wie die für Colitis ulcerosa und eine dauerhafte Remission schwerer zu erreichen ist.

Reizdarmsyndrom (RDS)

Obwohl es Belege für die Wirksamkeit von FMT bei Menschen mit Reizdarmsyndrom gibt, vor allem bei der von Diarrhö bestimmten Form, sind die Ergebnisse bei Weitem nicht so eindrucksvoll wie bei *C. difficile*. Ein postinfektiöses Reizdarmsyndrom, das nach einem Anfall von Dysenterie (auch bekannt als Reisedurchfall) auftritt, oder ein Reizdarmsyndrom bei Patienten, die in der Vergangenheit viele Antibiotika eingenommen haben, weisen Merkmale auf, die eine positive Reaktion auf FMT prognostizieren. In einer klein angelegten Studie am Montefiore Medical Center in New York City führte die Anwendung von FMT bei 70 Prozent der Patienten zu einem vollständigen Rückgang oder einer Verbesserung der Symptome und verbesserte die Lebensqualität bei fast der Hälfte. Andere Ursachen des Reizdarmsyndroms, die eventuell nicht auf eine mikrobielle Störung zurückzuführen sind, müssen vor der Erwägung von FMT unbedingt ausgeschlossen werden.

Fettleibigkeit, Diabetes und metabolisches Syndrom

Weitere Krankheitsbilder, die mit einem gestörten Mikrobiom in Verbindung gebracht werden, sind ebenfalls geeignete Kandidaten für eine FMT-Therapie, aber wir benötigen noch groß angelegte klinische Versuche, im Rahmen derer untersucht wird, wie wirksam FMT für diese Krankheitsbilder wirklich ist. Pilotstudien, in denen die Auswirkungen der Übertragung von Stuhl von schlanken Spendern auf fettleibige Empfänger erforscht wurden, haben ergeben, dass es zu einer verbesserten Insulinsensitivität sowie einer erhöhten Produktion kurzkettiger Fettsäuren (SC-FAs) kam. Allerdings war die Zeitspanne der meisten Studien zu kurz, um aussagekräftige Ergebnisse zum Gewicht der Probanden erzielen zu können. FMT als solcher hilft bei Fettleibigkeit, Diabetes oder dem metabolischen Syndrom vermutlich wenig, wenn nicht auch die Ernährung grundlegend umgestellt wird – was bei einigen Patienten vermutlich schon ausreichen würde, um nachhaltige Veränderungen in ihrem Mikrobiom herbeizuführen.

Indikationen für FMT

Für alle nachfolgend aufgeführten Krankheitsbilder liegen klinische Daten vor, die eine Therapie mit FMT stützen, obwohl FMT bei keinem von ihnen als Primärtherapie gesehen werden darf und erst in Erwägung gezogen werden sollte, nachdem sich Standardtherapien, einschließlich einer grundlegenden Veränderung der Ernährung und der Einnahme von Probiotika, als unwirksam erwiesen haben.

- *Clostridium difficile (C. difficile)*

- Morbus Crohn

- Infektiöse Diarrhö

- Reizdarmsyndrom (RDS)

- Pouchitis (nach einer Kolektomie bei Colitis ulcerosa)

- Schwere Antibiotika-assoziierte Diarrhö (AAD)

- Colitis ulcerosa

Potenzielle Indikationen für FMT

Es gibt zwar Anhaltspunkte, die eine Therapie mit FMT bei diesen Störungen stützen, die Ergebnisse umfangreicherer klinischer Versuche, die einen eindeutigen Nutzen dokumentieren, stehen aber noch aus.

- Autismus

- Autoimmunkrankheiten

- Diabetes

- Leaky-Gut-Syndrom

- Metabolisches Syndrom

- Adipositas

- Bakterielle Fehlbesiedlung des Dünndarms (SIBO)

Wie schnell tritt eine Veränderung ein?

Hinsichtlich der am eingehendsten untersuchten Indikation – des hartnäckigen Bakteriums *Clostridium difficile* (*C. difficile*) – kommt es bei 50 Prozent der Patienten innerhalb von drei Tagen zu einer Linderung der Symptome. Die Zeitspanne nach der Übertragung reicht allerdings von einigen Stunden bis zu etwa sechs Tagen. Da bei chronischen Autoimmunerkrankungen typischerweise eine schwerere mikrobielle Störung vorliegt als bei einem akuten Ereignis wie *C. difficile*, dauert es in der Regel auch sehr viel länger, bis sich erste Reaktionen zeigen. In solchen Fällen können mehrere Wochen vergehen, bevor eine deutlich erkennbare Verbesserung eintritt, obwohl sich auch vorher schon leichte Zeichen der Besserung bemerkbar machen können. Es ist schwer zu sagen, wie lange vernünftigerweise gewartet werden sollte, bevor man beschließt, dass FMT nicht wirkt, weil es keine klinischen Standards gibt, nach denen man sich bei solchen Entscheidungen richten könnte, aber wenn nach zehn bis zwölf Übertragungen innerhalb von zwei Monaten keine Besserung eintritt, ist es vermutlich an der Zeit, etwas Neues auszuprobieren.

Wie oft muss eine Stuhlübertragung vorgenommen werden?

Die Häufigkeit eines FMT hängt letztendlich von der Indikation ab. Studien belegen, dass die Mehrzahl der Patienten mit *C. difficile* bereits auf einen einzigen FMT reagiert. Und als Wissenschaftler Patienten mit *C. difficile* nach einer Stuhlübertragung mit gesunden Probanden verglichen, stellten sie fest, dass bei beiden Gruppen ein ähnliches bakterielles Milieu vorlag, was vermuten lässt, dass bereits eine einzige Übertragung eine breit gefächerte Gemeinschaft gesunder Darmbakterien wiederherstellen konnte. Das ist bei einem selbstlimitierenden infektiösen Ereignis wie *C. difficile* bei einer ansonsten gesunden Person sinnvoll, aber eine bereits seit Langem bestehende Dysbiose ist, wie bereits zuvor erwähnt, sehr viel schwerer zu behandeln.

Bei chronischen Autoimmunerkrankungen wie Morbus Crohn und Colitis ulcerosa muss anfangs vermutlich ein bis zwei Wochen lang täglich ein FMT vorgenommen werden, gefolgt von ein bis drei Übertragungen wöchentlich auf unbestimmte Zeit oder mindestens für mehrere Monate. Man darf nicht vergessen, dass sich die meisten übertragenen Bakterien nicht im Darm ansiedeln – sie passieren ihn nur –, obwohl es vorkommen kann, dass sie sich im Verdauungstrakt reproduzieren. Obwohl es also möglich ist, dass einige Patienten eine anhaltende Veränderung ihrer mikrobiellen Zusammensetzung erzielen und die Behandlung einstellen können, ist FMT bei den meisten Autoimmunerkrankungen eine fortlaufende Form der Therapie, die regelmäßig durchgeführt werden muss. Die gute Nachricht ist, dass die positive Wirkung von FMT bei einigen Patienten mit CED kontinuierlich zunimmt, weil die mikrobiellen Veränderungen sich langsam stabilisieren.

Anonyme Spender, Stuhl-Banken und synthetischer Stuhl

Sollten Sie einen FMT in Betracht ziehen, könnte sich die Ermittlung eines geeigneten Spenders als größte Schwierigkeit herausstellen. Es kann unangenehm sein, jemanden fragen zu müssen, ob er Freizeitdrogen konsumiert hat oder an einer sexuell übertragbaren Infektion (STI) gelitten hat, und ihn dann zu bitten, die umfangreichen Tests eines Spenderscreenings über sich ergehen zu lassen. Wählt man einen anonymen Spender, umgeht man die schwierige Aufgabe, einen geeigneten Spender im Kreis der Familie oder Freunde zu finden, und vermeidet darüber hinaus das Problem gemeinsamer genetischer und umweltbedingter Risiken. Das ist vor allem dann hilfreich, wenn in der Familie bereits viele Fälle von Autoimmunerkrankungen oder Krebs bekannt sind.

In einigen US-amerikanischen Krankenhäusern werden im Handel erhältliche gefrorene Stuhlproben von „Stuhl-Banken" verwendet, die zuvor geprüft wurden, weil die für jede Übertragung erforderliche Vorbereitung des Materials von neuen Spendern dann wegfällt. In der Emory University Medical School wurden regelmäßig die „Patienten" der pathologischen Abteilung als Spender eingesetzt – vielleicht das letzte Geschenk der Heilung an die Patienten, die sich einem FMT unterzogen.

Forscher der Queen's University in Ontario, Kanada, haben eine synthetische Stuhlmischung aus 33 unterschiedlichen Arten von Darmbakterien entwickelt. Sie haben diese Mischung, die sie aus dem Stuhl einer gesunden Person gezüchtet haben, Re-POOPulate genannt. Es ist ihnen gelungen, zwei Patienten mit einer *C. difficile*-Infektion erfolgreich mit dieser Mischung zu behandeln, und sie haben dokumentiert, dass die RePOOPulate-Mischung mehrere Monate nach der Übertragung 25 Prozent der Bakterienkulturen im Darm der Empfänger ausmachte. Eine synthetische Mischung ermöglicht Forschern die Kontrolle darüber, welche Bakterien enthalten sind, und reduziert die mögliche Übertragung schädlicher Bakterien oder Viren. Im Handel erhältliche Mischungen, die je nach Indikation unterschiedliche Spezies enthalten, sind vielleicht der nächste Schritt, obwohl die Tatsache, dass nicht alle Darmbakterien gezüchtet werden können, immer noch ein entscheidender Schwachpunkt ist, genau wie die Möglichkeit einer Verseuchung.

In Zukunft sind wir vielleicht in der Lage, kleine Mengen nützlicher Bakterien aus unserem eigenen Darm außerhalb des Verdauungstrakts und ohne die Gefahr krankheitserregender Stämme zu größeren Kolonien heranzuzüchten, diese dann erneut zu übertragen und damit jegliche Spenderprobleme zu umgehen.

Formen der Verabreichung

In der Anfangszeit des FMT wurde der Stuhl vorrangig auf dem Wege einer Koloskopie übertragen. Das heißt, ein flexibler Schlauch mit einer Lampe an der Spitze wird durch das Rektum eingeführt und den Dickdarm hochgeschoben. Eine Koloskopie ermöglicht eine präzise Positionierung der Probe im Darm, erfordert aber eine Darmreinigung vor der Übertragung sowie eine Sedierung und ist wesentlich teurer als ein Einlauf, den man selbst zu Hause durchführen kann. Unter bestimmten Umständen, wenn zum Beispiel andere Krankheitsbilder wie eine neu aufgetretene Colitis ulcerosa ausgeschlossen werden müssen, oder wir den Darm auf Anzeichen einer akuten Entzündung prüfen müssen, kann eine FMT per Koloskopie sinnvoll sein.

FMT wurde auch schon auf dem Wege einer Endoskopie vorgenommen, bei der eine kleinere Version eines Koloskops durch den Mund bis in den Magen und Dünndarm vorgeschoben wird. Idealerweise sollten die auf diese Weise übertragenen Proben tief im Dünndarm positioniert werden, damit die Bakterien nicht von der Magensäure zerstört werden. Auch eine Endoskopie macht eine Sedierung erforderlich und muss in der Endoskopie-Abteilung eines Krankenhauses oder in einer Arztpraxis durchgeführt werden.

Einige Zentren führen einen FMT mit einem dünnen Gummischlauch durch, einer sogenannten transnasalen Magensonde, die durch die Nase des wachen Patienten bis in den Magen vorgeschoben wird. Die Stuhlprobe kann dann mit einer großen Spritze, die am oberen Schlauchende befestigt ist, durch den Schlauch in den Magen gespritzt werden.

In Rahmen mehrerer Studien wurde *C. difficile* erfolgreich mit einnehmbaren Stuhlkapseln behandelt. Die Kapseln sind mit einem Gel überzogen, das sich erst im Dünn- und Dickdarm auflöst und dort dann die Bakterien abgibt. Das ist weniger unangenehm als ein Stuhleinlauf, erfordert aber das Schlucken von einigen Dutzend Kapseln.

Verfahren wie die Endoskopie und Stuhlkapseln können angenehmer sein als die Einführung des Stuhls durch das Rektum, aber sie sind auch mit dem theoretischen Risiko behaftet, dass einige der Bakterien sich, bevor sie in den Dickdarm gelangen, im Dünndarm ansiedeln und zu einer bakteriellen Fehlbesiedlung des Dünndarms (SIBO) führen können. Zu Hause mit einem Einlauf durchgeführte Stuhltransplantationen sind möglich, wenn man über detaillierte Anweisungen verfügt und sich von seinem Arzt beraten lässt. Ich werde weiter unten in diesem Kapitel noch näher auf eine Stuhltransplantation in Eigenregie eingehen.

Die Spenderwahl und das Screening

In Zukunft werden wir vielleicht in der Lage sein zu bestimmen, welches spezifische mikrobielle Profil oder welcher Enterotyp, am besten für welche Krankheit geeignet ist und den Spender passend zur Indikation auswählen können. Beispielsweise ist uns bekannt, dass Kinder aus Burkina Faso einen Enterotyp 1 haben, bei dem *Prevotella* 53 Prozent der Darmbakterien ausmachen, während gleichaltrige europäische Kinder mit einem Enterotyp 1 ausgestattet sind, der vorwiegend *Bacteroides* aufweist und die westliche Ernährung mit weniger Ballaststoffen widerspiegelt. Wir wissen noch nicht, ob geografische Anpassungen bedeuten, dass die gesündeste Stuhlversion aus den eigenen Breiten die bessere Wahl ist, oder ob ein Spender von einem anderen Kontinent mit einem vollständig anderen Enterotyp vorzuziehen wäre.

Angesichts der Grundsätze der Hygiene-Hypothese und des keimfreien Ansatzes in entwickelten Ländern sind Spender aus indigenen Gesellschaften mit einer von größerer biologischer Vielfalt geprägten Lebensweise sehr interessant, vorausgesetzt,

Infektionen können zuverlässig ausgeschlossen werden. Genau wie bei Organtransplantationen beruht auch der Erfolg von FMT letztlich auf zwei Faktoren: Entscheidend sind die Gesundheit des Empfängers und die Qualität des übertragenen Stuhls. Die nachfolgend aufgeführten Punkte sollten bedacht werden, wenn man einen Fäkaltransfer in Erwägung zieht:

- Der bevorzugte Spender sollte ein vertrauter langjähriger Partner des Empfängers sein, ein Verwandter ersten Grades oder ein enger Freund der Familie. Es ist wichtig, seinen Spender gut zu kennen, einschließlich seiner Gewohnheiten und Anamnese, sowie der Anamnese seiner Familie, mit welchen Krankheiten der Spender in der Vergangenheit eventuell in Berührung gekommen ist sowie Lebensstilfaktoren wie Freizeitdrogen und sexuell übertragbare Krankheiten. Sollte es in der Familie viele Fälle von Autoimmunerkrankungen gegeben haben oder geben, ist ein Verwandter der ersten Linie vermutlich nicht die beste Wahl.

- Wählen Sie einen Spender mit mikrobenfreundlicher Lebensweise, zu der eine gesunde Vollwerternährung mit sehr wenigen industriell verarbeiteten Nahrungsmitteln gehört, sowie Tabakverzicht, regelmäßige körperliche Betätigung, wenig Stress und so wenig verschreibungspflichtige Medikamente wie möglich. Natürlich, je weniger Antibiotika ein Spender eingenommen hat, desto besser (siehe die Ausschlusskriterien auf der nächsten Seite).

- Idealerweise sollten Spender mindestens 18 Jahre alt sein, um ihre Einwilligung nach einer Aufklärung erteilen zu können, aber auch Kinder können als Spender dienen, solange beide Elternteile einverstanden sind und das Kind zustimmt, Spender zu sein.

Ausschlusskriterien für Spender

- Antibiotikatherapie in den zwölf Monaten vor der Abgabe der Spende

- Krankengeschichte mit Erkrankungen des Magen-Darm-Trakts, einschließlich chronisch-entzündliche Darmerkrankung (CED), Reizdarmsyndrom (RDS), Zöliakie, maligne Tumore oder größere operative Eingriffe den Magen-Darm-Trakt betreffend

- Autoimmunerkrankungen oder Allergien oder eine derzeitig stattfindende immunmodulierende Therapie

- Fibromyalgie, chronisches Erschöpfungssyndrom oder neurologische Störungen wie Parkinsonkrankheit

- Metabolisches Syndrom, Fettleibigkeit, (BMI von >30) oder mittelschwere bis schwere Mangelernährung

- Krankengeschichte maligner Erkrankungen oder derzeit stattfindende Chemotherapie

Untersuchung des Spenders (muss innerhalb von vier Wochen vor Abgabe der Spende durchgeführt werden)

- Hepatitis A (HAV-IgM, Hepatitis-A-IGM-Antikörper), Bluttest

- Hepatitis B (HBsAg, Hepatitis-B-Oberflächenantigen), Bluttest

- Hepatitis C (Anti-HCV-Ab, Anti-HCV-Antikörpertest), Bluttest

- HIV (HIV EIA, Enzymimmunoassay), Bluttest

- Syphilis (RPR, Rapid-Plasma-Reagin), Bluttest

- *Clostridium difficile,* Stuhltest

- Stuhlkultur (enterische Pathogene)

- Stuhltest auf Wurmeier und Parasiten, wenn die Krankenvorgeschichte darauf hindeutet oder der Spender in den vergangenen 12 Monaten nach Übersee gereist ist

Risiken des FMT

Die medizinische Fachwelt erfuhr erstmals in den 1970er-Jahren etwas über den Hepatitis-C-Virus, aber erst 1990 wurde es zur Regel, Blutspender zu testen, und bis dahin hatten sich in den USA bereits Hunderttausende über verunreinigte Bluttransfusionen oder unzureichend sterilisierte medizinische Geräte infiziert. Obwohl Hepatitis C nicht durch Stuhl übertragen wird (Hepatitis A dagegen schon), sollte dies daran erinnern, dass es weitverbreitete, aber unentdeckte Infektionen geben kann, die hoch ansteckend sind und von denen einige vielleicht durch Stuhl übertragen werden.

Krankheiten und Organismen, die durch Stuhl übertragen werden können

• Ascariasis

• Cholera

• *Clostridium difficile (C. difficile)*

• Kryptosporidiose

• *Entameba histolytica*

• Enteroviren

• *Escherichia coli*

• Giardiasis

• Hepatitis A

• Hepatitis E

• Noroviren

• Poliomyelitis

• Rotaviren

• Shigellen

• Bandwürmer

• Typhus

• *Vibrio parahaemolyticus*

Zusammen mit nützlichen Mikroben werden mit einem FMT auch Hefepilze, Viren, Bakteriophagen (Viren, die Bakterien als Wirtszellen nutzen) und potenziell schädliche Bakterienstämme übertragen. Die Möglichkeit, dass nur die nützlichen Bakterien übertragen werden, besteht nicht, und man kann auch nie sicher sein, dass keine schädlichen Spezies vorhanden sind. Vielen pathogenen Organismen kann man mit Tests auf die Spur kommen (siehe Tabelle 13–4), aber es gibt immer noch viele, die noch nicht gezüchtet und klassifiziert wurden, und wir wissen nicht, welche Wirkung sie letztendlich in einem anderen Wirt haben können.

Einige Mikroben können, wenn sie in großer Zahl vorhanden sind, das Risiko für schwere Erkrankungen wie Darmkrebs erhöhen oder schädliche Gene auf unsere eigenen nativen Bakterien übertragen. Da FMT eindeutig mit Risiken behaftet ist, ist ein vertrauter, langjähriger Partner, mit dem man bereits Körperflüssigkeiten ausgetauscht hat, der ideale Spender, vorausgesetzt, er oder sie erfüllt die Ein- und Ausschlusskriterien.

Da es sich hierbei um einen Bereich handelt, der noch in den Kinderschuhen steckt, sind uns die positiven und negativen Langzeitfolgen eines FMT nicht bekannt, aber wenn die vergangenen Jahre ein Hinweis sind, werden wir in der Zukunft über diese Informationen verfügen, da die Zahl klinischer Versuche rasch steigen wird und Erfahrungsberichte zu FMT zunehmen werden.

Einen FMT zu Hause durchführen

Es gibt viele Methoden des Fäkaltransfers, und wenn ein FMT zu einem regelmäßigen Bestandteil Ihres Lebens wird, werden Sie zweifellos feststellen, wie er Ihren Bedürfnissen entsprechend am besten durchgeführt werden sollte. Ich empfehle dringend, einen erfahrenen Arzt zurate zu ziehen, der bei der Entscheidung, ob man ein geeigneter Kandidat ist, helfen kann, der das Spender-Screening organisiert, bei der Beurteilung der Wirksamkeit des übertragenen Stuhls mitwirkt, einen Zeitplan für zukünftige Behandlungen erstellt und zur Verfügung steht, falls Probleme auftauchen sollten. Nachfolgend sind einige detaillierte Anweisungen aufgelistet, die hilfreich sein können:

Materialien:

- Flasche mit 0,9-prozentiger Kochsalzlösung
- Messbecher
- Trichter
- Metallsieb mit mittelgroßen Löchern
- Einfacher Mixer nur für diesen Zweck (kein Hochgeschwindigkeitsmixer)
- Plastiklöffel
- Einweg-Klistierbeutel mit Kochsalzlösung

- destilliertes Wasser
- Toiletteneinsatz (zum Sammeln der Stuhlprobe, erhältlich in Sanitätsgeschäften)
- Duschvorhang aus Plastik
- Gleitmittel
- Kissen, das schmutzig werden darf
- Wecker
- Lesestoff (nach Belieben)

Tipp: Lassen Sie sich beim ersten Mal von einem Freund (oder vielleicht dem Stuhlspender) helfen.

Am Tag vor dem Transfer

- Nehmen Sie am Vortag ein leichtes oder flüssiges Mittag- und Abendessen zu sich, damit Ihr Darm nicht zu gefüllt ist, wenn Sie am nächsten Tag den Einlauf durchführen.
- Anders als andere Ärzte rate ich nicht dazu, den Darm im Vorfeld mit einem Einlauf oder Abführmittel zu reinigen.

Wie man den Spenderstuhl erhält

- Der Spender sollte den Toiletteneinsatz auf die Toilette stellen. In diesem Einsatz wird dann der Spenderstuhl aufgefangen.
- Idealerweise sollte die Stuhlprobe innerhalb von zwei Stunden nach Erhalt verwendet werden, da Darmbakterien eine sehr kurze Lebensspanne haben.
- Hat Ihr Spender in der Regel sehr festen Stuhl, könnte er vielleicht in Erwägung ziehen, mehrere Tage lang einen Esslöffel gemahlene, in einem großen Glas Wasser aufgelöste Flohsamenschalen zu trinken oder in den Wochen vor der Stuhltransplantation die Wasserzufuhr und den Verzehr unverdaulicher Faserstoffe zu erhöhen, damit der Stuhl weicher wird.

Die Vorbereitung des Spenderstuhls

- Geben Sie den gesamten Stuhl mit dem Plastiklöffel aus dem Toiletteneinsatz in den Mixer. Geben Sie eine kleine Menge der 0,9-prozentigen Kochsalzlösung hinzu. Anmerkung: Fügen Sie die Kochsalzlösung nach und nach zu, wenn Sie nicht sicher sind, wie viel es sein muss, damit die Mischung nicht zu flüssig wird. Ist die Probe zu dickflüssig, kann sie die Klistierspitze verstopfen. Ist sie zu wässrig, wird es schwieriger, sie nach dem Transfer im Darm zu behalten. Zu flüssigen Stuhl kann man mit einigen Flohsamenschalen andicken.

- Die Mischung drei- oder viermal kurz mixen, um die dickflüssige Konsistenz eines Smoothies zu erhalten. Das Mixen kann Hitze erzeugen und die Probe mit Luft anreichern. Da beides schädlich für Darmbakterien ist, sollte zu starkes Mixen vermieden werden.

- Den vorbereiteten Stuhl durch das Sieb in den Messbecher gießen, dabei eventuelle Klumpen mit dem Löffel aufbrechen. Finden sich im Stuhl nicht zu viele Klumpen, ist dieser Schritt optional.

- Die Lösung aus dem Klistierbeutel weggießen und den Beutel mit destilliertem Wasser ausspülen. Da einige Klistierbeutel neben Kochsalz noch andere Inhaltsstoffe enthalten, sollte man die Lösung aus dem Beutel besser nicht verwenden.

- Stellen Sie sicher, dass der Verschlusshahn am Klistierbeutel geschlossen ist. Dann den Stuhl mit dem Trichter aus dem Messbecher in den Klistierbeutel füllen.

Durchführung der Stuhltransplantation

- Der beste Ort für die Durchführung des Transfers ist die Badewanne oder der Fußboden im Badezimmer. Es ist eine gute Idee, sich vor allem anfangs auf einen Duschvorhang aus Plastik zu legen, da die ganze Angelegenheit ein wenig chaotisch werden kann.

- Es kann hilfreich sein, den Klistierbeutel an einen Haken etwa 50 cm über dem Gesäß zu hängen, damit die Schwerkraft dazu beitragen kann, den Beutelinhalt in Ihren Darm fließen zu lassen.

- Reiben Sie Ihr Rektum mit einem Gleitmittel ein.
- Legen Sie sich auf die linke Seite und legen Sie ein Kissen unter Ihre Hüfte und Ihr Gesäß.
- Heben Sie ihr rechtes Bein leicht an und führen Sie die Klistierspitze vorsichtig in Ihr Rektum ein. Öffnen Sie dann den Verschlusshahn. Die Spitze sollte leicht in Ihr Rektum gleiten, vor allem dann, wenn Sie sich mit einigen tiefen Atemzügen entspannen. Falls Sie einen Widerstand spüren, haben Sie die Spitze vermutlich nicht richtig eingeführt. Einen Finger in das Rektum einzuführen, wenn man das Gleitmittel aufträgt, kann das Einführen der Klistierspitze erleichtern.
- Sie sollten ein leichtes Völlegefühl verspüren, wenn der Stuhl in Ihren Darm fließt. Ein leichtes Unbehagen ist normal, aber wenn Sie Schmerzen haben, sollten Sie aufhören und den Klistierbeutel entfernen.
- Sobald der Stuhl fließt, sollten sie das Gesäß anspannen und zu verhindern versuchen, dass er wieder herausfließt. Sobald Sie spüren, dass der Stuhl herausfließt, ist Ihre Kapazität vermutlich erreicht und Sie müssen den Hahn schließen. Sie können zehn oder fünfzehn Minuten warten und dann versuchen, noch etwas mehr einzuführen.
- Nach Beendigung der Stuhlübertragung schließen Sie den Verschlusshahn und entfernen Sie den Klistierbeutel.
- Verbringen Sie 15 Minuten in jeder der folgenden Positionen: Legen Sie sich zuerst auf Ihre linke Seite, dann auf den Bauch mit dem Kissen unter den Hüften, um das Gesäß zu erhöhen. Legen Sie sich dann auf den Rücken und schließlich auf Ihre rechte Seite. Dieser Vorgang sollte insgesamt eine Stunde umfassen. An dieser Stelle ist es hilfreich, einen Wecker und eine Lektüre zur Hand zu haben (ich empfehle mein Buch *Gutbliss*, falls Sie es noch nicht gelesen haben!).
- Idealerweise sollten Sie versuchen, den übertragenen Stuhl mindestens vier bis sechs Stunden zurückzuhalten. Am besten führt man die Stuhlübertragung vor dem Schlafengehen durch und versucht, den Stuhl im Liegen über Nacht im Darm zu behalten, wobei man eventuell mit einer Damenbinde, Unterwäsche aus Plastik und einem großen

Handtuch oder einer Unterlage aus Plastik Vorsorge treffen sollte.
- Das erste Mal ist immer am schwierigsten. Nach einigen Übertragungen haben Sie die Dinge im Griff und wissen, was Sie verändern müssen.

Die nächste Hürde

Zu meiner Arbeit als Gastroenterologin gehört auch, meine Patienten darüber aufzuklären, was in ihren Verdauungstrakt gelangt und was aus ihm herauskommt – ich verbringe also viel Zeit damit, über Nahrungsmittel und über Stuhl zu reden. Ich ermuntere meine Patienten – und meine Familie – sich auf beiden Seiten alles genau anzusehen, und das bedeutet oft, dass man das, was in der Toilettenschüssel landet, eingehender betrachten sollte, als einem vielleicht lieb ist. Die meisten Menschen haben eine Aversion gegen Kot – diese Einstellung wird in der frühen Kindheit geprägt, wenn wir keine „schmutzigen Wörter" benutzen und keine Blähungen entweichen lassen dürfen oder in irgendeiner Weise auf unser „Aa" anspielen dürfen. Stuhlgang wird als etwas Schmutziges angesehen, das möglichst verstohlen stattfinden sollte, und dessen Ergebnisse am besten sofort heruntergespült und nicht in Gesellschaft diskutiert werden sollten, trotz der Tatsache, dass jedes menschliche Wesen auf unserem Planeten ihn regelmäßig, wenn nicht täglich, hat.

Sie können sich kaum vorstellen, wie sehr es mich gefreut hat, als erste Artikel über Stuhl auf der Titelseite der New York Times und des Wall Street Journals erschienen, und jeder – von meinen betont zurückhaltenden Patienten bis zu den Lehrern meiner Tochter in der Grundschule – plötzlich über Fäkaltransfers reden wollte. Die Tatsache, dass sie hervorragend geeignet sind für Indikationen wie *C. difficile*, macht es nur noch besser, aber einfach die Vorstellung, dass Menschen jetzt darüber reden und Kot in einem völlig neuen Licht sehen, dass sie besser verstehen, wie ihr Körper funktioniert, ist Grund genug zum Feiern.

Fäkaltransplantationen, in denen ich gern das ultimative Probiotikum sehe, stellen einen Paradigmenwechsel in der Medizin

dar – von zu sauber zu nicht schmutzig genug. Sie sind ein groß-
artiges Beispiel dafür, wie wichtig und nützlich eine Renaturierung ist und zeigen, dass Krankheit auch aus einer Perspektive
angegangen werden kann, bei der man darüber nachdenkt, wie
man unseren mikrobiellen Bestand erhöhen kann statt ihn zu reduzieren. FMT können durchaus als Aushängeschild der „Live
Dirty"-Lebensweise fungieren – viel schmutziger kann es nicht
werden, als den Stuhl einer anderen Person in den eigenen Körper einzubringen – und die Ergebnisse sprechen für sich.

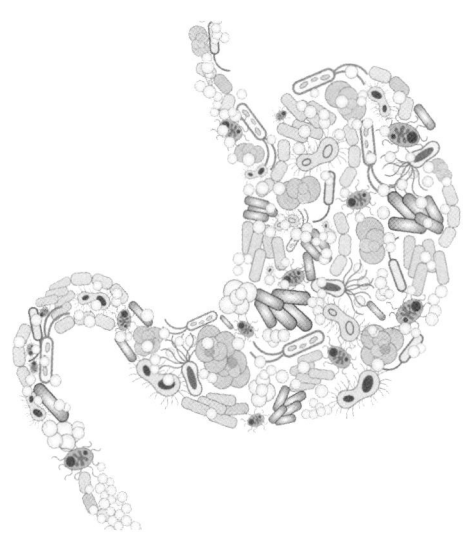

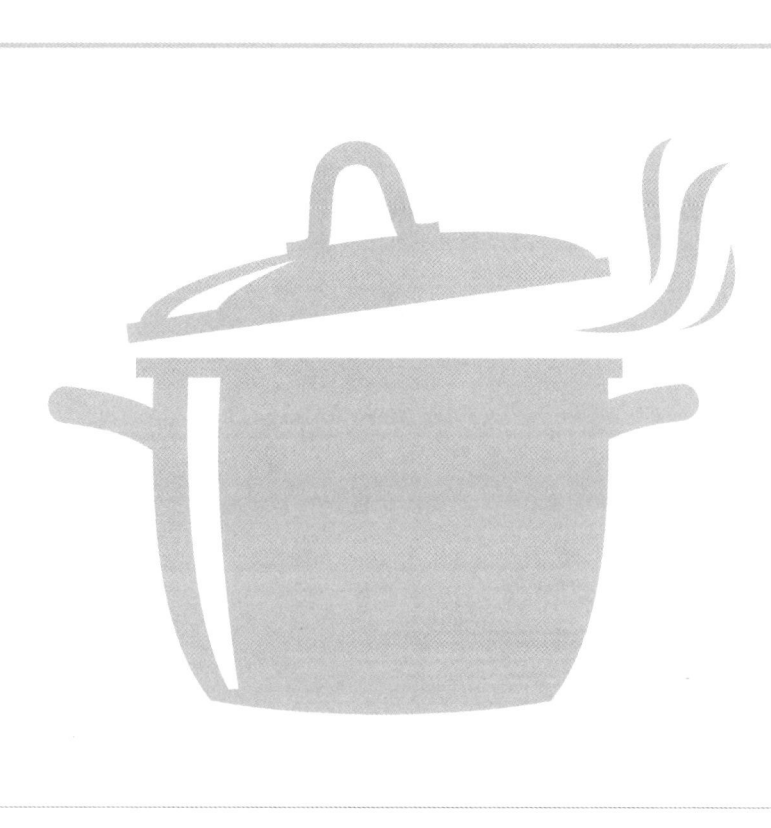

Teil 4

Rezepte

KAPITEL 14

Rezepte für die Mikrobiom-Lösung

Alle Rezepte von Elise Museles von Kale & Chocolate

FRÜHSTÜCK

Süßkartoffel-Kohl-Mix

Wer morgens gern etwas Herzhaftes isst, auf etwas Süßes aber nicht ganz verzichten möchte, wird diese Kombination aus Kohl, Süßkartoffeln und grünen Äpfeln ganz besonders mögen. Mit diesem Frühstück aus viel Gemüse, Ballaststoffen und wertvollen komplexen Kohlenhydraten startet man energiegeladen in den Tag. Proteinreicher wird das Ganze mit einem Ei. Wer es lieber vegan mag, bestreut den Mix mit Kürbiskernen.

Zutaten
Für 2 Personen

1 EL Kokosöl

1 mittelgroße Süßkartoffel, geschält und in 0,5 cm große Würfel geschnitten

½ kleine rote Zwiebel, fein gehackt

1 kleiner Apfel (Granny Smith), geschält und in 1 cm große Würfel geschnitten

1 Knoblauchzehe, fein gehackt

¼ TL rote Paprikaflocken

1 Bund Palmkohl, Stiele entfernt und in feine Streifen geschnitten

1 bis 2 TL Olivenöl

Meersalz zum Abschmecken

1 EL gehackter frischer Rosmarin (oder 1 TL getrockneter)

Zubereitung

Das Kokosöl in einem mittelgroßen Topf auf mittlerer Stufe zerlassen. Die Süßkartoffel und die Zwiebel zugeben und 10 bis 12 Minuten weich werden lassen. Dann den Apfel, den Knoblauch und die roten Paprikaflocken zugeben und weitere 2 bis 3 Minuten garen. Den Kohl und das Olivenöl unter die Mischung heben und etwa 3 Minuten erhitzen, bis der Kohl in sich zusammenfällt. Mit Salz abschmecken. Rosmarin darüberstreuen und den Topf vom Herd nehmen.

ZEITSPARTIPP Die Süßkartoffel am Vorabend und das Gemüse und den Apfel am Morgen zubereiten. Die Süßkartoffel zum Schluss zugeben, um sie mit den anderen Zutaten zu erhitzen.

Gemüse-Frittata

Diese Frittata aus Gemüse und Eiern ist ein perfektes schnelles Frühstück fürs Wochenende. Es besteht aus 5 verschiedenen Gemüsesorten – darunter auch Zwiebeln, die viel mikrobenstärkendes Inulin enthalten – und ist ein farbenfroher Lichtblick auf jedem Frühstückstisch. Wenn das Grundrezept einmal gelungen ist, kann man mit anderen Gemüsesorten wie Lauch und Spargel experimentieren. In Einzelportionen einfrieren, dann hat man auch unter der Woche ein herzhaftes Frühstück (oder Abendessen) parat.

Zutaten
Für 6 Personen

1 EL Olivenöl oder Kokosöl
½ kleine gelbe Zwiebel, gewürfelt
70 g Brokkoliröschen, in kleine Stücke geschnitten
½ Zucchini, klein geschnitten
2 Handvoll Spinat

70 g rote Paprikaschote, klein geschnitten
8 große Eier
Meersalz und frisch gemahlener schwarzer Pfeffer zum Abschmecken

Zubereitung

Den Backofen auf 180 °C vorheizen. Das Olivenöl und die Zwiebel in eine hochwandige Pfanne oder einen gusseisernen Topf (25 cm Durchmesser) geben. Die Zwiebel bei mittlerer Hitze 2 bis 3 Minuten bräunen. Dann den Brokkoli, die Zucchini und die Paprikaschote zugeben und einige Minuten garen, bis sie weich und saftig sind. Den Spinat zugeben und weitere 1 bis 2 Minuten garen, bis er leicht in sich zusammenfällt. Die Pfanne vom Herd nehmen und die Mischung ruhen lassen.

In einer mittelgroßen Schüssel die Eier schlagen und mit Salz und schwarzem Pfeffer würzen. Die Eier zu der Gemüsemischung geben und die Pfanne direkt in den vorgeheizten Backofen schieben (oder in eine Auflaufform geben und in den Backofen stellen). 20 Minuten backen, bis die Eier gut durchgebacken und leicht gebräunt sind. In Stücke schneiden und servieren.

Gebackene Avocado mit Ei

Wer auf der Suche nach einem zuckerarmen proteinreichen Frühstück ist, sollte diese kreative Kombination aus gesunden Fetten und magerem Eiweiß probieren. Mit diesem Frühstück wird man gut satt und übersteht die Zeit bis zum Mittagessen ohne Probleme. Schmeckt auch mit Salsa und schwarzen Bohnen als Topping sehr gut.

Für 2 Personen
Zutaten
1 Avocado	rote Paprikaflocken zum
2 große Eier	Abschmecken
Meersalz zum Abschmecken	Schnittlauch, in feine Röllchen
	geschnitten

ANMERKUNG Für 1 Portion die Zutaten halbieren, den Kern in der nicht verwendeten Avocadohälfte belassen, damit das Avocadofleisch nicht braun wird.

Zubereitung
Den Backofen auf 220 °C vorheizen. Die Avocado halbieren und ausreichend Fleisch aus der Avocado herauslöffeln, um Platz für die Eier zu schaffen. Die Avocadohälften in eine kleine Auflaufform legen. Das Ei langsam in die Avocadohälften aufschlagen, dabei darauf achten, dass nichts überläuft. 15 bis 20 Minuten im Backofen garen, bis das Eiweiß gestockt ist. Aus dem Ofen nehmen und mit Salz, roten Paprikaflocken und Schnittlauch würzen.

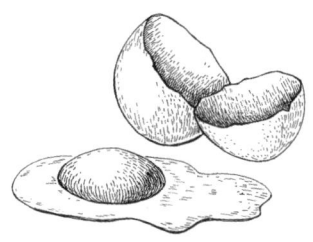

Fruchtige Haferflocken

Haferflocken sind reich an resistenten Stärken und wirken für Sie und Ihre Mikroben Wunder. Gibt man Obst während des Kochens hinzu, werden sie zu einem ganz besonderen Genuss – es schmeckt nicht nur köstlich, man benötigt auch kein zusätzliches Süßungsmittel. Dieses Frühstück hält länger satt, wenn man einen Löffel Nussmus oder einige Nüsse, Samen oder Kerne zugibt.

Für 2 Personen

Zutaten

75 g Haferflocken
500 ml Wasser (oder 250 ml Wasser plus 250 ml Pflanzenmilch)

frisches Obst, klein geschnitten (1 Apfel, 1 Banane, 1 Birne oder 1 Pfirsich) oder 125 g Beeren
¼ TL Meersalz

AROMAOPTIONEN Ingwer, Zimt, Muskatnuss, Zitronenschale oder andere Aromen und Gewürze

NÄHRSTOFFBOOSTER Nussmus, gehackte Nüsse, Samen und Körner

Zubereitung

Die Haferflocken mit dem Wasser in einen Topf geben und wie auf der Packung angegeben kochen. In den letzten 3 Minuten das Obst zugeben. Das Salz hinzugeben und das weich gekochte Obst mit den Haferflocken zu einer leicht sämigen Konsistenz verrühren. Nach Belieben Gewürze darüberstreuen und ein gesundes Protein und/oder Fett daraufgeben, beispielsweise Lein-, Hanf- oder Chiasamen, einen Löffel voll Nussmus oder eine Nussmischung.

Einfacher Chiasamen-Pudd.. ..g

Diese kleinen Samen haben es in sich. Chiasamen sind echte Kraftspender mit einer leicht verdaulichen Form von Eiweiß, die jede Menge Eisen, Magnesium, Kalzium und Phosphor zu bieten hat. Genießen Sie diesen leckeren Chia-Pudding zum Frühstück, als Snack für zwischendurch oder als Dessert. Einige pürierte Beeren oder etwas Kakaopulver sorgen für Abwechslung.

Für 4 Personen

Zutaten

6 EL Chiasamen

500 ml Pflanzenmilch (Mandel, Hanf, Kokosnuss)

3 EL reiner Ahornsirup

½ TL reiner Vanilleextrakt oder gemahlene Vanille

1 Prise Meersalz

Optionale Zutaten: Zimt, Kardamom, Kürbismus, Zitronenschale, Maca-Pulver

Zubereitung

Die Chiasamen, die Milch, den Ahornsirup, die Vanille und das Salz in eine mittelgroße Schüssel geben und sorgfältig verrühren. Die Mischung unter gelegentlichem Quirlen (alle 10 Minuten) ruhen und eindicken lassen. Die Schüssel mindestens 2 Stunden oder über Nacht in den Kühlschrank stellen. Geschmack und Konsistenz des Puddings prüfen und verändern, falls erforderlich. Kurz vor dem Servieren den Pudding in Schalen füllen und frisches Obst daraufgeben. Hält sich im Kühlschrank bis zu 4 Tage.

Variationen

BEEREN-CHIA-PUDDING 125 g frische oder tiefgekühlte zerdrückte Himbeeren plus 1 EL abgeriebene Zitronenschale zugeben.

SCHOKO-CHIA-PUDDING 2 EL ungesüßtes oder naturbelassenes Kakaopulver unterrühren.

Overnight Oats mit Chiasamen

Overnight Oats sind eine hervorragende Option, wenn man auf der Suche nach einem soliden Frühstück zum Mitnehmen ist, sich aber trotzdem an die „Live Dirty, Eat Clean"-Lebensweise halten möchte. Mischt man noch an Omega reiche Chiasamen darunter, hat man ein Frühstück, das leicht zuzubereiten und gut zu transportieren ist. Die Zutaten über Nacht in ein Einmachglas geben. Morgens dann mit Ihrem Lieblingsobst und Nährstoffboostern toppen. Kalt direkt aus dem Glas verzehren oder für eine schnelle warme Mahlzeit erhitzen.

Zutaten

Für 1 Person

45 g glutenfreie Haferflocken
1 EL Chiasamen
125 ml Hausgemachte
  Nussmilch (Seite 256)
½ TL gemahlener Zimt

½ TL reiner Vanilleextrakt
  (weglassen, wenn die
  Nussmilch aromatisiert ist)
1 TL Ahornsirup

TOPPINGS Frisches Obst (klein geschnittene Bananen, Äpfel, Birnen, gehackte Pfirsiche oder frische Beeren), Nüsse, Kokosraspel, Samen oder Körner

Zubereitung

Die Haferflocken, die Chiasamen, die Nussmilch, den Zimt, die Vanille und den Ahornsirup in ein Einmachglas geben. Sorgfältig vermischen. Über Nacht in den Kühlschrank stellen. Morgens die Mischung umrühren und die gewünschten Toppings daraufgeben.

VARIATION Für eine dickflüssigere und stärker sättigende Mahlzeit 1 EL Mandelmus mit ½ Banane zerdrücken und mit der Haferflockenmischung über Nacht im Einmachglas einweichen lassen.

Quinoa-Beeren-Frühstück

Beginnen Sie den Tag mit einem warmen Quinoa-Frühstück. Die lang anhaltende Energie, die eine Mahlzeit aus Quinoa mit all ihren wichtigen Aminosäuren und einer großen Portion Pflanzeneiweiß bereithält, ist schwer zu schlagen. Mit unterschiedlichem Obst und Nüssen vermischen, damit beim Frühstück keine Langeweile aufkommt.

Für 1 Person

Zutaten

150 g Quinoa, vorgekocht (bei der Zubereitung halb Wasser, halb Hausgemachte Nussmilch, Seite 256, verwenden)
125 ml Nussmilch (Hausgemachte Nussmilch, Seite 256, für eine cremigere Konsistenz die Menge erhöhen)

½ TL gemahlener Zimt
½ TL reiner Vanilleextrakt
80 g frische Heidelbeeren
2 EL Kokosraspel
1 EL Mandelblätter, Pekannüsse oder Sonnenblumenkerne
naturbelassener Honig oder Ahornsirup zum Abschmecken (nach Belieben)

Zubereitung

Die vorgekochte Quinoa, die Nussmilch, den Zimt und die Vanille in einem kleinen Topf erhitzen. Die warme Mischung in eine Schale geben, dann die Beeren, die Kokosraspel und die Nüsse darübergeben. Für mehr Sämigkeit noch etwas Pflanzenmilch zugeben.

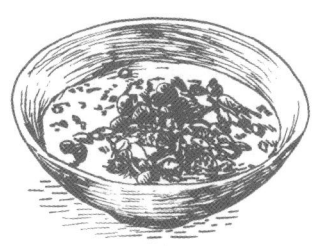

Omega-reiches Müsli

Selbst gemachtes Müsli ist ein schnelles Frühstück, aber auch ein leckerer Snack und Muntermacher. Diese Variante liefert viele gesunde Fette und weniger Zucker als die Sorten aus der Packung. Bei diesem Rezept muss man sich nicht genau an die Angaben halten, kann also verschiedene Kombinationen und Aromen ausprobieren, damit es jedes Mal anders schmeckt. Passt auch gut als knuspriges Topping auf Smoothies oder zu der Hausgemachten Nussmilch (Seite 256).

Zutaten

225 g glutenfreie Haferflocken
40 g ungeschwefelte Kokosraspel
2 TL gemahlener Zimt
1 TL Meersalz
120 g Nusskerne (Walnusskerne, Mandelblätter, Pekannüsse, Haselnusskerne, Cashewkerne)

140 g Kerne (Sonnenblumenkerne, Kürbiskerne)
125 ml Ahornsirup
1 TL reiner Vanilleextrakt
2 EL Kokosöl, zerlassen
130 g ungesüßte und ungeschwefelte Trockenfrüchte (Goji-Beeren, Cranberrys, Heidelbeeren oder Aprikosen) (nach Belieben)

Zubereitung

Den Backofen auf 160 °C vorheizen. Zwei Backbleche mit Backpapier auslegen. Die Haferflocken, die Kokosraspel, den Zimt, das Salz, die Nüsse und die Kerne in eine große Schüssel geben. Den Ahornsirup, den Vanilleextrakt und das Kokosöl über die Zutaten gießen. Mit einem Löffel sorgfältig vermischen, bis alles gleichmäßig überzogen ist. Die Mischung auf die Backbleche streichen und 35 Minuten in den Backofen schieben, dabei nach 20 Minuten wenden und durchmischen. Da Backofentemperaturen unterschiedlich sein können, das Müsli häufig prüfen, weil es leicht verbrennt. Sobald es gleichmäßig gebräunt ist (etwa 35 Minuten Backzeit insgesamt) die Bleche aus dem Backofen nehmen und das Müsli vollständig abkühlen lassen. Die Trockenfrüchte, falls verwendet, zugeben, nach Belieben die an Omega reichen Zutaten zugeben und vermischen.

VARIATION Für einen Omega-Kick mit Hanfsamen, Chiasamen und Leinsamen bestreuen, während das Müsli abkühlt und das Blech noch heiß ist.

Mandelmehl-Pfannkuchen

Diese Pfannkuchen sind nicht nur getreide- und glutenfrei, sondern auch reich an hochwertigem Eiweiß. Da nur wenige Zutaten erforderlich sind, kann man sie schnell am Morgen zubereiten und für mehrere Stunden Energie tanken. Frische Beeren oder saisonales Obst darübergeben und ein guter Start in den Tag ist garantiert.

Für 4 bis 6 Personen
Zutaten

3 große Eier	¼ bis ½ TL Salz
2 EL naturbelassener Honig	¼ TL Backnatron
1 EL Wasser	Kokosöl zum Backen
150 g Mandelmehl	1 TL gemahlener Zimt

Zubereitung
Die Eier in einer großen Schüssel verquirlen, dann den Honig und das Wasser zugeben und zu einer glatten Mischung verrühren. Das Mandelmehl, das Salz und das Backnatron zugeben und alle Zutaten gründlich zu einem glatten Teig vermengen. In einer großen Pfanne auf niedriger bis mittlerer Stufe 1 EL Kokosöl zerlassen. Jeweils etwa 2 EL des Teigs in das heiße Öl in der Pfanne geben, dabei darauf achten, dass zwischen den Pfannkuchen ausreichend Raum zum Wenden bleibt. Backen, bis sich kleine Blasen bilden. Die Pfannkuchen wenden. Mit dem restlichen Teig ebenso verfahren und Öl zugeben, falls erforderlich. Mit dem Zimt bestreuen und mit frischem Obst servieren. Lecker!

Getreidefreie Bananen-Pfannkuchen

Mit nur zwei Zutaten und einigen Würzmitteln kann man diese nur mit Obst gesüßten Pfannkuchen in wenigen Minuten auf den Teller zaubern. Sie sind getreide- und zuckerfrei, schmecken aber trotzdem einfach umwerfend. Für eine vollständigere Mahlzeit Beeren und gehackte Walnusskerne, Mandeln oder Pekannüsse darübergeben.

Ergibt ca. 10 Pfannkuchen (von 8 cm Durchmesser)

Zutaten

1 Banane	¼ TL Backnatron
2 große Eier	Kokosöl zum Einfetten der
¼ TL gemahlener Zimt	Pfanne
¼ TL Meersalz	

Zubereitung

Die Banane in einer mittelgroßen Schüssel zerdrücken. Die Eier in einer separaten kleinen Schüssel verquirlen, dann mit den zerdrückten Bananen verrühren. In die glatt gerührte Mischung den Zimt, das Salz und das Backnatron geben. Die Pfanne auf mittlerer bis hoher Stufe erhitzen und leicht mit dem Kokosöl einfetten. Jeweils etwa 2 EL des Teigs in das heiße Öl in der Pfanne geben und 30 Sekunden bis 1 Minute auf jeder Seite backen, bis sie an den Rändern schön gebräunt sind. Sofort verzehren und genießen!

Leinsamen-Muffins mit Banane und Heidelbeeren

Diese getreidefreien, ballaststoffreichen Leckerbissen eignen sich hervorragend als Snack vor dem Sport oder als Frühstück zum Mitnehmen. Vergessen Sie die gekauften Versionen und backen Sie einfach am Anfang der Woche einen Schwung dieser mikrobenfreundlichen Muffins. Man kann sie auch wunderbar einfrieren und bei Bedarf aus dem Gefrierschrank holen, wenn man morgens Lust auf eine schnelle und nahrhafte Leckerei hat.

Zutaten

Ergibt 12 Muffins

Kokosöl zum Einfetten der Muffinförmchen

200 g Bananen, zerdrückt (3 große reife Bananen)

3 große Eier

2 EL naturbelassener Honig

2 EL Kokosöl, zerlassen

75 g Mandelmehl

30 g Kokosmehl

¾ TL Backnatron

½ TL Salz

1 EL gemahlene Leinsamen

75 g frische oder tiefgekühlte Heidelbeeren

Zubereitung

Den Backofen auf 200 °C vorheizen. Ein Muffinblech mit 12 Mulden mit dem Kokosöl einfetten und beiseitestellen. Die Bananen in einer großen Schüssel zerdrücken, die Eier zugeben und alles sorgfältig verrühren. Dann den Honig und das Kokosöl zugeben und alles gut vermengen. In einer separaten mittelgroßen Schüssel das Mandelmehl, das Kokosmehl, das Backnatron, das Salz und die Leinsamen vermischen. Die trockenen Zutaten in die Eimischung geben und alles gut verrühren, dann die tiefgekühlten Heidelbeeren zugeben. Die Heidelbeeren zuletzt zugeben, damit sich der Teig nicht blau färbt. Behutsam vermengen. Den Teig in die vorbereiteten Mulden des Muffinblechs geben und das Blech 30 Minuten in den vorgeheizten Backofen schieben. Nach 20 Minuten prüfen, da Backofentemperaturen unterschiedlich sein können. Für einen mikrobenstärkenden Kick die Muffins mit dem Kokosmilch-Kefir (Seite 320) genießen.

SMOOTHIES, SÄFTE UND ANDERE GETRÄNKE

„Live Dirty, Eat Clean"- Smoothie

Dieser Smoothie ist die perfekte Lösung, wenn man seinen Flüssigkeitsspeicher nach einem schweißtreibenden Training auffüllen will oder seinen Verdauungstrakt mit gesunden Ballaststoffen in flüssiger Form reinigen möchte. Das perfekte Frühstück für unterwegs. Das Kokoswasser enthält viele Elektrolyte, während die Beeren und das Blattgemüse jede Menge mikrobenfreundliche, unverdauliche Faserstoffe beisteuern. Enzyme wie Bromelain in der Ananas sind verdauungsanregend, die Banane liefert jede Menge Inulin. Sättigender wird dieser Smoothie, wenn man statt des Kokoswassers fermentierten Kokosmilch-Kefir verwendet.

Für 2 Personen
Zutaten

250 ml Kokoswasser (oder Kokosmilch-Kefir, Seite 320)
2 Handvoll Spinat
150 g frische oder tiefgekühlte Heidelbeeren

4 bis 5 Stücke (etwa 80 g) frische oder tiefgekühlte Ananas
1 Banane

Zubereitung

Das Kokoswasser, den Spinat, die Heidelbeeren, die Ananas und die Banane in einen Hochgeschwindigkeitsmixer geben, 1 Minute mixen und genießen.

Gemüse-Apfelkuchen-Smoothie

Was bekommt man, wenn man die Aromen von Apfelkuchen und Gemüse mischt? Antwort: Einen unglaublich guten Smoothie, der stundenlang Energie spendet und glücklich macht. Gibt man etwas Tahini hinzu, erhält man eine sämigere Konsistenz. Ungekochte Haferflocken lassen den Smoothie herzhafter schmecken und liefern eine Menge Ballaststoffe, wenn man etwas mehr braucht als ein paar gemischte Beeren.

Für 1 Person

Zutaten

180 bis 250 ml Mandelmilch (für einen sämigeren Smoothie weniger verwenden)
2 Handvoll Spinat
1 Apfel, Kerngehäuse entfernt und gewürfelt
1 kleine Banane, in Scheiben geschnitten und tiefgekühlt

1 EL Tahini (Cashew- oder Mandelmus sind geeignete Alternativen)
1 TL gemahlener Zimt
1 Messerspitze frisch geriebene Muskatnuss (nach Belieben)
2 EL Haferflocken
Frei kombinierbare Toppings: Klein geschnittene Äpfel, Chiasamen, Hanfsamen, Walnusskerne, Pekannüsse

Zubereitung

Die Mandelmilch, den Spinat, den Apfel, die Banane, das Tahini, den Zimt, die Muskatnuss und die Haferflocken in einem Hochgeschwindigkeitsmixer zu einem glatten Smoothie verarbeiten. Dann mit Ihren bevorzugten Toppings garnieren.

Cremiger Süßkartoffel-Smoothie

Süßkartoffeln sind ein perfekter nährstoffdichter Leckerbissen, mit dem man Heißhunger auf Süßes erfolgreich bekämpfen kann. Dieser cremige Smoothie ist vollgepackt mit Antioxidantien und eine hervorragende pflanzliche Energiequelle. Morgens als Frühstück genießen oder in kleineren Portionen als Dessert reichen. Die wärmenden, entzündungshemmenden Gewürze sind besonders an kalten Herbst- und Wintertagen wohltuend.

Für 1 Person als Frühstück oder für 2 Personen als Dessert

Zutaten

180 bis 250 ml ungesüßte Mandelmilch (siehe Hausgemachte Nussmilch, Seite 256)

200 g gekochte Süßkartoffeln

1 kleine Banane, in Scheiben geschnitten und tiefgekühlt

1 EL Mandelmus (Cashew- oder Sonnenblumenkernmus sind geeignete Alternativen)

½ TL geriebener frischer Ingwer

gemahlener Zimt zum Bestreuen oder zum Abschmecken

Toppings: Hanfsamen und zusätzlicher Zimt (nach Belieben)

Zubereitung

Die Mandelmilch, die Süßkartoffeln, die Banane, das Mandelmus, den Ingwer und den Zimt in einem Hochgeschwindigkeitsmixer zu einem glatten Smoothie verarbeiten. Nach Belieben die Toppings zugeben. Trinken und genießen.

VARIATION ½ TL geriebene frische Kurkuma kurbelt das Mikrobiom zusätzlich an.

Für einen sämigeren Smoothie Eis zugeben.

Himmlischer Heidelbeer-Smoothie

Mit dieser aus vielen nährstoffreichen Zutaten gemixten, herrlich blauen Mahlzeit in einem Glas starten Sie mit guter Laune in den Tag. Heidelbeeren, Mandeln, Spinat und Avocado sind eine tolle Kombination, für die Ihr Körper – und Ihre Mikroben – Ihnen den ganzen Morgen über dankbar sein werden.

Für 1 Person

Zutaten

250 ml ungesüßte Mandelmilch (siehe Hausgemachte Nussmilch, Seite 256)
2 Handvoll Spinat
½ kleine Avocado
½ Banane, in Scheiben geschnitten und tiefgekühlt

150 g tiefgekühlte Heidelbeeren (eine andere Beerenkombination ist ebenfalls möglich), plus etwas zusätzlich zum Garnieren
2 TL Hanfsamen

Zubereitung

Die Mandelmilch und den Spinat in einen Hochgeschwindigkeitsmixer geben und zu einer glatten Mischung pürieren. Die Avocado, die Banane und die Heidelbeeren zugeben und zur gewünschten Konsistenz pürieren. Mit Heidelbeeren und Hanfsamen garnieren.

VARIATION Statt mit der Banane mit naturbelassenem Honig oder frischen entsteinten Datteln süßen.

Tausendundeine-Möglichkeit-Smoothie

Das Schöne an Smoothies ist, dass man wirklich kein Rezept benötigt. Man öffnet einfach den Kühlschrank und kreiert aus dem, was man zur Hand hat, unterschiedliche Kombinationen und Aromen. Solange man sicherstellt, dass er in Bezug auf die Nährstoffe ausgewogen ist, kann ein Smoothie im Handumdrehen fertig sein.

Befolgen Sie diese Grundregeln:

- Wählen Sie eine Flüssigkeit als Basis: Pflanzenmilch, Kokoswasser, Kokosmilch-Kefir, grünen Tee oder sogar gewöhnliches gefiltertes Wasser.
- Geben Sie ein paar Handvoll grünes Blattgemüse hinzu: Spinat, Romanasalat, Grünkohl, Mangold, Löwenzahnblätter. (Versuchen Sie, ihn so grün wie möglich hinzubekommen. Für wählerische Esser mit wenig grünem Blattgemüse beginnen und die Menge allmählich steigern, damit die Geschmacksknospen sich daran gewöhnen können.)
- Geben Sie etwas Obst (frisch oder tiefgekühlt) hinzu: Beeren, Banane, Apfel, Ananas, Mango, Melone oder Birne.
- Vergessen Sie nicht die Fette und Proteine: Nüsse, Nussmus, Samen und Körner, Kokosöl, Kokosnussfleisch, Avocado, Leinsamenöl.
- Mixen!

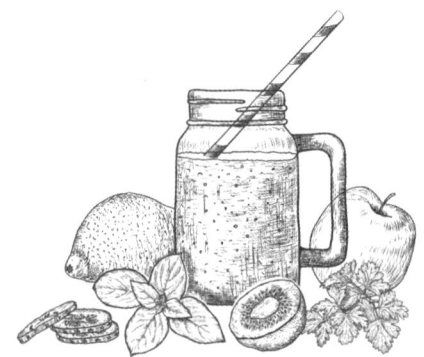

Sahnige Kurkuma-Latte

Kurkuma ist ein leuchtend gelbes Gewürz, dem magische Heil-
kräfte gegen Entzündungen zugeschrieben werden. Es kommt
ursprünglich aus Indien und wird in der ayurvedischen Medizin
seit Jahrhunderten als Heilmittel zum Ausgleich der drei Dos-
has eingesetzt. Man kann die heilende Kraft mit jedem Schluck
schmecken. Die Kurkuma-Latte ist nicht nur köstlich, sondern
auch nährstoffreich.

Zutaten
Für 1 Person

250 ml ungesüßte Mandel- oder Kokosmilch	1 EL geriebener frischer Ingwer (oder 1 TL gemahlener)
1 gehäufter EL geriebene frische Kurkumawurzel (oder etwa 2 TL Kurkuma-Paste verwenden – siehe unten)	1 TL gemahlener Zimt
	1 EL Kokosöl oder Ghee
	naturbelassener Honig zum Abschmecken

ANMERKUNG Für die Kurkuma-Paste 2 Teile Kurkumapulver
mit 1 Teil kochendem Wasser verrühren. Die Paste hält sich im
Kühlschrank bis zu 5 Tage.

Zubereitung
Die Mandel- oder Kokosmilch in einem kleinen Topf auf mittlerer Stufe sanft erhitzen. Nicht kochen lassen. Die Kurkuma, den
Ingwer und den Zimt zugeben, dann das Kokosöl zufügen, alles
verrühren und erhitzen, bis das Kokosöl zerlassen ist. Mit einem
Schneebesen oder einem Stabmixer aufschäumen. Weiterrühren,
bis die Latte schaumig und durch und durch erhitzt ist. Nach Belieben Honig einrühren. Und jetzt Schluck für Schluck genießen.

Hausgemachte Nussmilch

Hausgemachte Nussmilch schont das Budget und ist leicht zuzubereiten. Außerdem enthalten die meisten im Handel erhältlichen Sorten Zutaten, die für die mikrobielle Gesundheit fragwürdig sind. Ist Ihnen erst einmal der erste Schwung gelungen, werden Sie sich fragen, warum es so lange gedauert hat, Ihre Milch auf Pflanzenbasis selbst zuzubereiten. Alles, was man braucht, sind ein 1-l-Einmachglas, ein Nussmilchbeutel (oder ein altes T-Shirt) und einen Mixer. Keinen Zucker. Keine Zusatzstoffe. Nichts als naturbelassene Zutaten.

Zutaten

150 g Nüsse (Mandeln, Cashewkerne, Paranusskerne, Haselnusskerne – alle sind sehr gut geeignet)

750 bis 1.000 ml gefiltertes Wasser (für eine sahnigere Milch weniger verwenden)

1 bis 2 Datteln, als Süßungsmittel (nach Belieben)

1 Prise Meersalz

Zubereitung

Die Nüsse mit Wasser bedecken und mindestens 6 Stunden oder über Nacht einweichen. (Cashewkerne müssen nur 4 bis 6 Stunden eingeweicht werden.) Das Wasser abgießen, die eingeweichten Nüsse mit dem gefilterten Wasser in einen Mixer geben und einige Minuten mixen. Für einen Hauch Süße nach Belieben die Datteln zugeben. Das Salz einstreuen und alles zu einer glatten Mischung verarbeiten. Die Mischung in einen Nussmilchbeutel geben und die Flüssigkeit über einer Schüssel aus dem Beutel herausdrücken. Den Trester wegwerfen und die Milch in ein Einmachglas oder einen luftdicht verschließbaren Glasbehälter gießen. Hält sich im Kühlschrank bis zu 3 Tage.

VARIATIONEN Sobald man mit der Zubereitung des Grundrezepts vertraut ist, kann man mit anderen Zutaten experimentieren: Vanilleextrakt, gemahlener Zimt, Kurkuma, Kakaopulver oder nach Belieben anderen Aromen und Gewürzen.

Green Colada

Ein „Live Dirty, Eat Clean-alkoholfreier Cocktail". Während andere Gäste mit ihrem Cocktail herumstehen, kann man sich stattdessen schnell diesen erfrischenden Green Colada zaubern. Er enthält eine ordentliche Portion Faserstoffe, Vitamine, Mineralstoffe, Antioxidantien und Verdauungsenzyme und man hat garantiert keinen Kater am nächsten Morgen.

Für 1 Person

Zutaten

1 Gurke
3 bis 4 Grünkohlblätter
4 bis 5 Stücke (etwa 80 g)
   frische oder tiefgekühlte
   Ananas

1 Handvoll Koriandergrün
125 ml Kokoswasser
naturbelassener Honig zum
   Abschmecken
1 TL reiner Vanilleextrakt

OPTIONAL Für eine dickflüssigere, schaumige Konsistenz die Ananas vorher einfrieren.

Zubereitung

Die Gurke, die Kohlblätter, die Ananas, das Koriandergrün, das Kokoswasser, den Honig und die Vanille in einen Hochgeschwindigkeitsmixer geben und 1 Minute pürieren.

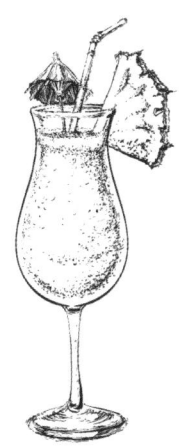

Grüne Limonade

Blattgemüse ist für die Gesundheit die wichtigste und gleichzeitig die in der Ernährung am meisten vernachlässigte Zutat. Diese Limonade ist eine schnell zubereitete Alternative. Man kann sie auch zusätzlich zu dem Gemüse auf dem Teller genießen. Obwohl beim Entsaften nicht so viele Faserstoffe übrig bleiben wie beim Pürieren, liefert diese Limonade viele Nährstoffe und ist eine gute, gesunde Alternative zu Wasser.

Zutaten

1 Romanasalat	2 Stangen Staudensellerie
1 große Zitrone, geschält	1 Gurke, geschält
4 bis 5 Grünkohlblätter	1 Birne
1 Handvoll Spinat	1 Stück Ingwer (2,5 cm)

OPTIONALE ZUTATEN 1 geschälte Limette, 1 Apfel statt der Birne, 1 Handvoll Petersilie, frische Minze

Zubereitung

Den Salat, die Zitrone, den Grünkohl, den Spinat, die Sellerie, die Gurke, die Birne und den Ingwer in einen Entsafter geben. Die optionalen Zutaten nach Belieben zufügen. Schon kann man den grünen Powersaft genießen.

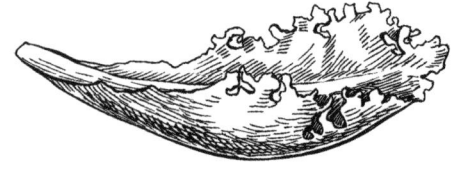

Lemonchia-Kokoswasser

Gibt man einige Chiasamen und einen Spritzer Zitronensaft zum Kokoswasser, ist die Flüssigkeitszufuhr auf leckere Weise gesichert. Lemonchia-Kokoswasser ist reich an pflanzlichem Eiweiß und gesunden Omega-3-Fettsäuren. Es dämpft den Appetit und hält länger satt als gewöhnliches Wasser. Zitrone entgiftet den Körper und sollte in Ihrem neuen darmfreundlichen Programm nicht fehlen.

Für 2 Personen

Zutaten

1 ½ EL Chiasamen
500 ml Kokoswasser
½ Zitrone, ausgepresst

1 TL naturbelassener Honig
(nach Belieben)

Zubereitung

Die Chiasamen in das Kokoswasser geben und verrühren oder schütteln. Die Mischung mindestens 15 Minuten ruhen lassen, damit die Samen das Wasser aufnehmen können. Den Zitronensaft in die Mischung geben und alles erneut schütteln. Nach Belieben Honig zufügen.

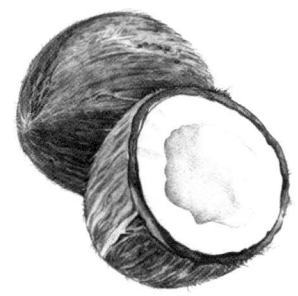

SALATE

Bunter Kohlsalat

Dieser Salat wird zu Ihren neuen Favoriten gehören. Die Blätter des auch als Schwarzkohl bekannten Palmkohls sind nicht so hart wie Grünkohlblätter und eignen sich hervorragend für Rohkostsalate. Dieser farbenfrohe Salat schmeckt nicht nur gut, sondern nährt mit seinen vielen unverdaulichen Pflanzenfasern auch die Mikroben.

Für 4 Personen

Zutaten

1 Bund Palmkohl (Schwarzkohl), dicke Stiele entfernt und Blätter in feine Streifen geschnitten

400 g Rotkohl (etwa 1 kleiner Kopf, Strunk entfernt und in feine Streifen geschnitten)

2 Navelorangen oder Clementinen, geschält und in Schnitze zerteilt

1 kleine rote Zwiebel, in feine Scheiben geschnitten

1 große rote Paprikaschote, Kerngehäuse und Samen entfernt und in feine Streifen geschnitten

50 g Sonnenblumenkerne

1 EL Dijonsenf

60 ml frisch gepresster Zitronensaft

60 ml Olivenöl

2 EL gehacktes frisches Basilikum (nach Belieben)

1 EL Ahornsirup

Salz und frisch gemahlener schwarzer Pfeffer zum Abschmecken

Zubereitung

Den Palm- und Rotkohl, die Orangenschnitze, die Zwiebel, die Paprika und die Sonnenblumenkerne in einer großen Schüssel vermengen. In einer kleinen Schüssel den Senf mit dem Zitronensaft und dem Olivenöl verquirlen und nach Belieben Basilikum und Ahornsirup zugeben. Mit Salz und Pfeffer würzen. Das Dressing über die Kohlmischung gießen und alles sorgfältig vermengen. Sofort servieren. Übrig gebliebenes Dressing im Kühlschrank aufbewahren, Salatreste halten sich bis zu 2 Tage.

Knackiger Kohlsalat

Kohl gehört zu den präbiotischen Superstars der „Live Dirty, Eat Clean"-Diät, weil er auf leckere Art nicht nur Sie, sondern auch Ihre Mikroben nährt. Da er am nächsten Tag noch genauso gut schmeckt, kann man ihn am Wochenende zubereiten und hat dann ein leckeres fertiges Mittagessen im Kühlschrank.

Zutaten

Für 6 bis 8 Personen

Dressing
3 EL Olivenöl
2 TL Sesamöl aus gerösteten
  Sesamsamen
60 ml frisch gepresster
  Limettensaft
abgeriebene Schale von
  1 Limette
1 EL Mirin
1 EL naturbelassener Honig
Meersalz zum Abschmecken

Salat
½ mittelgroßer Rotkohl,
  fein geraspelt
1 großer Weißkohl,
  fein geraspelt
2 große Karotten, geschält
  und geraspelt
3 Frühlingszwiebeln, in feine
  Scheiben geschnitten
3-4 EL gehacktes
  Koriandergrün
2 EL geröstete Sesamsamen
60 g zerdrückte Erdnüsse
  (Cashewkerne sind ebenfalls
  geeignet)

Zubereitung

Alle Zutaten für das Dressing in einer kleinen Schüssel verquirlen. Ruhen lassen. Den Rotkohl, den Weißkohl, die Karotten, die Frühlingszwiebeln und das Koriandergrün in einer großen Schüssel vermischen. Das Dressing über den Salat gießen, dann die gerösteten Sesamsamen unterheben. Erneut vermengen. Etwa 30 Minuten ziehen lassen. Die zerdrückten Erdnüsse vor dem Servieren darüberstreuen. Nicht verwendetes Dressing und Salatreste halten sich im Kühlschrank bis zu 2 Tage. Vor dem Servieren vermischen.

Kohlsalat mit Rosenkohl

Dies ist nicht einfach nur ein weiterer Kohlsalat, sondern eine völlig neue Methode, seine Tagesration an gesunden Nährstoffen aus zwei in der „Live Dirty, Eat Clean"-Diät hoch geschätzten Gemüsesorten zu bekommen. Die rohen Rosenkohlröschen steuern ein ganz eigenes Aroma bei, das perfekt zu den knusprigen Nüssen und der Vinaigrette aus Zitrone und Schalotten passt.

Für 6 Personen

Zutaten

Salat
400 g Palmkohl
500 g Rosenkohl
45 g geröstete Mandelblätter

Dressing
60 ml frisch gepresster
    Zitronensaft
1 EL Dijonsenf

1 EL gehackte Schalotten
1 EL abgeriebene
    Zitronenschale
1 EL Ahornsirup
60 ml Olivenöl
Meersalz und frisch
    gemahlener schwarzer
    Pfeffer zum Abschmecken

Zubereitung

Die Palmkohlstiele abschneiden und wegwerfen. Die Blätter aufrollen und dann in feine Streifen schneiden. Die Rosenkohlröschen putzen, halbieren und die Stiele entfernen. Dann mit einem Messer in feine Streifen schneiden oder fein raspeln. Den Palmkohl mit dem Rosenkohl in eine große Schüssel geben.

Für das Dressing den Zitronensaft, den Senf, die Schalotten, die Zitronenschale und den Ahornsirup in einer kleinen Schüssel sorgfältig verquirlen. Nach und nach das Olivenöl zugießen und verrühren. Mit Salz und Pfeffer würzen. Das Dressing über den Palmkohl-Rosenkohl-Salat träufeln und alles gut vermischen. Die Mandelblätter zugeben, vermischen und genießen!

VARIATION Für etwas Abwechslung Granatapfelkerne und gehackte Kichererbsen zu diesem einfachen Salat geben.

Quinoa-Taboulé

Hier kommt eine moderne Version eines altbekannten Favoriten. Dieses Taboulé, das traditionell mit Bulgurweizen zubereitet wird, ist bei der „Live Dirty, Eat Clean"-Diät zugelassen, da es mit Quinoa zubereitet wird, die nicht nur glutenfrei ist, sondern auch eine gesunde Portion pflanzliches Eiweiß enthält. Taboulé ist ein sättigendes Hauptgericht, wenn es auf einem Gemüsebett gereicht wird, kann aber auch als Füllung für Wraps aus Naturreismehl oder Blattkohl verwendet werden (siehe Regenbogen-Blattkohl-Wraps, Seite 276). Bereiten Sie dieses Gericht im Voraus zu, dann können Sie es jederzeit für unterwegs in die Tasche packen.

Zutaten
Für 6 bis 8 Personen

200 g rohe Quinoa, gewaschen und abgetropft

500 ml Wasser

130 g Gurke, geschält und klein geschnitten

100 g Frühlingszwiebeln, gehackt

1 Bund gehackte frische Petersilie

2-3 EL gehackte frische Minze

180 g Cocktail- (oder Kirsch-) Tomaten, geviertelt

Meersalz und frisch gemahlener schwarzer Pfeffer zum Abschmecken

60 ml Olivenöl

60 ml frisch gepresster Zitronensaft

1 TL fein gehackter Knoblauch

Zubereitung
Die Quinoa und das Wasser (oder halb Wasser, halb Gemüsebrühe für mehr Aroma) in einen kleinen Topf geben. Zum Kochen bringen, den Deckel auflegen und bei geringer Hitze etwa 15 Minuten köcheln lassen. Mindestens 30 Minuten im Kühlschrank gut durchkühlen lassen. Die Gurke, die Frühlingszwiebeln, die Petersilie, die Minze und die Tomaten zu der Quinoa geben. Mit Salz und Pfeffer abschmecken. In einer separaten kleinen Schüssel das Olivenöl, den Zitronensaft und den Knoblauch sorgfältig verquirlen. Zu der Quinoa und dem Gemüse geben und alles gründlich vermischen. Vor dem Servieren kalt stellen.

Salat aus geröstetem Wurzelgemüse

Ein wärmender Salat schmeckt immer gut, egal, wie kalt es draußen ist. Das Aroma der Vinaigrette aus Balsamessig und Ahornsirup sorgt für einen perfekten, leicht süßlichen Geschmack. Das Gemüse kann man gut im Voraus zubereiten und dann am nächsten Tag zimmerwarm servieren oder man genießt es direkt aus dem Backofen – mit jedem Bissen fühlt man sich regelrecht geerdet und tief verwurzelt.

Zutaten

Für 4 bis 6 Personen

Gemüse
etwa 500 g gemischtes
  Wurzelgemüse, in Würfel
  oder Stäbchen geschnitten
  (Karotten, Pastinake, Rote
  Beten, alles, was Ihnen
  schmeckt)
Olivenöl zum Überziehen des
  Wurzelgemüses
Meersalz und frisch
  gemahlener schwarzer
  Pfeffer zum Abschmecken
2-3 EL gehackte frische
  Petersilie
250 g gemischtes Blattgemüse
  (z. B. Spinat, Salat-Mischung,
  Feldsalat, Rucola)

Topping
Getrocknete Cranberrys und
  Walnusskerne

Dressing
60 ml Olivenöl
60 ml Balsamessig
1 EL Wasser
1 EL Ahornsirup
2 TL Dijonsenf
1 EL gehackte frische Kräuter
  (nach Belieben, Thymian,
  Petersilie und Rosmarin sind
  gut geeignet)
Meersalz und frisch
  gemahlener schwarzer
  Pfeffer zum Abschmecken

Zubereitung

Den Backofen auf 200 °C vorheizen. Ein Backblech mit hohem Rand mit Backpapier auslegen. Das Wurzelgemüse entweder in Würfel oder in Stäbchen schneiden und mit dem Olivenöl, dem

Salz und Pfeffer und der Petersilie überziehen. In einer Lage auf dem Backblech ausbreiten und 35 bis 40 Minuten im Backofen rösten, bis es an den Rändern goldbraun und knusprig ist. (Die Garzeit hängt von der Größe der Gemüsewürfel oder -stäbchen ab.) Nach der Hälfte der Garzeit wenden. Das Gemüse aus dem Backofen nehmen und leicht abkühlen lassen. In der Zwischenzeit das Dressing zubereiten. Dafür das Olivenöl, den Essig, das Wasser, den Ahornsirup, den Senf, die Kräuter, falls verwendet, und Salz und Pfeffer in einer kleinen Schüssel verquirlen. Das Gemüse auf einem Bett aus Blattgemüse anrichten. Einige getrocknete Cranberrys und Walnüsse darüberstreuen und mit dem Balsamessig-Ahornsirup-Dressing beträufeln. Übrig gebliebenes Dressing hält sich im Kühlschrank bis zu 5 Tage. Warm oder zimmerwarm servieren.

Salate im Glas

Stellen Sie sich vor, Sie öffnen die Kühlschranktür und sehen eine ganze Palette fertiger Salate, die nur darauf warten, gegessen zu werden. Obwohl für diese Art von Salat kein bestimmtes Rezept erforderlich ist, muss man ihn mit einigen Tricks zusammenstellen, damit er im Glas nicht zu einer durchweichten Masse wird. (Tipp: Das richtige Schichten ist alles.)

Glasgröße: Verwenden Sie ein Glas mit großer Öffnung, das leicht zu füllen ist und aus dem man auch leicht essen kann. Ein Glas mit 500 ml Fassungsvermögen eignet sich perfekt für einen Salat für eine Person, der erstaunlicherweise größer und sättigender ausfällt, als er aussieht. Wird er mit vielen nährstoffdichten Zutaten zubereitet, sollte er stundenlang satt halten. Für größere Salate verwendet man ein Glas mit 1 l Fassungsvermögen.

Dressing: „Nasse" Zutaten gehören auf den Glasboden. Bleibt das Glas immer in aufrechter Position, kann sich das Dressing nicht mit dem restlichen Salat vermischen, bevor man ihn essen möchte. Verwenden Sie auch Hummus oder Pesto statt herkömmlicher Salatdressings. Alles andere Marinierte sollten ebenfalls so weit unten im Glas wie möglich seinen Platz finden.

Feste Gemüsesorten: Gemüsesorten wie Karotten, Paprikaschoten, Sellerie, Zwiebeln, Zucchini, Fenchel und gekochte Rote Beten können direkt auf das Dressing gegeben werden, weil sie die Flüssigkeit nicht so schnell absorbieren.

Weichere Obst- und Gemüsesorten: In die Mitte kommen die aufnahmefähigeren Gemüse wie Avocado, Tomaten, Beeren oder Zitrusfrüchte. (Avocados mit einem Spritzer Zitronensaft beträufeln, damit sie nicht braun werden.)

Getreidekörner, Bohnen, Nüsse, Samen, Kerne und Proteine: Diese Nährstoff-Kraftwerke bleiben weiter oben länger frisch. Nüsse, Kerne und Samen bleiben direkt unter der obersten Schicht schön knusprig. (Anmerkung: Bohnen können auch weiter unten untergebracht werden.)

Blattgemüse: Zuletzt wird der Rest des Glases dann mit so viel Blattgemüse wie eben möglich gefüllt (oder essen Sie nebenher etwas zusätzlich, damit für die Tagesration gesorgt ist.)

Lagerung: Achten Sie darauf, den Deckel so fest wie möglich auf das Glas zu schrauben, dann ist der Salat bis zu 4 Tage haltbar.

Verzehr: Wenn es so weit ist und Sie Ihren Salat essen möchten, können Sie das Glas entweder schütteln und den Inhalt direkt aus dem Glas verzehren, oder Sie schütten den Inhalt auf einen Teller, Das Blattgemüse liegt dann ganz unten, alle anderen Zutaten, auch das Dressing, darüber.

Ideen für Zutaten

Lassen Sie Ihrer Fantasie freien Lauf und versuchen Sie sich von den Anweisungen im Rezept auch mal zu lösen.
Hier sind einige Ideen zur Inspiration:

Erleichtern Sie Ihren Kühlschrank um alle Reste (oder bereiten Sie absichtlich welche zu). Bereiten Sie am Anfang der Woche eine große Portion Gemüse zu, sorgen Sie für zusätzliche Proteinquellen und kochen Sie eine große Portion Quinoa oder Naturreis. Wenn es dann um das Füllen der Gläser geht, kombinieren Sie die Zutaten immer wieder neu, um perfekt ausgewogene Mittagessen zu kreieren, die immer anders schmecken.

(Wenn kein Salat dem andren gleicht, kommt mittags nie wieder Langeweile auf.)

Wählen Sie ein Motto. Denken Sie an die Mittelmeerküche, an Gerichte aus Mexiko, Asien oder Italien und stellen Sie Ihren Salat dann mit den passenden Aromen und Zutaten zusammen.

Zerlegen Sie einen Salat, der bereits zu Ihren Evergreens zählt, in seine Bestandteile. Nehmen Sie zum Beispiel den Bunten Kohlsalat (Seite 260) und schichten Sie die Zutaten, anstatt sie miteinander zu vermischen.

Lassen Sie sich von anderen Gerichten inspirieren. Die Zucchininudeln mit Pesto und Kirschtomaten (Seite 277) sind eine leckere Option. Einfach das Pesto zuerst in das Glas füllen, dann die Zucchininudeln und viele Tomaten darüberschichten. Damit es mehr wie ein Salat schmeckt, etwas knackiges Gemüse, zum Beispiel Karotten und Paprikaschoten, zugeben.

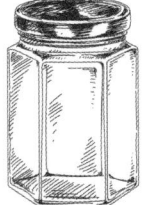
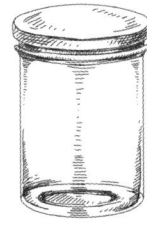
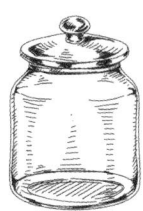
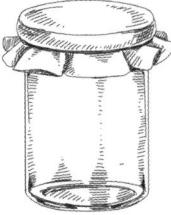

Guac-Kohl-Mole

Diese völlig neue nährstoffreiche Version der altbekannten Guacamole schmeckt ausgezeichnet. Was kann bei einer Mischung aus Kohl und Avocado auch schon schiefgehen? Entscheidend ist, zuerst einen Tropfen Olivenöl in die Kohlblätter zu massieren, damit sie weich werden und sich gut mit der cremigen Avocado zusammenfügen. Die Guacamole von Hand anrühren, dann den Kohl pürieren und in die Avocadomischung rühren. Dies wird mit großer Wahrscheinlichkeit Ihr neuer mikrobenfreundlicher Snack.

Für 6 Personen

Zutaten

2 bis 3 Avocados, Kerne entfernt und geschält
frisch gepresster Saft von 1 Limette
30 g gehackte rote Zwiebeln
½ Knoblauchzehe, gehackt
½ bis 1 Jalapeño, Samen entfernt und gehackt
2 EL gehacktes Koriandergrün
¼ TL gemahlener Kreuzkümmel
Meersalz zum Abschmecken
4 bis 5 große Grünkohlblätter, Stiele entfernt
1 Tropfen Olivenöl zum Einmassieren in den Kohl

Zubereitung

Die Avocados, den Limettensaft, die Zwiebeln, den Knoblauch, die Jalapeño, das Koriandergrün, den Kreuzkümmel und das Salz in einer Schüssel zu der gewünschten Konsistenz vermengen. Einen Tropfen Olivenöl in die Kohlblätter einmassieren, bis sie weich sind, dann in einem Hochgeschwindigkeitsmixer oder in einer Küchenmaschine pürieren. Den glatt pürierten Kohl zu der Guacamole geben. Mit klein geschnittenem knackigem Gemüse wie Yambohnen, Karotten und roter Paprikaschote servieren.

Artischocken-Spinat-Dip

> Da die Artischocken in diesem Dip die Hauptrolle spielen, ist für eine gehörige Portion Inulin gesorgt. Zu diesem Dip passen Yambohnen und Karotten, aber auch mit den Kichererbsen-Gewürzcrackern (Seite 311) ergibt sich eine perfekte „Live Dirty, Eat Clean"-Kombination aus mikrobenfreundlichen Zutaten.

Für 2 bis 4 Personen
Zutaten
120 g Artischockenherzen
(idealerweise frisch, oder in
Lake aus dem Glas)
1 Handvoll Baby-Spinat
80 g Pinienkerne
1 TL frisch gepresster
Zitronensaft

1 Knoblauchzehe
1 TL helles Miso
60 ml Olivenöl
Meersalz und frisch
gemahlener schwarzer
Pfeffer zum Abschmecken

Zubereitung
Die Artischockenherzen, den Spinat, die Pinienkerne, den Zitronensaft, den Knoblauch und das Miso in eine Küchenmaschine geben. Während die Küchenmaschine läuft, das Olivenöl in die Mischung träufeln und alles zu einer glatten Mischung verarbeiten. Mit Salz und Pfeffer abschmecken.

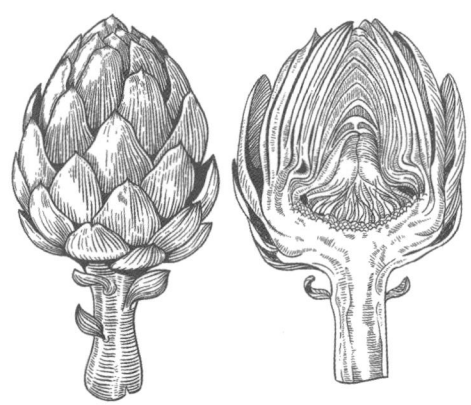

Cashew-„Käse"-Aufstrich

Dieser Cashew-Aufstrich ist eine großartige Alternative zu Streich-
käse auf Milchbasis und schmeckt einfach traumhaft zu einem
Kohl-Wrap (siehe Regenbogen-Blattkohl-Wraps, Seite 276) und
zu den Kichererbsen-Gewürzcrackern (Seite 311).

Zutaten

200 g Cashewkerne,
eingeweicht (etwa 3 Stunden
einweichen)
2 EL frisch gepresster
Zitronensaft

1 TL Meersalz
1 TL helles Miso (oder 2 TL
Nährhefe)
1 TL Zwiebelpulver
1 bis 3 EL Wasser

Zubereitung

Die eingeweichten Cashewkerne sorgfältig abspülen. Die Cashews, den Zitronensaft, das Salz, das Miso und das Zwiebelpulver in einer Küchenmaschine pürieren. Wasser zugeben, falls erforderlich. Die Konsistenz sollte cremig sein, ähnlich wie die von
Frischkäse. Das war's auch schon!

Cremiges Ingwer-Tahini-Dressing

Dieses geschmacksintensive Dressing ist ein wenig süß und ein
wenig salzig. Es passt gut zu Salaten, Kohl-Wraps (siehe Regenbogen-Blattkohl-Wraps, Seite 276) und zu Bowls (siehe Das
Zusammenstellen einer Bowl, Seite 272) oder zu warmen Ge-
treidekörnern. Von diesem Dressing benötigt man nicht viel.

Zutaten

60 g Tahini
2 EL Reisessig
2 TL Sesamöl
60 ml Wasser

60 ml glutenfreie Tamari-
Sojasauce
1 EL Ahornsirup
1 EL frisch geriebener Ingwer
½ TL rote Paprikaflocken

Zubereitung

Das Tahini, den Reisessig, das Sesamöl, das Wasser, die Tamari-Sojasauce, den Ahornsirup, den Ingwer und die roten Paprikaflocken sorgfältig zu einer glatten Paste verrühren. Weitere Flüssigkeit oder Gewürze zugeben, falls erforderlich.

Basic-Zitronen-Vinaigrette

Dieses Dressing passt zu allen Blattsalaten, die man in vielerlei Variationen mit den in der „Live Dirty, Eat Clean"-Diät zugelassenen Zutaten zubereiten kann. Dieses Grundrezept für eine Zitronen-Vinaigrette lässt sich geschmacklich oder gesundheitsfördernd mit einigen Schalotten oder Knoblauch abwandeln.

Zutaten

60 ml frisch gepresster
Zitronensaft
1 EL Dijonsenf
2 TL Ahornsirup
1 EL gehackte frische Kräuter
(Basilikum, Oregano,
Petersilie)

2 TL abgeriebene
Zitronenschale
60 ml Olivenöl
Meersalz und frisch
gemahlener schwarzer
Pfeffer zum Abschmecken

Zubereitung

Den Zitronensaft, den Senf und den Ahornsirup in einer kleinen Schüssel verquirlen. Dann die frischen Kräuter und die Zitronenschale zugeben (plus Schalotten oder Knoblauch zum Ausprobieren).

Das Olivenöl langsam unter Rühren in die Mischung geben und alles gut verrühren. Mit Salz und Pfeffer abschmecken. Das Dressing über den Salat gießen und alles sorgfältig vermengen. Dressingreste bis zum nächsten Salat im Kühlschrank aufbewahren (bis zu 5 Tage).

HAUPTGERICHTE

Das Zusammenstellen einer Bowl

Wenn die Zubereitung einer leckeren, nahrhaften Mahlzeit nach einem langen Arbeitstag Stress bedeutet, gibt es eine einfache Lösung: Eine geniale Mischung herzhafter Zutaten, die in einer „Bowl" (Schüssel) serviert werden – ein Rezept braucht man nicht. Alles, was man braucht, ist die Zeit für den Einkauf und die Zubereitung der Zutaten. (Erklären Sie den Sonntag zum Tag des „Küchenhappenings" – gute Musik, gute Gespräche und jede Menge Hacken, Dünsten, Rühren, Braten und Backen.) Wenn Sie hungrig und erschöpft nach Hause kommen, ist alles schon fertig und muss nur noch in einer Schüssel kombiniert werden. Sie müssen nie wieder überlegen, wie das Abendessen aussehen soll. Bowls sind das „kleine Schwarze" der Menüplanung: viele wichtige Zutaten wie ganze Körner, Proteine, gesunde Fette und jede Menge Gemüse. Zum Schluss würzen Sie das Ganze einfach noch mit einigen „Accessoires".

Hier sind einige Tipps für die Zusammenstellung ausgewogener, nahrhafter und leckerer Mahlzeiten in einer Bowl.

Wie man eine Bowl zusammenstellt.

Eine Mahlzeit, die in Bezug auf Aroma, Textur und Nährwert ausgewogen ist, sollte mindestens eine Zutat aus jeder Kategorie enthalten. (Bonuspunkte gibt es für viel Gemüse!)

Beginnen Sie mit einer Grundlage aus Blattgemüse: Spinat, Grünkohl, geraspelter Rosenkohl, Mangold, Brauner Senf, Rucola, Pak Choy, Erbsensprossen oder Kopfsalat

Geben Sie unbegrenzt rohes, geröstetes, gedünstetes oder gegrilltes Gemüse hinzu: Karotten, Paprikaschoten, Rote Beten, geröstete Aubergine, Spargel, Rosenkohl, Brokkoli, Blumenkohl, Bohnensprossen, grüne Bohnen, Pilze, Zucchini, Tomaten, geraspelter Kohl, Zwiebeln, Yambohnen

Dann kommen Getreidekörner oder Stärke hinzu: Quinoa, Naturreis, Wildreis, Butternusskürbis, Süßkartoffeln, Soba-Nudeln (aus Buchweizen)

Und Proteine: Kichererbsen, schwarze Bohnen, Hülsenfrüchte, Lachs, Thunfisch, gegrilltes Hühnerfleisch, Edamame, Gemüseburger, hart gekochte Eier

Vergessen Sie nicht die gesunden Fette: Kerne und Samen, Nüsse, Avocado, etwas Kürbis-, Kokos- oder Olivenöl

Zum Schluss ein Dressing oder eine Sauce: Hummus, 1 Spritzer Zitronen- oder Limettensaft und Olivenöl, Tahini, Salsa, Pesto, Miso-Ingwer-Sauce, Tamari-Sojasauce

Unsicher, wie es losgehen soll? Wählen Sie für jeden Abend der Woche ein Motto. Mediterran wird es mit Naturreis, Hülsenfrüchten und Spinat als wichtigsten Zutaten. Oder mexikanisch, dann füllen Sie Ihre Bowl mit gegrilltem Hühnerfleisch, schwarzen Bohnen und einer Mango-Salsa. Asiatisch wird die Bowl mit Tofu, Naturreis, Edamame, roten Paprikaschoten und Brokkoli. Geröstetes Gemüse und Quinoa passen gut zu einer warmen Tahini-Sauce. Alles ist möglich. Sie müssen nur Ihrer Fantasie freien Lauf lassen.

Wenn es Zeit ist, das Abendessen vorzubereiten, stellt man einfach einige große Schüsseln auf den Tisch und jeder kann sich dann seine Bowl zusammenstellen. Einige mögen würzige Zutaten, andere ziehen einfache vor, wieder andere essen gern nur Pflanzliches oder brauchen etwas tierisches Protein. Es gibt unendlich viele Möglichkeiten. Keine Bowl gleicht der anderen. Jeder ist glücklich … auch ohne Rezept.

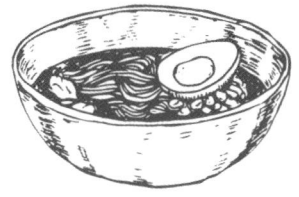

„Live Dirty, Eat Clean"-Bowl

Mit dem „Live Dirty, Eat Clean"-Plan lernen Sie, im Handumdrehen perfekt ausgewogene Mahlzeiten mit vielen mikrobenstärkenden Zutaten zusammenzustellen. Diese Bowl ist nur ein Beispiel, das Ihnen als Inspiration für Ihre eigenen nahrhaften Kreationen dienen soll.

Ergibt 2 große Bowls

Zutaten

200 bis 400 g gekochter
Naturreis oder Quinoa
2 bis 3 EL Kokosöl oder
Olivenöl
1 rote Zwiebel, geschält und in
feine Scheiben geschnitten
4 Karotten, geschält und in
feine Scheiben geschnitten
3 Stangen Staudensellerie, in
feine Scheiben geschnitten
200 g Gerösteter Blumenkohl
mit Curry und Kurkuma
(Seite 291)
185 g gekochte Kichererbsen
1 Bund Grünkohl, Stiele
entfernt und Blätter in feine
Streifen geschnitten
80 g Baby-Spinat
175 g Kirschtomaten, halbiert

35 g getrocknete türkische
Aprikosen, gehackt (oder
Rosinen, getrocknete
Cranberrys, getrocknete
Kirschen)
25 g geröstete Pekannüsse,
gehackt
1 Bund frische Petersilie,
gehackt

Dressing

1 Stück frischer Ingwer
(1,3 cm), geschält und fein
zerkleinert
2 EL frisch gepresster
Zitronensaft
1 EL naturbelassener Honig
1 TL Dijonsenf
¼ TL rote Paprikaflocken
60 ml Olivenöl

Zubereitung

Den vorgekochten Reis erhitzen. Den Reis auf zwei Schüsseln aufteilen. Das Kokosöl in einer großen Pfanne auf mittlerer bis hoher Stufe erhitzen. Die Zwiebeln, die Karotten und den Sellerie zugeben und 3 bis 4 Minuten garen, bis sie weich sind und leicht gebräunt. Während der letzten Minute den Blumenkohl und die Kichererbsen zugeben. Dann den Kohl zufügen und etwa 1 Minute mitgaren, bis er leicht in sich zusammenfällt. Die Pfanne von der Kochstelle nehmen und den Baby-Spinat und die Tomaten zugeben. Die sautierte Mischung über den Naturreis geben. Die Aprikosen zugeben.

Für das Dressing den Ingwer, den Zitronensaft, den Honig, den Senf und die roten Paprikaflocken in einer kleinen Schüssel verrühren. Langsam das Olivenöl einquirlen und alles zu einer cremigen Sauce verrühren. Das Dressing über die Schüsseln träufeln. Leicht vermengen. Mit gerösteten Pekannüssen und frischer Petersilie garnieren. Das Dressing hält sich im Kühlschrank bis zu 4 Tage.

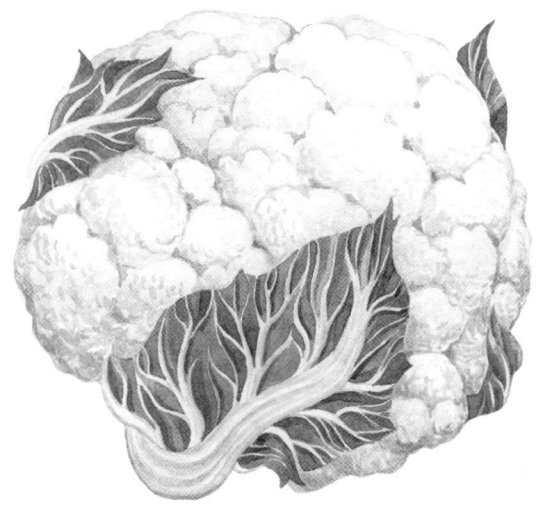

Regenbogen-Blattkohl-Wraps

Blattkohlblätter sind eine ausgezeichnete Nahrung für die Mikroben und ein perfekter Ersatz für herkömmliche Wraps aus Getreidemehl. Verwenden Sie die unten aufgeführte Liste als Inspirationsquelle, um Ihre Wraps dann nach Lust und Laune mit den im „Live Dirty, Eat Clean"-Plan zugelassenen Zutaten zu füllen. Viel Spaß beim Zusammenstellen!

Zutaten

In Streifen geschnittenes oder geraspeltes farbenfrohes Gemüse: Kohl, Karotte, Rote Bete, Yambohnen, rote Paprikaschoten, gelbe Paprikaschoten, Brokkoliröschen, Erbsensprossen, Gurke, Avocado, Zucchini, Sommerkürbis

Blattkohlblätter

Aufstrich: Hummus, Pesto (siehe Zucchininudeln mit Pesto und Kirschtomaten, nächste Seite), Cashew-Käse (siehe Cashew-„Käse"-Aufstrich, Seite 270) oder zerdrückte Avocado (siehe Seite 268 für optionale Dips und Dressings)

Vorgekochte Quinoa oder Naturreis (nach Belieben)

Zubereitung

Das Gemüse mit einem Gemüsehobel oder einer Raspel zerkleinern oder mit einem Messer in feine Streifen schneiden. Alle Streifen auf einen Teller oder ein Schneidebrett legen. Die Blattkohlblätter waschen und trocken tupfen. Die dicken Stiele entfernen und die Kohlblätter umdrehen. Die nassen Zutaten in die Mitte der Blätter geben und verstreichen (Avocado, Cashew-Käse, Hummus), dann die Blätter mit allen Farben des Regenbogens füllen. Für mehr Sättigung Quinoa zugeben. Zuerst die langen Seiten des Blatts übereinanderschlagen, dann wie einen Burrito von unten aufrollen. Man kann den fertigen Wrap auch halbieren.

Zucchininudeln mit Pesto und Kirschtomaten

Zucchini-„Nudeln" sind ein unglaublich leckerer Ersatz für herkömmliche Nudeln – sie lassen kein Völlegefühl aufkommen und sind einfach nur gut. Es gibt so viele Möglichkeiten der Zubereitung, dass es nie langweilig wird, wenn sie auf den Tisch kommen. Das Geheimnis liegt in der Sauce. Versuchen Sie als Einstieg dieses milchfreie köstliche Pesto. Es kann bereits am Vorabend zubereitet werden, um Zeit zu sparen.

Für 4 bis 6 Personen

Zutaten

4 Zucchini

2 Bund frische Basilikumblätter

70 g Walnusskerne oder Pinienkerne

1 Knoblauchzehe, grob gehackt

60 bis 120 ml Olivenöl, zugefügt, bis die gewünschte Konsistenz erreicht ist

½ TL Meersalz

frisch gemahlener schwarzer Pfeffer zum Abschmecken

175 g Kirschtomaten, klein geschnitten

Zubereitung

Für die „Nudeln" die Zucchini mit einem Julienneschneider in lange feine Streifen schneiden. Mit einem Spiralschneider geht es noch einfacher und schneller.

Das Basilikum, die Nüsse und den Knoblauch in eine Küchenmaschine geben und grob pürieren. Bei laufender Küchenmaschine nach und nach das Olivenöl zugießen. Ausreichend Olivenöl zugeben, damit das Pesto nicht trocken wird. Mit Salz und Pfeffer abschmecken. Das Pesto über die Zucchini geben und das Ganze dann mit den gehackten Tomaten garnieren. Das Pesto hält sich in einer Frischhaltebox im Kühlschrank bis zu 4 Tage.

Vegetarisches Chili mit weißen Bohnen

Eine Schüssel mit richtig schön heißem Chili – wer kann da nein sagen? Wenn es mit mikrobenfreundlichen Zutaten zubereitet wird, ist dieses Chili ein Kinderspiel. Die Bohnen im Voraus zubereiten, dann aus allen Zutaten dieses wärmende Chili kochen. Mit einem einfachen grünen Salat als Beilage servieren oder etwas Naturreis oder Quinoa für mehr Sättigung zugeben.

Zutaten

Für 8 Personen

2 EL Olivenöl
1 Zwiebel, fein zerkleinert
1 TL getrockneter Oregano
1 TL gemahlener Kreuzkümmel
1 EL Chilipulver
½ TL gemahlener Zimt
1 Jalapeño, Samen und Häute entfernt
2 oder 3 Knoblauchzehen
2 kleine Zucchini, klein geschnitten
1 große rote oder orangefarbene Paprikaschote, Kerngehäuse und Samen entfernt und in Würfel geschnitten
1 mittelgroße Süßkartoffel, geschält und in 0,5 cm große Würfel geschnitten

450 g Tomaten, gewürfelt, mit Saft
250 ml Wasser
250 ml Gemüsebrühe (plus etwas zusätzlich für die gewünschte Konsistenz)
1 Glas Tomatenmark (à 200 g) (aus dem Glas, nicht aus der Dose, wenn möglich)
1 TL Meersalz
800 g gekochte weiße Bohnen
1 Avocado, gewürfelt, zum Garnieren
1 Bund Koriandergrün, gehackt, zum Garnieren
Chilisauce (nach Belieben), zum Garnieren

Zubereitung

1 EL Olivenöl auf mittlerer bis hoher Stufe in einem großen Suppentopf erhitzen. Die Zwiebel zugeben und kurz anschwitzen. Dann den Oregano, den Kreuzkümmel, das Chilipulver, den Zimt, die Jalapeño und den Knoblauch zugeben und alles in etwa 1 bis 2 Minuten weich garen. Jetzt das restliche Olivenöl, die Zucchini, die Paprikaschote, die Süßkartoffel, die Tomaten, das Wasser, die Brühe, das Tomatenmark, das Salz und die gekochten Bohnen zugeben. Die Mischung zum Kochen bringen, die Hitze reduzieren, den Deckel auflegen und 35 bis 40 Minuten köcheln lassen, bis das Gemüse weich ist. Die Bowls mit Avocado und Koriandergrün garnieren und heiß servieren. Etwas schärfer wird das Ganze mit einem Schuss Chilisauce.

ANMERKUNG Dieses Rezept ist für jede Sorte und Kombination von Bohnen geeignet.

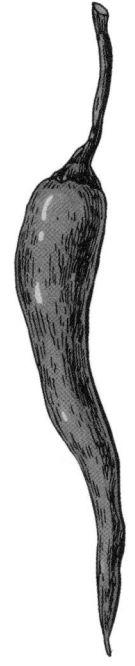

Getreidefreie, vegane Gemüse-Burger

Diese getreidefreien, glutenfreien und milchfreien Gemüse-Burger sollen nicht wie Fleisch schmecken. Mit viel Gemüse und noch mehr Aromen schmecken sie nicht nur an fleischfreien Tagen sehr lecker. Diese Burger sind ein wenig komplizierter in der Zubereitung als einige der anderen Rezepte, aber die Mühe lohnt sich.

Ergibt 10 Bratlinge

Zutaten

1 EL Olivenöl
½ mittelgroßer Blumenkohl, Strunk entfernt und in kleine Stücke geschnitten
½ mittelgroße gelbe Zwiebel, gehackt
1 Stange Staudensellerie, geschält und klein geschnitten
1 große Karotte, geschält und klein geschnitten
1 mittelgroße Süßkartoffel, geschält und geraspelt
2 Knoblauchzehen, geschält und gehackt
1 TL gemahlener Kreuzkümmel
½ TL getrockneter Oregano
½ TL Meersalz
¼ TL frisch gemahlener schwarzer Pfeffer
30 g Sonnenblumenkerne
30 g Sesamsamen
2 EL gemahlene Leinsamen
1 Leinsamen-Ei (1 EL gemahlene Leinsamen in 2 EL warmem Wasser einweichen und 10 Minuten ruhen lassen)

Zubereitung

Das Olivenöl in einem großen Topf auf mittlerer Stufe zerlassen. Den Blumenkohl, die Zwiebel, den Sellerie und die Karotte zugeben und in etwa 5 bis 7 Minuten weich garen. Die Süßkartoffel und den Knoblauch zugeben, alles gründlich vermengen und dann den Kreuzkümmel, den Oregano, das Salz und den Pfeffer zufügen. Umrühren und 5 weitere Minuten garen, bis das Gemüse weich ist. Den Topf von der Kochstelle nehmen und die Gemüsemischung abkühlen lassen.

In der Zwischenzeit die Sonnenblumenkerne und die Sesamsamen in einer Küchenmaschine mahlen, dabei darauf achten, sie nicht zu lange zu mahlen. Die Mischung in eine separate Schüssel geben und die gemahlenen Leinsamen zugeben. Beiseitestellen. Dann die Gemüsemischung in die Küchenmaschine geben und pürieren, bis keine großen Stücke mehr zu sehen sind. Die Mischung aus Körnern, Samen und Leinsamen zugeben und alles erneut einige Sekunden vermischen. Zum Schluss das Leinsamen-Ei zugeben und alles zu einer homogen Masse verarbeiten. Die Masse nicht zu lange pürieren. Den Backofen auf 200 °C vorheizen. Zwei Backbleche mit hohem Rand mit Backpapier auslegen. Jeweils etwa 100 g der Mischung mit feuchten Händen zu einer Kugel formen. Die Kugel auf das Backpapier legen und zu einem etwa 5 cm dicken runden Bratling formen. Mit der restlichen Masse ebenso verfahren. (Die Masse 5 Minuten in den Gefrierschrank stellen, wenn sie zu feucht ist.)

Die Backbleche in den Backofen schieben. Nach 15 Minuten aus dem Backofen nehmen, die Bratlinge vorsichtig mit einem Pfannenwender wenden, und weitere 10 bis 15 Minuten in den Backofen schieben, bis die Burger goldbraun sind. Die Backbleche aus dem Backofen nehmen. Die Burger vor dem Verzehr 5 Minuten abkühlen lassen. Diese Bratlinge halten sich in einer Frischhaltebox im Kühlschrank bis zu 4 Tage oder im Gefrierschrank bis zu 1 Monat.

ANMERKUNG Die Bratlinge können in einem Mini-Backofen aufgewärmt werden.

Kurzgebratenes Gemüse (mit Shrimps)

Kurzgebratenes aus der Pfanne passt immer, wenn man eine gesunde Mahlzeit auf den Tisch zaubern möchte, aber wenig Zeit hat. Das Schöne an Kurzgebratenem ist, dass man einfach das Gemüse verwenden kann, das man zu Hause im Vorrat hat.

Für 2 bis 4 Personen

Zutaten

1 EL Kokosöl oder Olivenöl
1 kleine rote Zwiebel, in Scheiben geschnitten
1 Brokkoli-Kopf, in mundgerechte Röschen geschnitten
90 g Champignons, in Scheiben geschnitten
1 rote oder orangefarbene Paprikaschote, Kerngehäuse und Samen entfernt und in feine Streifen geschnitten
100 Zuckererbsen, Stielenden entfernt
2 Karotten, in feine Scheiben geschnitten
2 Knoblauchzehen, fein zerkleinert

Marinade

1 Stück frischer Ingwer (1,3 cm), geschält und gerieben
1 EL Tamari-Sojasauce
1 EL Wasser
½ TL Mirin
1 TL Ahornsirup
1 TL rote Paprikaflocken
1 EL frisch gepresster Orangensaft

Zubereitung

Eine hochwandige Pfanne auf mittlerer Stufe erhitzen. Das Kokosöl in der Pfanne zerlassen und die Zwiebel darin 2 Minuten anschwitzen. Den Brokkoli, die Pilze, die Paprikaschote, die Zuckererbsen, die Karotten und den Knoblauch in die Pfanne geben und alles weitere 3 Minuten garen. Für die Marinade den Ingwer, die Tamari-Sojasauce, das Wasser, den Mirin, den Ahornsirup, die roten Paprikaflocken und den Orangensaft in einer kleinen Schüssel verquirlen. Die Marinade 2 bis 3 Minuten durchziehen lassen. Dann die Marinade über das Gemüse gießen und mit Naturreis oder einfach so servieren.

OPTIONAL 230 g kleine bis mittelgroße, geschälte und entdarmte Shrimps gleichzeitig mit der Marinade zugeben und 3 bis 4 Minuten mitgaren, bis die Shrimps hellrosa sind.

Gegrillter Lachs mit Orangen-Miso-Glasur

Lachs ist eine reichhaltige Quelle von Eiweiß, Omega-3-Fettsäuren und Vitamin D. Die süß-salzige Kombination in der Miso-Marinade sorgt für ein ganz neues Geschmackserlebnis. Diesen Lachs kann man direkt aus dem Backofen auf einem Bett aus sautiertem Blattgemüse servieren oder am nächsten Tag für eine Bowl oder einen Salat verwenden.

Zutaten

Für 2 Personen

Marinade
1 EL weißes Miso
1 EL frisch gepresster
 Orangensaft
1 TL klein geschnittener
 frischer Ingwer

1 TL Ahornsirup oder
 naturbelassener Honig
1 bis 2 TL Tamari-Sojasauce
½ TL Sesamöl aus gerösteten
 Sesamsamen
½ TL rote Paprikaflocken
2 Lachsfilets à 175 g

Zubereitung

Den Backofengrill auf 260 °C vorheizen. Für die Marinade das Miso, den Orangensaft, den Ingwer, den Ahornsirup, die Tamari-Sojasauce, das Sesamöl und die roten Paprikaflocken in einer kleinen Schüssel verrühren. Die Lachsfilets mit der Hautseite nach unten in eine Auflaufform legen und mit der Marinade bedecken. Mindestens 30 Minuten ziehen lassen. Den marinierten Lachs in den Backofen stellen (der Abstand zum Grill sollte mindestens 16 cm betragen) und in 6 bis 8 Minuten medium-rare grillen. Auf gemischtem Blattgemüse, Quinoa oder Naturreis servieren.

ANMERKUNG Der Lachs kann auch auf einem Grill gegart werden.

Chili-Limetten-Hähnchenbrust mit Fruchtiger Salsa

> Dieses aromatische Hähnchen ist alles andere als kompliziert zuzubereiten. Es ist nicht nur bei Erwachsenen, sondern auch bei Kindern sehr beliebt. In Streifen geschnitten mit der leuchtend bunten, phytonährstoffreichen Fruchtigen Salsa servieren.

Für 4 Personen

Zutaten

frisch gepresster Saft von	1 ½ TL Chilipulver
2 Limetten	½ TL Meersalz
1 EL Olivenöl	4 halbe Hähnchenbrustfilets
1 EL naturbelassener Honig	Fruchtige Salsa (Rezept folgt)
1 große Knoblauchzehe, fein zerkleinert	

Zubereitung

Den Limettensaft, das Olivenöl, den Honig, den Knoblauch, das Chilipulver und das Salz in einer mittelgroßen Schüssel verquirlen. Die Marinade in eine flache Schale gießen. Die Hähnchenbrust in die Schale legen und sorgfältig mit der Marinade überziehen. 4 Stunden oder über Nacht in den Kühlschrank stellen, dabei das Fleisch mindestens einmal wenden.

Den Grill auf mittlerer bis hoher Stufe erhitzen. Die Hähnchenbrust aus der Marinade nehmen und überschüssigen Saft wegschütten. Die Hähnchenbrust etwa 12 Minuten grillen, bis eine Kerntemperatur von 80 °C erreicht ist, dabei einmal wenden. Die Hähnchenbrust auf eine Platte legen und 5 bis 10 Minuten ruhen lassen. Dann in Streifen schneiden und mit der Fruchtigen Salsa servieren.

Fruchtige Salsa

Zutaten

8 Erdbeeren, gewürfelt
½ Avocado, Kern entfernt und gewürfelt
½ große Mango, Stein entfernt und gewürfelt
½ kleine weiße Zwiebel, gewürfelt

1 EL fein gehacktes Koriandergrün
frisch gepresster Saft von 1 Limette
½ TL Chilipulver
Meersalz zum Abschmecken

Zubereitung

Die gehackten Erdbeeren, die Avocado, die Mango, die Zwiebel, das Koriandergrün, den Limettensaft und das Chilipulver in einer kleinen Schüssel vermengen. Mit Salz abschmecken.

VARIATION 1 ganze Mango verwenden und die Erdbeeren weglassen oder statt der Mango und der Erdbeeren 4 Pfirsiche verwenden.

Brathähnchen mit Gemüse

Mit klein geschnittenen Karotten, Süßkartoffeln, Zwiebeln und Sellerie liefert dieses Pfannengericht gleich eine ganze Reihe wichtiger „Live Dirty, Eat Clean"-Zutaten. Während das Gemüse karamellisiert, verbindet sich der Zitronensaft mit dem Bratensaft des Hähnchens.

Für 4 Personen

Zutaten

1 Brathähnchen aus Freilandhaltung (etwa 2,7 kg)
1 Zitrone
1 große Zwiebel, geschält und halbiert
2 oder 3 Rosmarinzweige, plus einige zusätzlich zum Garnieren

Meersalz und frisch gemahlener schwarzer Pfeffer zum Abschmecken
Frisches Geflügel-Gewürz
3 Karotten, in dicke Scheiben geschnitten
2 mittelgroße Süßkartoffeln, klein geschnitten

3 Stangen Staudensellerie,   3 Knoblauchzehen
   in 5 cm große Stücke   Olivenöl
   geschnitten   125 ml Bio-Hühnerbrühe

Zubereitung

Den Backofen auf 230 °C vorheizen. Das Hähnchen abspülen, trocken tupfen und die Innereien entfernen. Die Zitrone halbieren und die Hähnchenhaut mit dem Zitronensaft beträufeln. Die Zwiebel und die Rosmarinzweige in die Bauchhöhle des Hähnchens geben. Die Bauchhöhle mit Salz und Pfeffer würzen. Das Hähnchen rundherum großzügig mit Salz, Pfeffer und dem frischen Geflügel-Gewürz würzen. Das Hähnchen in eine Auflaufform legen.

Die Karotten, die Süßkartoffeln, den Sellerie und den Knoblauch in einer großen Schüssel vermischen. Leicht mit Olivenöl beträufeln und mit Salz und Pfeffer würzen. Das Gemüse rund um das Hähnchen in die Auflaufform geben.

Die Auflaufform auf einen Ofenrost stellen. Die Brühe über das Hähnchen gießen und im Backofen 30 Minuten rösten. Das Gemüse während der Garzeit einmal umrühren. Den Backofen auf 190 °C herunterschalten und mindestens 1 weitere Stunde garen, bis der Bratensaft klar ist und eine Kerntemperatur von 80 °C erreicht ist. Das Hähnchen aus dem Backofen nehmen und etwa 5 Minuten stehen lassen. Mit frischen Kräuterzweigen garnieren.

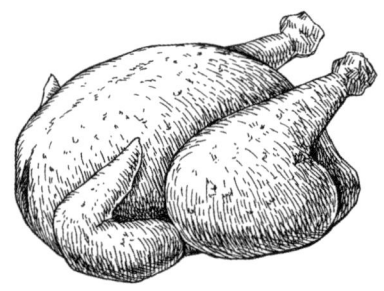

Putenfleisch-Burger

Diese asiatisch inspirierten Burger sind geschmacksintensiv und enthalten Zutaten wie Knoblauch und Zwiebeln, die für das Mikrobiom von Nutzen sind. Auf einer Unterlage aus Blattgemüse oder in einem Kopfsalatblatt serviert, haben Sie im Nu ein leckeres Abendessen gezaubert. Sättigender wird das Ganze mit einer Portion Naturreis. Achten Sie darauf, etwas mehr zuzubereiten, um es dann am nächsten Tag für einen Salat oder eine Bowl verwenden zu können.

Zutaten

Für 4 bis 6 Personen

450 g Putenbrust-Gehacktes
3 TL fein geriebener frischer
   Ingwer
2 Knoblauchzehen, gehackt
1 großes Ei
1 große Karotte, fein gerieben
2 EL Tamari-Sojasauce
2 TL Sesamöl

1 EL gehacktes Koriandergrün
   (nach Belieben)
3 Frühlingszwiebeln, fein
   zerkleinert
Salz und frisch gemahlener
   schwarzer Pfeffer zum
   Abschmecken
Olivenöl für die Grillpfanne.

Zubereitung

Das Putenfleisch, den Ingwer, den Knoblauch, das Ei, die Karotte, die Tamari-Sojasauce, das Sesamöl, das Koriandergrün, die Frühlingszwiebeln, das Salz und den Pfeffer in einer mittelgroßen Schüssel vermischen. Aus der Mischung Bratlinge (5 cm Durchmesser) formen. Die Bratlinge in eine leicht eingeölte Grillpfanne oder Pfanne auf mittlerer bis hoher Stufe legen und jede Seite etwa 7 Minuten braten, bis die Bratlinge gut durchgegart sind.

Flankensteak

Dieses Gericht schmeckt Erwachsenen wie Kindern und ist einfach perfekt, wenn viele Gäste am Tisch sitzen. Dazu schmeckt einfacher Naturreis und grünes Gemüse, man kann das Fleisch aber auch am nächsten Tag in einen asiatisch angehauchten Salat geben.

Für 6 Personen
Zutaten

2 Knoblauchzehen, fein zerkleinert
1 EL geriebener frischer Ingwer

2 Frühlingszwiebeln, in feine Scheiben geschnitten

125 ml Tamari-Sojasauce
2 EL Olivenöl
1 EL Sesamöl

2 EL naturbelassener Honig
1 Flankensteak (etwa 700 g)

Zubereitung
Für die Marinade den Knoblauch, den Ingwer, die Frühlingszwiebeln, die Tamari-Sojasauce, das Olivenöl, das Sesamöl und den Honig in einer kleinen Schüssel verquirlen. Das Steak in eine Schale (nicht aus Aluminium) legen. Dann die Marinade über das Steak gießen. Wenden, um es zu überziehen und mindestens 4 Stunden oder vorzugsweise über Nacht marinieren. Das Steak auf einem Grill medium garen. Einige Minuten ruhen lassen, damit die Aromen im Fleisch bleiben. Das Steak entgegengesetzt zur Fleischmaserung in feine diagonale Scheiben schneiden.

Geröstete Honig-Hähnchenbrust

Dieses unkomplizierte Hähnchengericht eignet sich perfekt für all jene Abende, an denen das Wetter einfach nicht mitspielt und an Grillen im Freien nicht zu denken ist. Mit Naturreis oder der Quinoa mit Trockenfrüchten und Nüssen (Seite 293) servieren.

Für 4 Personen

Zutaten

4 Hähnchenbrustfilets, mit Knochen

Meersalz und frisch gemahlener schwarzer Pfeffer zum Abschmecken

60 ml naturbelassener Honig

2 EL Tamari-Sojasauce

1 EL Dijonsenf

2 EL Olivenöl

2 Knoblauchzehen, fein zerkleinert

1 Schalotte, fein zerkleinert

1 EL fein zerkleinerter frischer Rosmarin

Zubereitung

Den Backofen auf 190 °C vorheizen. Die Hähnchenbrustfilets in einer Lage in eine Auflaufform legen. Mit Salz und Pfeffer würzen. Den Honig mit der Tamari-Sojasauce, dem Senf, dem Olivenöl, dem Knoblauch und der Schalotte in einer Küchenmaschine oder mit einem Stabmixer verrühren. Die Mischung auf die Hähnchenbrustfilets streichen. Das Hähnchen 15 Minuten im Backofen rösten. Aus dem Ofen nehmen und erneut mit Sauce bestreichen. Für weitere 15 Minuten zurück in den Backofen schieben, bis die Hähnchenbrust eine Kerntemperatur von 80 °C erreicht hat. Mit Rosmarin garnieren und sofort servieren.

BEILAGEN

Grüne Bananen

Grüne Bananen sind ein hervorragender „Eat Clean, Live Dirty"-Stärkelieferant – gut für die Mikroben, gut für die Figur und gut für den Blutzuckerspiegel. Sie schmecken besonders lecker in Kombination mit Gemüse oder tierischem Eiweiß.

Für 2 bis 4 Personen

Zutaten

3 unreife grüne Bananen
2 EL geklärte Butter oder Ghee
(nach Belieben)

Meersalz und frisch
gemahlener schwarzer
Pfeffer zum Abschmecken

Zubereitung

Die ungeschälten grünen Bananen in einen mittelgroßen Topf geben. So viel Wasser in den Topf gießen, dass die Bananen 2,5 cm hoch bedeckt sind. Eventuell müssen sie halbiert werden, um in den Topf zu passen. Das Wasser auf hoher Stufe zum Kochen bringen und ohne Deckel 15 bis 20 Minuten kochen lassen. Die gegarten Bananen sollten sich weich anfühlen, wenn man sie mit einer Gabel einsticht. Die Schale kann während des Kochens dunkelbraun oder schwarz werden. Die Bananen aus dem Wasser nehmen und leicht abkühlen lassen. Die Schalen entfernen, dann die Bananen mit einer Gabel zerdrücken, dabei nach Belieben die geklärte Butter zugeben. Mit Salz und Pfeffer abschmecken. Diese Bananen schmecken ausgezeichnet zu dem Kurzgebratenen Gemüse (mit Shrimps) (Seite 282), dem Flankensteak (Seite 288), den Putenfleisch-Burgern (Seite 287), dem Gegrillten Lachs mit Orangen-Miso-Glasur (Seite 283) oder zu einem der Hähnchenfleischgerichte.

Gerösteter Curry-Kurkuma-Blumenkohl

Blumenkohl an sich schmeckt ziemlich fade, gibt man jedoch etwas Curry und Kurkuma hinzu, entsteht ein unvergleichlich schmackhaftes Gericht, das auch noch den Mikroben zugutekommt. Rösten Sie am Anfang der Woche eine große Portion, die Sie sofort heiß servieren. Übrig gebliebene Röschen können dann an den darauffolgenden Tagen für Salate oder Bowls verwendet werden.

Für 2 bis 4 Personen

Zutaten

1 Blumenkohl, in
mundgerechte Röschen
geschnitten
1 EL Currypulver
1 TL gemahlene Kurkuma
(oder 1 EL frische Kurkuma)

2 EL Olivenöl
Meersalz und frisch
gemahlener schwarzer
Pfeffer zum Abschmecken

Zubereitung

Den Backofen auf 200 °C vorheizen. Eine Auflaufform leicht mit Öl ausstreichen. Den Blumenkohl mit dem Currypulver, der Kurkuma, dem Olivenöl und dem Salz und Pfeffer in einer großen Schüssel vermengen. In die Auflaufform geben und im Backofen 20 bis 25 Minuten rösten, bis die Ränder der Blumenkohlröschen leicht gebräunt sind.

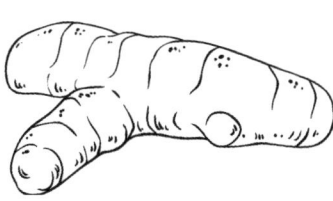

Blumenkohl-Püree mit Knoblauch

Wer hat schon etwas gegen einen gehäuften Löffel „Kartoffel-püree" als Beilage einzuwenden? Diese Blumenkohl-Version mit vielen Nährstoffen und viel Aroma macht satt, ohne zu schwer sein.

Für 4 bis 6 Personen

Zutaten

1 Blumenkohl, in kleine Röschen geschnitten

2 EL Olivenöl, geklärte Butter oder Ghee, plus etwas extra zum Garen des Knoblauchs

1 Knoblauchzehe, fein zerkleinert

1 Schuss ungesüßte Pflanzenmilch (nach Belieben, für eine cremigere Konsistenz)

Salz und frisch gemahlener schwarzer Pfeffer zum Abschmecken

1 EL Schnittlauchröllchen oder Frühlingszwiebeln, in feine Scheiben geschnitten, zum Garnieren

Zubereitung

Einen großen Topf mit gesalzenem Wasser auf hoher Stufe zum Kochen bringen. Den Blumenkohl zugeben und die Hitze reduzieren. Den Deckel auflegen und den Blumenkohl etwa 10 Minuten köcheln lassen, bis er weich ist. Während der Blumenkohl köchelt, einen Tropfen Olivenöl in einen kleinen Topf auf mittlerer Stufe geben und den Knoblauch etwa 2 Minuten garen, bis er weich und leicht gebräunt ist. Von der Kochstelle nehmen.

Den gekochten Blumenkohl abtropfen lassen und in eine mittelgroße Schüssel geben. Die Hälfte des Blumenkohls in einer Küchenmaschine oder in einem Hochgeschwindigkeitsmixer glatt pürieren. Den restlichen Blumenkohl in kleinen Portionen zugeben und pürieren, bis eine glatte cremige Mischung entsteht. Die 2 EL Olivenöl und den Knoblauch einrühren. (Nach Belieben: Für eine cremigere Konsistenz 1 Schuss Pflanzenmilch zugeben.) Mit Salz und Pfeffer abschmecken. Mit den Schnittlauchröllchen garnieren.

Quinoa mit Trockenfrüchten und Nüssen

Dieses aromatische, farbenfrohe Quinoa-Gericht ist eine hervorragende pflanzliche Quelle von Eiweiß und Faserstoffen und kann ohne Beilagen oder zu Fisch und Hähnchenfleisch gereicht werden. Die Kombination aus Gemüse, Trockenfrüchten und Nüssen macht aus diesem Gericht einen Topstar für das Mikrobiom, den man wieder und wieder auf den Tisch bringen möchte.

Zutaten

Für 8 Personen

200 g rohe Quinoa
500 ml Wasser
Meersalz zum Abschmecken

Dressing
1 Knoblauchzehe, gehackt
abgeriebene Schale von
  2 Limetten
2 bis 3 EL frisch gepresster
  Limettensaft
2 EL fein gehackte
  Frühlingszwiebeln
½ Jalapeño, Samen entfernt
  und fein gehackt
½ TL Kreuzkümmelsamen

½ TL Koriandersamen
¼ TL Senfpulver
80 ml Olivenöl
8 getrocknete Aprikosen,
  fein gehackt
70 g getrocknete Kirschen oder
  Cranberrys
3 EL fein gehackte frische
  Petersilie
1 rote, gelbe oder
  orangefarbene
  Paprikaschote,
  fein gehackt
70 g geröstete Pinienkerne

Zubereitung

Die Quinoa in einer Schüssel mit kaltem Wasser waschen. Die 500 ml Wasser für die Quinoa in einem kleinen Topf auf mittlerer bis hoher Stufe zum Kochen bringen. Salz in das Wasser geben, die Quinoa zufügen, die Hitze auf eine niedrige Stufe reduzieren, den Deckel auflegen und 15 Minuten köcheln lassen. Die Quinoa abgießen und 30 Minuten abkühlen lassen.

In der Zwischenzeit das Dressing für den Salat zubereiten: Den Knoblauch, die Limettenschale, den Limettensaft, die Frühlingszwiebel, die Jalapeño, den Kreuzkümmel, Koriander und das Senfpulver in einer großen Schüssel vermischen. Langsam das Olivenöl zugeben und alles zu einer cremigen Sauce verquirlen. Die Quinoa mit 60 ml des Dressings vermengen. Dann die Trockenfrüchte, die Petersilie, die Paprikaschote und die Pinienkerne zu der Quinoa geben. Die Mischung mit einer ausreichenden Menge des restlichen Dressings überziehen. Mit Salz abschmecken. Als Beilage servieren oder als Unterlage für eine Vorspeise verwenden.

Gerösteter Rosenkohl

Rosenkohl ist ein ausgezeichneter Lieferant unverdaulicher Pflanzenfasern. Er schmeckt als Beilage zu allen Hauptgerichten, außerdem sollten Sie nicht vergessen, eine Portion extra zuzubereiten, die Sie dann am nächsten Tag für eine Bowl (siehe Seite 272) oder einen Salat verwenden können.

Für 6 Personen

Zutaten

700 g Rosenkohl
1 bis 2 EL Olivenöl
(ausreichend zum
Überziehen)

Meersalz zum Abschmecken
½ TL frisch gemahlener
schwarzer Pfeffer

Zubereitung

Den Backofen auf 200 °C vorheizen. Die Stiele der Rosenkohlröschen und braune Außenblätter entfernen. Die Röschen längs halbieren. Den Rosenkohl mit dem Olivenöl, dem Salz und dem Pfeffer in einer Schüssel vermischen, dann auf ein Backblech mit hohem Rand legen und 30 bis 35 Minuten im Backofen rösten. Die Rosenkohlröschen ab und zu wenden, damit sie gleichmäßig bräunen. Die Röschen sind fertig, wenn sie außen schön knusprig und innen weich sind.

Gerösteter Fenchel

Wer den Lakritzgeschmack von rohem Fenchel nicht besonders mag, sollte dieses Rezept ausprobieren. Gerösteter Fenchel schmeckt nussig süß. Als Beilage zu einem Hauptgericht servieren oder in einer Schüssel mit Quinoa oder Naturreis.

Für 2 Personen

Zutaten

2 Fenchelknollen
3 EL Olivenöl
Meersalz und frisch
 gemahlener schwarzer
 Pfeffer zum Abschmecken

1 EL einer beliebigen
 Kombination aus Rosmarin,
 Thymian und Basilikum
 (nach Belieben)

Zubereitung

Den Backofen auf 200 °C vorheizen. Die Stiele der Fenchelknollen abschneiden, die Knollen längs halbieren, dann quer in 1,3 cm breite Streifen schneiden. Den Fenchel mit dem Olivenöl überziehen und mit Salz, Pfeffer und den Kräutern (falls verwendet) würzen. Den Fenchel auf ein mit Backpapier ausgelegtes Backblech mit hohem Rand legen und 20 Minuten im Backofen rösten, dann den Fenchel wenden und weitere 15 bis 20 Minuten backen, bis die Ränder leicht gebräunt und knusprig sind.

Gerösteter Spargel

Dieser geröstete Spargel ist eine einfache, sichere und leckere Methode, den Teller mit vielen mikrobenstärkenden Inulinfasern zu füllen.

Für 4 Personen

Zutaten

1 Bund Spargel
½ bis 1 TL fein zerkleinerter
 Knoblauch
2 EL Olivenöl (ausreichend
 zum Überziehen)

Salz und frisch gemahlener
 schwarzer Pfeffer zum
 Abschmecken
½ Zitrone

Zubereitung

Den Backofen auf 200 °C vorheizen. Den Spargel mit dem Knoblauch, dem Salz, dem Pfeffer und dem Olivenöl in eine Schüssel geben und alles sorgfältig vermischen. Den Spargel in einer Lage auf einem Backblech mit hohem Rand ausbreiten. 12 bis 16 Minuten im Backofen rösten, bis er weich, aber noch knackig ist. Während der Garzeit nur einmal wenden. Direkt vor dem Verzehr den Saft der halben Zitrone über die Spargelstangen träufeln.

Gebackene Wurzelgemüse-Chips

Wurzelgemüse wie Karotten, Pastinaken, Rote Beten, Jamswurzeln, Süßkartoffeln, Steckrüben, Speiserüben, Zwiebeln und sogar Ingwer wachsen unter der Erde, wo sie nicht nur den Anker und das Fundament einer Pflanze bilden, sondern auch enorm große Mengen Mineralstoffe aufnehmen. Bonuspunkt: Wird Wurzelgemüse geröstet oder gebacken, bekommt es durch das Karamellisieren einen sagenhaft süßen Geschmack, der Heißhungerattacken perfekt im Zaum hält. Man kann diese Chips einfach so genießen oder als knusprige Beilage zu Suppen oder Salaten reichen.

Zutaten

Für dieses Rezept kann man Wurzelgemüse nach Lust und Laune kombinieren: Goldene Bete, Rote Bete, Süßkartoffeln, Pastinaken, Steckrüben.

Olivenöl (ausreichende Menge, um das Backblech leicht mit Öl zu bestreichen und das Gemüse zu beträufeln)

Meersalz zum Abschmecken

OPTIONAL Mit Kräutern und Gewürzen sorgt man für Abwechslung. Probieren Sie die Chips mit Petersilie, Rosmarin, Knoblauchgranulat, Chilipulver, Kreuzkümmel oder Paprikapulver.

Zubereitung

Den Backofen auf 200 °C vorheizen. Das Gemüse schälen und dann mit einem Gemüsehobel oder einem Messer in 3 mm dicke Scheiben schneiden. Das in Scheiben geschnittene Gemüse in einer großen mit kaltem Wasser gefüllten Schüssel etwa 10 Minuten einweichen. (Dieser Schritt ist nicht zwingend erforderlich, trägt aber zur Knusprigkeit bei. Die Rote Bete in einer separaten Schüssel einweichen, damit das restliche Gemüse nicht pinkfarben wird.) Jede Scheibe trocken tupfen. Dann 2 oder 3 Backbleche mit hohem Rand mit einer dünnen Schicht Olivenöl einreiben. Die Gemüsescheiben auf die leicht eingeölten Backbleche legen, dabei darauf achten, dass sie nicht übereinander liegen. Dann jede Scheibe mit Olivenöl bestreichen und Salz darüberstreuen. (Die Gemüsechips müssen vermutlich in mehreren Schüben gebacken werden.) Die Backbleche in den Ofen schieben und die Chips 20 bis 25 Minuten backen, dabei nach der Hälfte der Zeit wenden. In den letzten 10 Minuten häufig prüfen, damit sie nicht schwarz werden. Die kleineren Chips zuerst aus dem Backofen nehmen, sobald die Ränder knusprig sind und sie anfangen sich aufzurollen.

Abgekühlt werden die Chips sogar noch knuspriger. Nach Geschmack mit zusätzlichem Salz und Gewürzen, falls verwendet, bestreuen.

ANMERKUNG Die Chips schmecken frisch aus dem Ofen am besten.

Wurzelgemüse ist angesagt

Statt Chips zu backen, kann man das Wurzelgemüse auch in Stücke oder feine Streifen schneiden und im Backofen zu Fritten aus Süßkartoffeln, Pastinaken oder Karotten rösten. Sollte etwas übrig bleiben, verwendet man es am nächsten Tag für einen Salat (siehe Salat aus geröstetem Wurzelgemüse, Seite 264).

Leuchtend bunte Gemüsesuppe

Diese ballaststoffreiche farbenfrohe Suppe enthält jede Menge Gemüse. Sie gehört zu den wichtigsten Gerichten der „Live Dirty, Eat Clean"-Ernährung und kann mittags mit einem Salat, nachmittags als wärmende Zwischenmahlzeit oder abends als Vorspeise gereicht werden, um den ersten Hunger zu stillen. Diese Suppe ist sehr vielseitig und kann je nach Jahreszeit und Verfügbarkeit aus unterschiedlichen Gemüsesorten zubereitet werden.

Zutaten

Für 8 bis 10 Personen

2 EL hochwertiges Olivenöl

1 gelbe oder süße Zwiebel, gewürfelt

2 Knoblauchzehen, gehackt

3 Stangen Staudensellerie, klein geschnitten

4 Karotten, klein geschnitten

2 EL gehackte frische Kräuter (Petersilie, Oregano und/oder Thymian)

1 l Gemüsebrühe

300 g gekochte weiße Bohnen

650 g Tomaten, gehackt, mit Saft

175 g Tomatenmark* (vorzugsweise aus einem Glas oder einer Tube, nicht aus einer Dose)

1 kg Gemüse, klein geschnitten (Brokkoli, Paprikaschoten, gelber Kürbis, Zucchini, grüne Bohnen, Pilze, Blumenkohl, usw.)

250 bis 500 ml Wasser, je nach gewünschter Konsistenz (stattdessen kann auch Brühe verwendet werden)

3 große Handvoll frischer Spinat (erst zum Schluss zugeben)

Meersalz und frisch gemahlener schwarzer Pfeffer zum Abschmecken

rote Paprikaflocken (nach Belieben, für den zusätzlichen Kick)

*Da Tomaten Säure enthalten und Konservendosen möglicherweise Bisphenol A, sollte man zunächst frische Produkte, dann Gläser oder Tuben statt Dosen verwenden.

Zubereitung

Das Olivenöl in einem Suppentopf auf mittlerer Stufe erhitzen, dann die Zwiebeln, den Knoblauch, den Sellerie und die Karotten zugeben. Das Gemüse anbraten, bis die Zwiebeln leicht gebräunt sind, dann die frischen Kräuter zu dem Gemüse geben und alles gut vermengen. Jetzt die Brühe, die weißen Bohnen, die Tomaten und das Tomatenmark zugeben, alles gründlich vermischen und das klein geschnittene Gemüse in den Topf geben. Ausreichend Wasser zugießen, sodass das Gemüse bedeckt ist. Zum Kochen bringen, die Hitze auf eine niedrige Stufe reduzieren, den Deckel auflegen und etwa 40 Minuten köcheln lassen. Ist das Gemüse weich, den Topf von der Kochstelle nehmen und den Spinat zugeben. Den Deckel auflegen und den Spinat 5 Minuten dünsten. Mit Salz und Pfeffer würzen. Nach Belieben die roten Paprikaflocken zufügen.

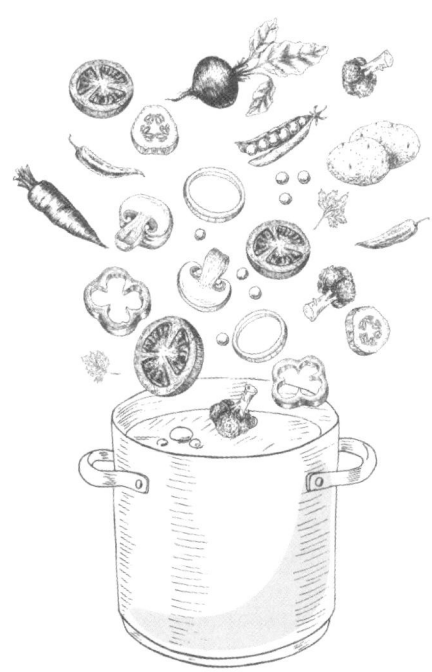

Abwehrstärkende Hühner-Gemüse-Suppe

Diese Suppe ist genau richtig, wenn man eine Stärkung braucht. Nach einem Teller dieser nahrhaften Suppe mit ihren heilenden Zutaten – Knoblauch, Ingwer und Kurkuma – muss man sich einfach besser fühlen. Sämiger wird die Suppe mit einer Portion Quinoa oder Naturreis.

Zutaten

Für 6 bis 8 Personen

450 g Hähnchenbrustfilet
2 EL Olivenöl oder Kokosöl
1 Zwiebel, gewürfelt
1 bis 2 Knoblauchzehen, fein zerkleinert
1 EL frisch geriebener Ingwer
1 ½ EL frisch geriebene Kurkuma
4 Karotten, geschält und in feine Scheiben geschnitten
2 Stangen Staudensellerie, in feine Scheiben geschnitten
2-3 EL grob gehackte frische Petersilie

1 Zucchini, gewürfelt
1 gelber Kürbis, gewürfelt
1 l Hühnerbrühe
250 ml gefiltertes Wasser
2 große Handvoll Spinat
1 Zitrone
1 TL Meersalz, plus etwas extra zum Abschmecken
frisch gemahlener schwarzer Pfeffer zum Abschmecken
rote Paprikaflocken (nach Belieben)

Zubereitung

Die Hähnchenbrust in 2,5 cm große Stücke schneiden. Das Olivenöl in einem großen Suppentopf auf mittlerer bis hoher Stufe erhitzen und das Hähnchenfleisch, die Zwiebel und den Knoblauch zugeben und 4 bis 5 Minuten anbraten. Den Ingwer und die Kurkuma zugeben und unter Rühren das Fleisch mit den Gewürzen überziehen. Weitere 3 bis 4 Minuten garen. Die Karotten und den Sellerie zugeben und 2 bis 3 Minuten anbraten. Dann die Petersilie, die Zucchini und den Kürbis in den Topf geben und alles gut verrühren. Die Brühe und das gefilterte Wasser zugießen. Zum Kochen bringen, den Deckel auflegen und die Hitze auf eine niedrige Stufe reduzieren. Weitere 30 Minuten köcheln lassen. Den Topf von der Kochstelle nehmen und den Spinat zugeben. Den Deckel auflegen und den Spinat einige Minuten in sich zusammenfallen lassen. Die Zitrone über der Suppe auspressen. Mit Salz und Pfeffer abschmecken. Nach Belieben die roten Paprikaflocken zufügen.

ANMERKUNG Für eine fleischlose Version statt der Hähnchenbrust Butternusskürbis und Gemüse- statt Hühnerbrühe verwenden.

Butternusskürbis-Suppe

Diese vor allem im Herbst beliebte Suppe ist einfach zuzubereiten und ein wahres aromatisches Feuerwerk. Das pikant geröstete Gemüse ergibt in Kombination mit den Kräutern eine wunderbar cremige, nahrhafte Suppe. Für einen kleinen Extra-Kick mit gerösteten Kürbiskernen und roten Paprikaflocken garniert servieren.

Für 8 Personen

Zutaten

500 g Butternusskürbis,
  geschält und grob zerkleinert
250 g Süßkartoffeln, geschält
  und grob zerkleinert
3 EL Olivenöl
2 große Knoblauchzehen, fein
  zerkleinert
Meersalz und frisch
  gemahlener schwarzer
  Pfeffer zum Abschmecken
1 EL gehackter frischer Salbei
  (oder 1 TL gemahlener)

1 EL gehackter frischer
  Thymian
1 große Zwiebel, grob gehackt
2 große Karotten,
  grob zerkleinert
2 rote Paprikaschoten,
  grob zerkleinert
1 l Gemüsebrühe, plus etwas
  extra für die gewünschte
  Konsistenz
½ TL rote Paprikaflocken und
  Kürbiskerne, zum Garnieren

Zubereitung

Den Backofen auf 190 °C vorheizen. Den Kürbis und die Süßkartoffeln auf zwei Backbleche mit hohem Rand geben und mit dem Olivenöl, dem Knoblauch, dem Salz, dem Pfeffer, dem Salbei und dem Thymian vermengen. 30 Minuten im Backofen rösten. Die Backbleche aus dem Ofen nehmen, eventuell nachwürzen und die Zwiebeln, die Karotten und die Paprikaschoten zugeben. Die Backbleche erneut in den Ofen stellen und weitere 20 Minuten rösten, bis das Gemüse goldbraun wird. Die Backbleche aus dem Ofen nehmen und das geröstete Gemüse zusammen mit der Brühe in einen großen Suppentopf geben. Auf mittlerer bis hoher Stufe zum Kochen bringen, dann die Hitze auf eine niedrige Stufe reduzieren und 20 Minuten köcheln lassen, bis das Gemüse weich ist. Die Suppe zuerst etwas abkühlen lassen, dann mit dem Stabmixer zu einer glatten Konsistenz pürieren. Für eine etwas dünnflüssigere Suppe noch etwas Brühe zugießen. Mit Salz und Pfeffer würzen. Mit roten Paprikaflocken und Kürbiskernen garniert in Suppenschalen servieren.

ANMERKUNG Falls kein Stabmixer vorhanden ist, kann die Suppe auch in einer Küchenmaschine oder einem Hochgeschwindigkeitsmixer püriert werden, nachdem sie etwas abgekühlt ist.

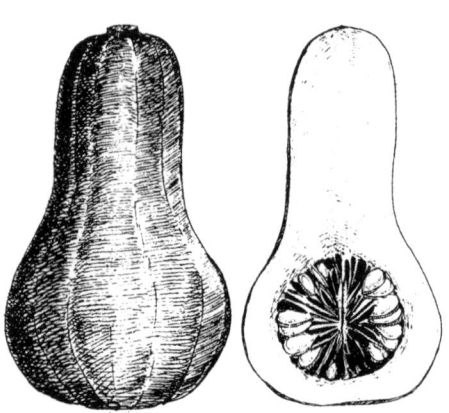

Spalterbsensuppe/Dal

Spalterbsen gehören zur Familie der Hülsenfrüchte und sind ein fantastischer Lieferant von Ballaststoffen, die Ihren Darmgarten gedeihen lassen. Dieses vielseitige Gericht kann so flüssig wie eine Suppe zubereitet werden oder dickflüssiger wie ein Dal, das man dann auf Reis oder Quinoa serviert.

Für 8 Personen

Zutaten

450 g gelbe Spalterbsen, gewaschen und abgetropft
2 bis 3 l natriumarme Hühner- oder Gemüsebrühe, je nach gewünschter Konsistenz
4 große Knoblauchzehen, fein zerkleinert
1 mittelgroße gelbe Zwiebel, fein zerkleinert

500 ml Kokosmilch (nach Belieben)
3 Frühlingszwiebeln, gehackt
1 Jalapeño, Samen entfernt und gewürfelt
1 Thymianzweig
½ TL gemahlener Kreuzkümmel
frisch gemahlener schwarzer Pfeffer zum Abschmecken

Zubereitung

Die Spalterbsen mit 2 l Brühe, dem Knoblauch und den Zwiebeln in einen großen Suppentopf geben. Auf hoher Stufe zum Kochen bringen, die Hitze auf eine mittlere bis hohe Stufe reduzieren und etwa 1 Stunde kochen, bis die Erbsen weich sind. Brühe zugießen, falls erforderlich, damit die Mischung flüssig bleibt. Falls verwendet, die Kokosmilch zugießen und 10 Minuten kochen. Die Frühlingszwiebeln, die Jalapeño und den Thymian zugeben und weitere 10 Minuten kochen. Den Topf von der Kochstelle nehmen und die Suppe mit einem Stabmixer oder in einer Küchenmaschine pürieren. Die Suppe zurück auf den Herd stellen und auf mittlerer Stufe weitere 30 Minuten kochen. Mit Kreuzkümmel und Pfeffer würzen.

Linsensuppe mit Lauch

Die grünen Linsen liefern hier jede Menge resistente Stärken, während der Knoblauch und der Lauch viel Inulin beisteuern – eine perfekte Wahl für die „Live Dirty, Eat Clean"-Ernährung. Bereitet man am Wochenende eine große Portion dieser nahrhaften Suppe zu, kann man sich während der Woche auf einige herzhafte Mahlzeiten freuen. Übrig gebliebene Suppe in einzelne Behälter füllen und einfrieren.

Zutaten
Für 10 Personen

3 EL Olivenöl
2 mittelgroße Lauchstangen (nur der weiße Teil), klein geschnitten
1 EL fein gehackter Knoblauch
1 EL gehackter frischer Oregano (oder 1 TL getrockneter)
1 TL gemahlener Kreuzkümmel
4 Karotten, in Scheiben geschnitten
4 Stangen Staudensellerie, in feine Scheiben geschnitten
2 l Gemüsebrühe
400 g Le Puy Linsen, gewaschen
125 g Tomatenmark
3 große Handvoll Spinat (erst zum Schluss zugeben)
½ Zitrone
Meersalz und frisch gemahlener schwarzer Pfeffer zum Abschmecken

Zubereitung
Das Olivenöl in einem großen Topf oder Feuertopf auf mittlerer Stufe erhitzen. Den Lauch, den Knoblauch, den Oregano und den Kreuzkümmel zugeben und 4 bis 5 Minuten garen, bis das Gemüse weich ist. Dann die Karotten und den Sellerie zugeben und weitere 8 Minuten garen. Die Brühe, die Linsen und das Tomatenmark zufügen und alles zum Kochen bringen. Die Hitze auf eine niedrige Stufe reduzieren und alles 60 bis 70 Minuten köcheln lassen. Die Suppe ist fertig, wenn die Linsen weich sind. Den Topf von der Kochstelle nehmen und den Spinat zugeben. Den Deckel auflegen und 5 Minuten ziehen lassen, bis der Spinat in sich zusammengefallen ist. Den Saft einer halben Zitrone in die Suppe rühren. Mit Salz und Pfeffer abschmecken.

Gazpacho mit Avocado

An heißen Sommertagen ist diese kalte, erfrischende Gazpacho
genau das Richtige. Sie gehört zu den Gerichten, die am nächsten Tag, wenn sich die Aromen des frischen Gemüses verbunden haben, noch besser schmecken. Dieses Sommergericht in
einer Schale mit Avocado garniert servieren oder bei der nächsten Party für jeden Gast ein Schnapsglas damit füllen.

Zutaten
Für 6 Personen

1 große kernlose Gurke,
ungeschält und grob
zerkleinert
½ kleine süße Zwiebel, in
Stücke geschnitten
2 Knoblauchzehen, geschält
4 bis 5 große Tomaten,
Stielansatz entfernt und
halbiert
1 EL frisch gepresster
Limettensaft

1 EL Sherry-Essig
2 EL Olivenöl
1 bis 2 TL Meersalz
frisch gemahlener schwarzer
Pfeffer zum Abschmecken
½ TL rote Paprikaflocken (oder
mehr, je nach gewünschter
Schärfe)
1 Avocado, Kern entfernt und
gewürfelt

Zubereitung

Die Gurke in einer Küchenmaschine grob zerkleinern und in
eine separate Schüssel geben. Diesen Schritt mit der süßen Zwiebel und dem Knoblauch wiederholen. Die Zwiebelmischung zu
der Gurke geben. Die Hälfte der Tomaten in einer Küchenmaschine zu einer groben, stückigen Mischung verarbeiten. Die
grob zerkleinerten Tomaten zu der Gurken-Zwiebel-Mischung
geben. Dann die restlichen Tomaten mit dem Limettensaft, dem
Essig, dem Olivenöl, dem Salz, dem schwarzen Pfeffer und den
roten Paprikaflocken in der Küchenmaschine glatt pürieren. Diese Mischung in die Schüssel mit der Gurke, der Zwiebel und den
Tomaten geben. Alles verrühren, zudecken und mindestens 4
Stunden oder über Nacht in den Kühlschrank stellen. Die eiskal-
te Suppe dann mit der gewürfelten Avocado garniert servieren.

Hausgemachte Gemüsebrühe

An einer hausgemachten Gemüsebrühe führt bei der „Live Dirty, Eat Clean"-Lebensweise kein Weg vorbei. Sie kann als Zwischenmahlzeit dienen, als Grundlage für eine Suppe oder statt Wasser für die Zubereitung von Quinoa oder Naturreis verwendet werden. Ersetzt man im Handel erhältliche Brühe durch hausgemachte, bekommen alle Gerichte einen echten Nährstoffkick. Außerdem ist sie nicht schwer zuzubereiten – ein Messbecher ist eigentlich überflüssig. Ein zusätzliches Plus ist, dass all das Gemüse, das man während der Woche vergessen hat zu verarbeiten, nicht im Mülleimer landet. Beginnen Sie mit diesem Grundrezept, bei dem die Zutaten, die das Mikrobiom stärken, im Vordergrund stehen, aber wie bei den meisten Rezepten kann man auch dieses nach Geschmack und Verfügbarkeit der Zutaten abwandeln.

Ergibt etwa 2,5 Liter

Zutaten (mehr oder weniger)

1 bis 2 Zwiebeln
6 Karotten
6 Stangen Staudensellerie
2 Knoblauchzehen, halbiert
1 bis 2 Lorbeerblätter
½ Bund frische glatte Petersilie
1 bis 2 Pastinaken
1 bis 2 Lauchstangen
1 Fenchelknolle

8 bis 10 schwarze Pfefferkörner
Meersalz zum Abschmecken
Etwa 4 l kaltes Wasser (das gesamte Gemüse muss bedeckt sein)

WEITERE MÖGLICHE ZUTATEN Tamari-Sojasauce, Süßkartoffeln, Paprikaschote, Blattgemüse, Steckrüben, Zucchini, Tomaten, Brokkoli, Kombu (Algen für Mineralstoffe) oder andere Gemüsereste.

Zubereitung

Das Gemüse waschen und in einen großen Suppentopf geben. Den Topf mit Wasser auffüllen, sodass das gesamte Gemüse vollständig bedeckt ist. Auf hoher Stufe zum Kochen bringen. Die Hitze reduzieren und ohne Deckel mindestens 2 Stunden köcheln lassen. Immer wieder prüfen, ob das Gemüse noch mit Wasser bedeckt ist. Wasser zugießen, falls es zu schnell verdampft. Wenn das Gemüse vollständig gar ist, die Brühe in eine Glasschüssel abseihen. Nach Geschmack Salz oder einen Schuss Tamari-Sojasauce zugeben. Die abgekühlte Brühe hält sich im Kühlschrank bis zu 5 Tage oder in separaten Behältern im Gefrierschrank bis zu 4 Monate.

Fleischknochenbrühe

Fleischknochenbrühe ist ein weiteres Gericht mit nützlichen Eigenschaften, das problemlos in den „Live Dirty, Eat Clean"-Plan aufgenommen werden kann. Sie kann genau wie die Hausgemachte Gemüsebrühe (siehe vorherige Seite) einfach so verzehrt werden oder als zusätzlicher Geschmacks- und Nährstofflieferant zu Suppen, Fleischgerichten oder Gemüse- und Körnergerichten zugegeben werden. Die Zubereitung der Knochenbrühe ist unkompliziert – im Grunde kann man nichts falsch machen. Achten Sie nur darauf, Knochen von Tieren aus Weidehaltung oder ökologischer Haltung zu verwenden. Verwenden Sie immer eine Säure (Apfelessig oder Zitrone), damit die für das Verdauungssystem heilenden Mineralstoffe leichter aus den Knochen gelöst werden. Sie können unterschiedliche Kräuter verwenden, um den Geschmack zu variieren, und alle Fleischknochen zugeben, die Sie gerade zur Hand haben. Verwenden Sie dieses Grundrezept für Ihre erste unglaublich nahrhafte Brühe. Sie können es danach dann nach Lust und Laune abwandeln.

Zutaten

Knochen von 1 Hähnchen
aus Freilandhaltung oder
ökologischer Haltung
2 EL Apfelessig
1 große Zwiebel, gehackt
1 Lauchstange (nur der weiße
Teil), zerkleinert
2 Knoblauchzehen, fein
zerkleinert

3 Karotten, geschält und grob
zerkleinert
3 Stangen Staudensellerie,
grob zerkleinert
4 l gefiltertes Wasser
frische Kräuter: Petersilie,
Majoran und Thymian
8 bis 10 schwarze Pfefferkörner
1 Lorbeerblatt

Zubereitung

Alle Knochen gründlich waschen. Die Hühnerknochen, den Essig, die Zwiebel, den Lauch, den Knoblauch, die Karotten und den Sellerie in einem großen Suppentopf mit Wasser bedecken. 30 Minuten stehen lassen. Dann auf hoher Stufe sprudelnd zum Kochen bringen. An die Oberfläche steigenden Schaum abschöpfen, die Hitze reduzieren, den Deckel auflegen und 8 bis 24 Stunden köcheln lassen. An die Oberfläche steigende Trübstoffe in regelmäßigen Abständen abschöpfen. Die frischen Kräuter, die Pfefferkörner und das Lorbeerblatt etwa 30 Minuten vor Ende der Kochzeit zugeben. Nach weiteren 30 Minuten die Knochen herausnehmen und dann die Brühe abseihen. Die abgekühlte Brühe in den Kühlschrank stellen, bis das Fett erstarrt ist. Das Fett mit einem Löffel oder einem Schaumlöffel abschöpfen. Die Brühe hält sich im Kühlschrank bis zu 3 Tage oder im Gefrierschrank bis zu 6 Monate.

SNACKS UND SÜßIGKEITEN

Ballaststoffreiches Studentenfutter

Studentenfutter ist ein leckerer Snack für unterwegs, der schnell zubereitet ist und den Blutzuckerspiegel zwischen den Mahlzeiten stabil hält. Füllen Sie es in ein Einmachglas für den Schrank zu Hause, in kleine Tüten für unterwegs oder bringen Sie es zur nächsten Wanderung mit.

Ergibt etwa 350 g

Zutaten

75 g Sonnenblumenkerne	120 g Goji-Beeren
100 g Walnusskerne oder Mandeln	40g Kokosflocken
	30 g Kakaonibs

Zubereitung

Die Sonnenblumenkerne, die Walnüsse, die Beeren, die Kokosflocken und die Kakaonibs in einer Schüssel vermischen und in einer Frischhaltebox aufbewahren.

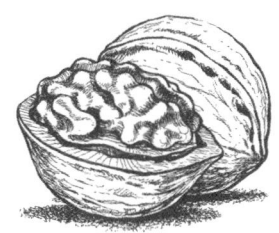

Energiebällchen ohne Backen

Diese köstlichen Happen enthalten eine geballte Ladung pflanzliches Protein, Faserstoffe und gesunde Fette. Bereiten Sie am Anfang der Woche eine Portion zu, die Sie dann im Kühlschrank aufbewahren. So haben Sie immer einen leckeren Snack für den kleinen Hunger zwischendurch.

Ergibt 16 bis 18 Energiebällchen
Zutaten

130 g Cashewkerne

150 g Medjool-Datteln, entsteint

40 g ungesüßte Kokosraspel, plus etwas mehr zum Wälzen

1 EL naturbelassener Honig oder Ahornsirup

½ TL reiner Vanilleextrakt

1 Prise gemahlener Kardamom

½ TL Himalaya-Salz

60 g Trockenfrüchte (nach Belieben: Goji-Beeren, Cranberrys oder Kirschen sind gut geeignet) (siehe Variation unten)

Zubereitung

Die Cashews in einer Küchenmaschine grob zerkleinern, nicht vollständig zu Mehl verarbeiten. Dann die Datteln, die Kokosraspel, den Honig, die Vanille, den Kardamon und das Salz zufügen. Alles zu einer homogenen (klebrigen) Masse verarbeiten. Die Masse mit einem Teelöffel portionieren und zwischen den Handflächen zu mundgerechten Kugeln rollen. Dann die Kugeln in den zusätzlichen Kokosraspeln wälzen. Die Energiebällchen halten sich im Kühlschrank bis zu 3 Tage oder im Gefrierschrank bis zu 1 Monat.

VARIATION Trockenfrüchte zu der fertigen Masse in die Küchenmaschine geben und den Intervallschalter einige Male betätigen, bis sie mit der Masse verbunden sind.

Datteln mit Nussmus

Dies ist nicht wirklich ein „Rezept". Die Zubereitung dieser perfekten Energiespender dauert nur einige Minuten. Einfach eine frische Dattel aufschneiden, den Kern entfernen und mit Mandelmus (oder einem anderen Nussmus ohne Zuckerzusatz) füllen. Dann naturbelassene Kakaonibs, Kokosraspel und Zimt darüberstreuen oder einfach so genießen.

Zutaten

Frische Medjool-Datteln
Nussmus (Mandel,
Cashewkerne, Erdnüsse,

Sonnenblumenkerne oder
eine andere Sorte ohne
Zuckerzusatz)

TOPPINGS naturbelassene Kakaonibs, Kokosraspel, Zimt

Zubereitung

Die Datteln aufschneiden und die Kerne entfernen. Mit Nussmus füllen und mit einem Topping bestreuen. Sofort verzehren.

Kichererbsen-Gewürzcracker

Für einige ist das Schwerste am „Live Dirty, Eat Clean"-Plan, dass sie auf ihr geliebtes Brot verzichten müssen. Keine Angst! Diese glutenfreien, aber schmackhaften Cracker im Fladenbrotstil passen perfekt zu Suppen, Salaten, Hummus, Omeletts und mehr.

Zutaten

1 EL Leinsamenmehl
3 EL kaltes Wasser, plus 180 ml
   warmes Wasser
35 g Kichererbsenmehl
115 g Mandelmehl
70 g Naturreismehl
2 EL Olivenöl
1 ½ TL Meersalz

2 EL Sesamsamen
¼ TL gemahlene Kurkuma
2-3 EL frische glatte Petersilie,
   gehackt
1 EL Schnittlauchröllchen
1 EL naturbelassener Honig

Zubereitung

Den Backofen auf 160 °C vorheizen. Ein Backblech mit Backpapier auslegen. Das Leinsamenmehl mit den 3 EL kaltem Wasser in einer kleinen Schüssel vermischen. Die Mischung 10 Minuten ziehen lassen, bis sie eine gelartige Konsistenz hat. So entsteht ein „Leinsamen-Ei". Das „Leinsamen-Ei", die Mehlsorten, das Olivenöl und 1 TL Salz in die Küchenmaschine geben. Den Intervallschalter 10-mal betätigen. 1 EL der Sesamsamen, die Kurkuma, die Petersilie, den Schnittlauch und den naturbelassenen Honig zugeben und alles zu einer homogenen Masse verarbeiten. Bei laufendem Motor langsam die 180 ml warmes Wasser zugießen und alles zu einem Teig verarbeiten. Die Masse sollte einem dickflüssigen Pfannkuchenteig ähneln. Den Teig auf das mit Backpapier ausgelegte Bachblech geben und mit einem Teigspatel zu einer papierdünnen Schicht verstreichen. Den restliche EL Sesamsamen und ½ zusätzlichen TL Meersalz darüberstreuen. 25 Minuten backen, bis die Ränder fest werden und die Cracker goldgelb sind. Das Backblech aus dem Ofen nehmen, abkühlen lassen und dann in mundgerechte Stücke brechen. Die Cracker können in einer Frischhaltebox bis zu 4 Tage aufbewahrt werden. Vor dem Servieren kurz toasten, damit sie schön knusprig sind.

Mandelmehl-Körnerbrot

Dieses hausgemachte gluten- und getreidefreie Brot wird aus Mandelmehl gebacken. Seine schöne dichte Textur eignet sich perfekt für einen mit Avocadoscheiben belegten Toast, es schmeckt aber auch gut mit Himbeer-Chia-Marmelade (Seite 314) und ein wenig Nussmus.

Ergibt 1 Laib, etwa 12 Scheiben
Zutaten

Olivenöl oder Kokosöl zum
  Einfetten der Backform
280 g Mandelmehl
¼ TL Backnatron
½ TL Meersalz
3 große Eier

1 EL Ahornsirup oder
  naturbelassener Honig
1 TL Apfelessig
2 EL gemischte Kerne
  (Kürbiskerne und
  Sonnenblumenkerne sind
  am besten geeignet)

Zubereitung

Den Backofen auf 150 °C vorheizen. Eine Kastenform (12 × 25 cm) mit einigen Tropfen Olivenöl einfetten. Das Mandelmehl, das Backnatron und das Salz in einer mittelgroßen Schüssel vermischen. In einer separaten Schüssel die Eier, den Ahornsirup und den Essig verquirlen. Die fertige Eimischung zu den trockenen Zutaten geben und verühren. Die Mischung in die vorbereitete Kastenform gießen und mit den Kernen bestreuen. Etwa 45 Minuten backen. Der fertige Brotlaib sollte oben goldgelb und an den Rändern schön gebräunt sein.

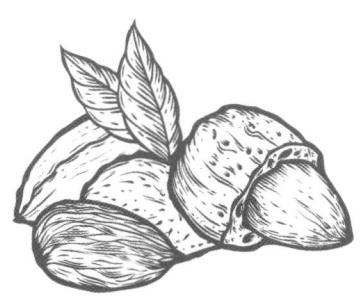

Himbeer-Chia-Marmelade

Dieser Fruchtaufstrich ist keine herkömmliche Marmelade, die eingekocht werden muss – im Gegenteil, er ist im Handumdrehen fertig. Beginnen Sie mit den Himbeeren, danach können Sie auch mit anderen Beeren oder einer Beerenmischung experimentieren. Passt sehr gut zu dem Mandelmehl-Körnerbrot (Seite 247), schmeckt aber auch ausgezeichnet mit einigen Haferflocken vermischt oder als süße Schicht in einem Kokosjoghurt-Parfait.

Zutaten
Für 6 bis 8 Personen

200 g Himbeeren (frische oder tiefgekühlte, aufgetaut)
60 ml Wasser (nur für frische Beeren verwenden)

1 bis 2 EL Ahornsirup
½ TL abgeriebene Zitronenschale
2 EL Chiasamen

Zubereitung

Die Beeren in einer Schüssel mit einer Gabel zerdrücken. (Wasser zugeben, falls frische Beeren verwendet werden.) Die zerdrückten Beeren, den Ahornsirup und die Zitronenschale in einen kleinen Topf geben und auf hoher Stufe zum Kochen bringen, dann die Hitze auf eine niedrige Stufe reduzieren und unter Rühren 3 bis 4 Minuten köcheln lassen. Den Topf von der Kochstelle nehmen und die Chiasamen unterrühren. Die abgekühlte angedickte Mischung in ein Schraubglas oder eine Frischhaltebox geben. Der Aufstrich hält sich im Kühlschrank bis zu 2 Wochen.

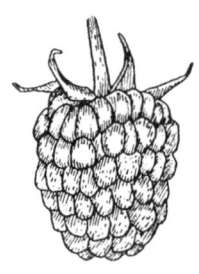

Schoko-Orangen-Trüffel

Abgesehen davon, dass man diese köstlichen Leckereien ohne schlechtes Gewissen genießen kann, sind sie reich an nahrhaften Zutaten, die man in gekauften Trüffeln vergeblich sucht. Es wird ein wenig chaotisch werden, bevor Sie dieses unglaublich leckere Dessert genießen können.

Zutaten
Ergibt 18 bis 20 Trüffel

130 g Cashewkerne oder Mandeln
120 g Medjool-Datteln, entsteint
35 g ungesüßtes oder naturbelassenes Kakaopulver
1 Prise Meersalz
1 TL reiner Vanilleextrakt
1 EL abgeriebene Orangenschale
ungesüßtes oder naturbelassenes Kakaopulver zum Bestäuben

Zubereitung
Die Cashewkerne in einer Küchenmaschine zu einem feinen Mehl verarbeiten. Die Datteln, das Kakaopulver, das Salz und die Vanille zugeben. In die glatt gerührte Mischung die Orangenschale geben und alles zu einer homogenen Masse verarbeiten. Dann mit leicht angefeuchteten Händen aus der Masse Kugeln (2,5 cm Durchmesser) formen. (Die Masse 15 bis 20 Minuten in den Gefrierschrank stellen, wenn sie zum Formen zu feucht ist.) Jeden Trüffel leicht mit Kakaopulver bestäuben. Die Trüffel vor dem Verzehr mindestens 1 Stunde in den Kühlschrank stellen. Die Trüffel halten sich in einem luftdicht verschlossenen Glas im Kühlschrank bis zu 3 Tage, man kann sie aber auch einfrieren.

Schoko-Mousse

Diese üppige und trotzdem gesunde Schoko-Mousse schmeckt sahnig-cremig und steht der „echten" in nichts nach. Der Genuss leckerer, aber gesunder Speisen, darunter natürlich auch Desserts, ist ein wesentlicher Bestandteil der „Live Dirty, Eat Clean"-Diät. Also, los geht's. Eine nährstoffreiche Leckerei wartet auf Sie.

Für 2 Personen

Zutaten

1 reife Avocado, Kern entfernt und geschält

35 g ungesüßtes oder naturbelassenes Kakaopulver

60 ml Kokos- oder Mandelmilch (mit wenig beginnen und dann zur gewünschten Konsistenz verdünnen)

3 EL Ahornsirup

1 TL reiner Vanilleextrakt

1 Prise Meersalz

OPTIONALE TOPPINGS Kokosraspel, frische Beeren, Bananenscheiben, Kakaonibs, Zimt

Zubereitung

Die Avocado, das Kakaopulver, die Kokosmilch, den Ahornsirup, die Vanille und das Salz in einer Küchenmaschine oder einem Hochgeschwindigkeitsmixer pürieren. Dann langsam 1 oder 2 Schuss Kokosmilch zugießen, bis die Mischung die gewünschte Konsistenz erreicht. (Diese Mousse ist ein cremiges Dessert.) Die Mousse vor dem Verzehr mindestens 1 Stunde in den Kühlschrank stellen, damit sich die Aromen setzen können. Hält sich im Kühlschrank bis zu 2 Tage. In kleinen Dessertschalen servieren und mit Kokosraspeln und frischen Beeren oder anderen Toppings garnieren.

Getreidefreie Schokoladenkekse

Dies sind meine erklärten Lieblingskekse. Mandelmehl sowie ein Hauch Honig und Melasse stillen den süßen Hunger, ohne dem Mikrobiom zu schaden.

Ergibt 12 Kekse

Zutaten

230 g Mandelmehl

½ TL Backnatron

½ TL Meersalz

60 ml naturbelassener Honig

1 TL Melasse

1 ½ TL reiner Vanilleextrakt

125 ml geklärte Bio-Butter (oder durch zimmerwarmes Kokosöl ersetzen)

120 g Zartbitter-Schokotröpfchen

Zubereitung

Den Backofen auf 180 °C vorheizen. Ein Backblech mit Backpapier auslegen. Das Mandelmehl, das Backnatron und das Salz in der Küchenmaschine vermischen. Dann den Honig, die Melasse, die Vanille und die geklärte Butter in die Mischung geben und zu einem glatten Teig verarbeiten. Den Teig in eine Schüssel geben, die Schokotröpfchen zugeben und alles vermengen. Den Teig esslöffelweise mit mindestens 5 cm Abstand auf das Backblech setzen. 7 bis 9 Minuten backen, bis die Oberfläche der Kekse sich gesetzt hat und sie an den Rändern braun werden. Auf dem Blech 10 Minuten abkühlen lassen, dann auf ein Kuchengitter legen, bis sie vollständig abgekühlt sind. Diese Kekse schmecken am besten, wenn sie noch warm sind, aber in einer Frischhaltebox halten sie sich 2 bis 3 Tage, im Gefrierschrank bis zu 1 Monat.

„Live Dirty, Eat Clean"– Eiscreme

Wer kann bei Eiscreme schon nein sagen? In dieser unglaublich gesunden, leicht zuzubereitenden und köstlichen Version kann man ohne schlechtes Gewissen geradezu schwelgen. Alles, was man braucht, sind Bananen und ein Mixer oder eine Küchenmaschine, und schon ist die Eiscreme im Handumdrehen fertig. Streuen Sie den Inhalt einer Kapsel mit einem Probiotikum in die Eiscreme – Ihre Mikroben werden sich freuen. Mit diesem einfachen Grundrezept kann man nach Lust und Laune seine Lieblingsaromen zaubern.

Für 2 Personen

Zutaten

3 reife Bananen, geschält, in Scheiben geschnitten und tiefgekühlt

2 Kapseln mit einem Probiotikum

VARIATIONEN Geben Sie hinzu: Mandelmus, Erdnussbutter, Heidelbeeren, Erdbeeren, Himbeeren, Mango, Kakao (oder naturbelassenes Kakaopulver), pürierten Kürbis, Ingwer, Zimt, Vanille oder Minze.

Zubereitung

Die Bananen in einer Küchenmaschine oder in einem Hochgeschwindigkeitsmixer pürieren. Bevor die Mischung glatt wird, sieht sie stückig aus. An den Wänden haftendes Bananenmus mit einem Teigschaber nach unten schieben. (An dieser Stelle die anderen Zutaten zugeben, falls gewünscht.) Dann alles zu einer glatten, cremig-weichen Konsistenz verarbeiten. Die „Eiscreme" in eine Schüssel geben und das Probiotikum unterrühren, sodass es gleichmäßig verteilt ist. Mit Obst, Kokosraspeln oder Nüssen garnieren oder einfach so genießen. Sofort verzehren (empfohlen) oder in einem luftdicht verschließbaren Behälter bis zu 1 Woche im Gefrierschrank aufbewahren.

Pfefferminz-Schoko-Dessert

Wenn Sie als Kind Pfefferminzeis mit Schokostückchen geliebt haben, ist dieses nährstoffreiche, superleckere Dessert genau das Richtige für Sie. Wer würde vermuten, dass ein Smoothie aus Spinat und Avocado so cremig sein kann, dass er als Eiscreme durchgeht und uns an eine Lieblingsschleckerei aus der Kindheit erinnert?

Für 4 Personen

Zutaten

180 ml ungesüßte Mandelmilch oder Kokosmilch (siehe Hausgemachte Nussmilch, Seite 256)
4 große Handvoll Spinatblätter
4 Medjool-Datteln, entsteint
8 frische Minzezweige (oder ½ TL Minzeextrakt, wenn frische Minzeblätter nicht verfügbar sind)

1 reife Avocado, Kern entfernt und geschält
1 TL reiner Vanilleextrakt
2 große reife Bananen, in Stücke geschnitten und tiefgekühlt (vor dem Einfrieren schälen und in Stücke schneiden)
2 EL Schokotröpfchen oder Kakaonibs

Zubereitung

Die Pflanzenmilch und den Spinat in einen Hochgeschwindigkeitsmixer geben und pürieren. Dann die Datteln und die Minzeblätter zugeben und erneut pürieren. Die Avocado, die Vanille und die Bananen zugeben und alles zu einer glatten, cremigen Masse verarbeiten. Eis zugeben, falls erforderlich. Die Schokotröpfchen mit einem Löffel unterheben und in Dessertschalen servieren.

FERMENTIERTE NAHRUNGSMITTEL

Kokosmilch-Kefir

Kefir ist ein feinherbes Getränk auf Milchbasis (oder Wasserbasis), das durch die symbiotische Verbindung von Bakterien und Hefe in einer Grundmasse aus Eiweiß, Fetten und Zucker fermentiert wird. Er ist eine ausgezeichnete Quelle gesunder, unterschiedlicher Mikroben und wird Ihnen und Ihrem Mikrobiom guttun. Kefir stammt ursprünglich aus dem Nordkaukasus, aber niemand weiß genau, wo oder wann er entstanden ist. Er kommt zu uns aus den Tiefen der Vergangenheit und wurde vermutlich über viele Hundert Generationen weitergereicht.

Man kann Kefir zwar auch im Geschäft kaufen, die selbst gemachte Version ist aber in jedem Fall besser. Aus der symbiotischen Verbindung von Bakterien und Hefe entstehen kleine „Körner", die wiederum Knollen formen, die an kleine Blumenkohlröschen erinnern. Einige wissenschaftliche Quellen sprechen von mehr als 30 unterschiedlichen Bakterienarten in diesen Körnern.

Für 2 Personen

Zutaten

8 EL Milchkefirkörner, ungewaschen

500 ml Kokosmilch

Zubereitung

Die Kefirkörner in ein Einmachglas mit großer Öffnung geben und die Kokosmilch zugießen. Ein viereckiges Stück Küchenpapier auf das Glas legen und mit dem Einmachgummi fixieren (den Deckel nicht auflegen). Die Kokosmilch bei Zimmertemperatur 12 bis 15 Stunden gären lassen. Bei wärmeren Temperaturen dauert es weniger lange, bei kühleren länger, bis die Milch andickt. Sollte der erste Versuch fehlschlagen, die Kokosmilch abgießen und im Kühlschrank für andere Verwendungszwecke aufbewahren. Dann einen zweiten und dritten Versuch starten. Den Kokosmilch-Kefir durch ein Plastiksieb abseihen und die Kefirknolle für die nächste Portion mit einem Plastiklöffel zurück in das Glas geben.

Kimchi

Ich empfehle, zunächst mit diesem Rezept für Kimchi zu beginnen. Man kann dann nach Geschmack Gemüse hinzufügen oder weglassen und die Gemüse verwenden, die in der jeweiligen Jahreszeit verfügbar sind. Beachten Sie jedoch, dass ein Sommer-Kimchi schnell fermentiert, während ein Kimchi im kalten Winter länger braucht, bis es genau richtig ist. Und vergessen Sie nicht, dass Kimchi im Kühlschrank nur im Schneckentempo fermentiert, weil die Mikroben sozusagen scheintot sind. Dieses Rezept kann problemlos verdoppelt oder verdreifacht werden, je nachdem, wie viele hungrige Kimchi-Esser am Tisch sitzen. Selbstverständlich sollten alle Zutaten Bio-Produkte sein. Gemüse oder andere Zutaten, die mit Pestiziden oder Konservierungsstoffen behandelt wurden, werden die für die Fermentierung nützlichen Bakterien abtöten oder schwächen.

Ergibt 3 oder 4 Gläser (0,5 l Fassungsvermögen)

Zutaten

Gemüse	Paste
150 g Meersalz	3 Serrano-Chilischoten, oder
2 l gefiltertes Wasser oder	nach Geschmack
Quellwasser	1 Stück frischer Ingwer
1 großer Chinakohl	(12,5 cm), geschält und
3 mittelgroße Karotten	gerieben
1 Daikon-Rettich	6 Knoblauchzehen, geschält
3 Frühlingszwiebeln	und fein zerkleinert
	125 ml Fischsauce (ohne
	Konservierungsstoffe)

Zubereitung

Für das Gemüse das Salz und das Wasser in einen Keramiktopf oder ein großes Glasgefäß geben und das Salz unter Rühren auflösen. Die Außenblätter des Chinakohls entfernen und den übrigen Kohl quer in 0,6 cm breite Streifen schneiden. Die Kohlstreifen in den Topf mit der Lake geben. Die Karotten, den Daikon-Rettich und die Frühlingszwiebeln in sehr feine Scheiben schneiden und mit dem Kohl und der Lake vermengen. Einen Teller auf das Gemüse legen, damit es mit Lake bedeckt bleibt. Den Teller mit einem verschlossenen, mit Flüssigkeit gefüllten Einmachglas, einer Flasche Wein oder einem mit mindestens 1 Liter Wasser gefüllten, verschlossenen 4-l-Gefrierbeutel mit Zipp-Verschluss für mindestens 6 Stunden oder über Nacht beschweren. Nach der Gärzeit das Gemüse in einem Sieb abtropfen lassen und in eine Schüssel geben. Die Lake aufbewahren. Für die Paste den Stiel der Chilischoten entfernen, dann die Schoten längs aufschlitzen. Für ein scharfes, würziges Kimchi die Schote so lassen, wie sie ist, oder für ein weniger scharfes Kimchi die Samen und Zwischenwände entfernen und wegwerfen. Die Chilischoten klein schneiden und in eine Schüssel geben. Den Ingwer, den Knoblauch und die Fischsauce zu den Chilischoten in die Schüssel geben. Diese Mischung in einer Küchenmaschine oder einem Mixer zu einer dickflüssigen Paste verarbeiten. Die Hälfte des Gemüses und die Hälfte der Paste zurück in den Tontopf oder das Glas geben und alles gründlich vermengen. Dann das restliche Gemüse und die restliche Paste zugeben und alles erneut gründlich vermengen. Das Gemüse wie bei einer Massage etwa 5 Minuten lang mit den Händen kräftig kneten und nach unten pressen, bis alles gut vermengt ist. Einen Teller auf das Gemüse in dem Topf legen und das Gemüse damit leicht in die Lake drücken. Sieht das Gemüse zu trocken aus, etwas von der aufbewahrten Lake zugießen, damit alles mit Flüssigkeit bedeckt ist. Den Teller mit einem Gewicht, beispielsweise einem mit Wasser gefüllten 1-l-Einmachglas, beschweren, damit das Gemüse von Lake bedeckt bleibt. Um ihn vor Insekten zu schützen, den Topf mit den Zutaten in der Lake mit einem Tuch abdecken. Eine Woche lang das Kimchi täglich kräftig nach unten drücken, damit Gärgase entweichen können und um die Zutaten zu vermengen. Wenn es nach etwa ein oder zwei Wochen so schmeckt, wie es sollte, das Kimchi mit einem Löffel in Einmachgläser füllen, etwas von der Lake zugeben, damit alles feucht bleibt, und die Gläser mit ihren Deckeln fest verschließen. Das Kimchi hält sich im Kühlschrank bis zu 4 Wochen. Öffnet man ein Glas, weil man etwas Kimchi verwenden möchte, können die entstandenen Gärgase entweichen. Dieses Kimchi kommt auf jeder Party gut an.

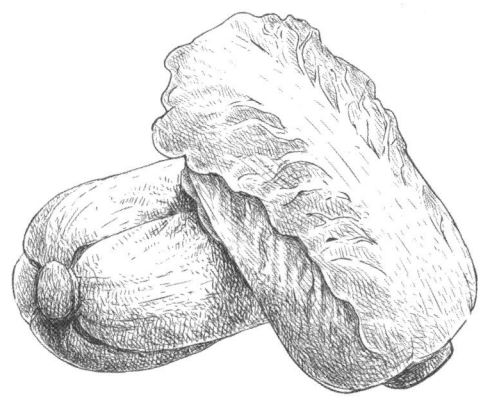

Knoblauch-Dill-Gurken

Dieses hier ist das Grundrezept für 4,5 kg Gurken, die Menge kann aber problemlos reduziert oder erhöht werden. Für das Putzen der Gurken sollte eine Gemüsebürste zur Hand sein. Man benötigt ein Gefäß aus Ton oder Glas mit 20 l Fassungsvermögen oder einen lebensmittelechten 20-l-Plastikeimer. Bitte vergewissern Sie sich, dass der Eimer lebensmittelecht ist, das heißt, er wurde für Nahrungsmittel hergestellt. Aus anderen Plastikgefäßen sickern toxische chemische Stoffe in die Nahrung. Sie benötigen einen Glas- oder Keramikteller, der genau in den Topf oder den Eimer passt, einen 4-l-Gefrierbeutel mit Zipp-Verschluss, saubere Geschirrtücher, mehrere saubere Mulltücher, einen großen Topf aus Edelstahl oder einem anderen säurebeständigen Material, Einmachgläser mit Deckel und Gummiring sowie einen schmalen Plastikspatel.

Für dieses Rezept wird Einmachgewürz benötigt. Man findet es im Gewürzregal in fast allen Supermärkten, wer aber lieber sein eigenes herstellen möchte, mischt: zerdrückte Zimtstangen, Lorbeerblätter, gemahlenen Piment, Muskatblüte, Ingwer, ganze Senfsamen, Dill, schwarze Pfefferkörner, Koriander, Wacholderbeeren, Kardamom und ganze Nelken.

*Ergibt 3 oder 4 Einmachgläser à 1 l,
je nach Größe der Gurken*

Zutaten

4,5 kg Einlegegurken, ungewachst
4 EL Einmachgewürz
2 Bund frischer Dill
250 ml Weißweinessig

4 l Quellwasser oder gefiltertes Wasser
225 g Pökelsalz (nicht jodiert) oder Meersalz
10 Knoblauchzehen, geschält

Zubereitung

Die Gurken unter kaltem fließendem Wasser gründlich abbürsten, um eventuelle Verschmutzungen zu entfernen. Die Blütenenden der Gurken abschneiden. Blütenenden enthalten Enzyme, die die Gurken weich werden lassen. Auch die Stielenden der Gurken abschneiden. Gurken, die sich verfärbt haben, Druckstellen aufweisen oder weich sind, wegwerfen. Die Hälfte des Einmachgewürzes und 1 Bund Dill auf den Boden des Gärgefäßes geben, dann alle Gurken zugeben. Den Essig und das Wasser in einer großen Schüssel mischen. Das Pökelsalz zugeben unter Rühren vollständig auflösen. Die Mischung über die Gurken gießen. Den Knoblauch, das restliche Einmachgewürz und das zweite Bund Dill zugeben.

Die Gurken müssen während der gesamten Fermentierzeit immer vollständig von Lake bedeckt sein. Einen Glas- oder Keramikteller, der genau in das Gefäß passt, auf die Gurken legen. Den 4-l-Gefrierbeutel mit weiterer Essig-Salz-Lake füllen, gut verschließen und auf den Teller stellen. Das Gefäß mit einem sauberen Geschirrtuch abdecken und den Topf an einen Ort mit einer konstanten Temperatur von 21 bis 24 °C stellen. Die Laktobazillen arbeiten bei dieser Temperatur am besten. Niedrigere oder höhere Temperaturen begünstigen unerwünschte Fäulnisbakterien oder Pilzsporen.

Den Topf täglich prüfen, die Gurken aber nicht probieren. Nach ein oder zwei Tagen bildet sich Schaum auf der Oberfläche der Lake, der abgeschöpft werden muss, damit die Pickles nicht verderben. Täglich entfernen. Lake aus dem Gefrierbeutel nachfüllen, falls erforderlich. Die Gurken etwa 2 ½ bis 3 Wochen gären lassen, bis sie eine gleichmäßig olivgrüne Farbe annehmen. Eine Gurke probieren. Wenn sie ein feines Dillaroma hat und säuerlich schmeckt, sind die Gurken fertig. Wer es etwas säuerlicher mag, lässt die Gurken noch einige Zeit in der Lake, aber nicht länger als 3 Wochen. Die Lake in den Topf aus Edelstahl oder einem anderen säurebeständigen Material durch mehrere Lagen Mulltuch abseihen, um Fremdkörper und Trübstoffe zu entfernen. Für baldigen Verzehr, d.h. 6 bis 8 Wochen, die Pickles mit Lake aufgefüllt in Einmachgläsern im Kühlschrank aufbewahren. Für eine längerfristige Lagerung müssen die Pickles eingekocht werden.

Ingwer-Karotten

Ingwer hat ein ganz eigenes Aroma, das den Geschmack gartenfrischer Karotten wunderbar verfeinert. Falls Sie keine Karotten im eigenen Garten haben, halten Sie auf dem Markt nach Karotten mit Grün Ausschau. Wenn das Karottengrün leuchtend grün, aromatisch und frisch ist, werden es die Karotten auch sein. Die Fermentierzeit trägt dazu bei, dass diese beiden grundverschiedenen und doch symbiotischen Aromen miteinander verschmelzen können.

Ergibt etwa 1 Liter

Zutaten

800 g geraspelte Karotten

1 EL geriebener frischer

Ingwer

3 TL Meersalz oder Pökelsalz

Zubereitung

Die Karotten, den Ingwer und das Salz in einer großen Schüssel vermischen und 30 Minuten ruhen lassen. Mit einem Holzstößel oder Kartoffelstampfer die Karottenmischung 5 Minuten lang zerdrücken, sodass das Gemüse seinen Saft abgibt. Den Inhalt der Schüssel in ein 1-l-Einmachglas geben und fest nach unten drücken, sodass die Karotten von Saft bedeckt sind. Falls erforderlich, gefiltertes Wasser zugießen, damit die Karotten gerade eben bedeckt sind. Zwischen der Oberkante des Safts und dem oberen Glasrand etwa 2,5 cm Kopfraum belassen. Ein Stück Küchenpapier über das Glas legen, dann das Glas mit dem Deckel fest verschließen. Das Glas für 5 Tage an einen warmen Ort stellen. Das Glas täglich prüfen und aufsteigenden Schaum abschöpfen. Sind die Karotten immer mit Flüssigkeit bedeckt, verderben sie nicht. Dann das Glas mit dem Deckel gut verschließen. Im Kühlschrank halten sich die Karotten 3 bis 4 Wochen.

Sauerkraut

Wie viele andere Kohlpflanzen (ebenfalls aus der Gattung der Kreuzblütengewächse) gedeiht auch Weißkohl am besten unter kühlen klimatischen Bedingungen. Aus diesem Grund wurde er vom 17. bis Ende des 19. Jahrhunderts vor allem in Nordeuropa und im Norden der Vereinigten Staaten großflächig angebaut, als es noch keine Kühlschränke gab. In diesen kalten Regionen bricht der Winter schnell herein und schwerer Frost hätte den Kohl, der die Bauern in den langen, eiskalten Wintermonaten mit Gemüse und Vitamin C versorgte, zunichtegemacht.

Also entwickelten die Bauern eine einfache Methode – sie legten ihren Kohl in eine Lake, bis das Gemüse fermentiert und konserviert war, und lagerten es im Winter dann an einem kühlen Ort. Wenn etwas für eine Mahlzeit gebraucht wurde, holte man es einfach aus dem Topf und legte den Deckel wieder auf. Wir alle wissen, dass Kohl ein unglaublich nahrhaftes Lebensmittel ist, das uns mit Vitamin C und anderen lebenswichtigen Nährstoffen versorgt und den Körper vor Krankheiten wie Krebs schützt. Die Laktobazillen im Sauerkraut setzen gebundene Elemente im Kohl frei – Sauerkraut enthält 20-mal mehr bioverfügbares Vitamin C als Kohl im Rohzustand.

Ergibt 4 Einmachgläser à 1 l

Zutaten

2 kg (2 oder 3 Köpfe) Weißkohl   3 EL Meersalz oder Pökelsalz
                                                      (nicht jodiert)

Zubereitung

Die Außenblätter der Kohlköpfe entfernen und die Köpfe durch den Strunk halbieren. Den Kohl mit einem scharfen Messer oder einem Gemüsehobel in feine Streifen schneiden, den Strunk zum Schluss wegwerfen. Man kann den Strunk auch vor dem Schneiden entfernen. Den klein geschnittenen Kohl in eine große Schüssel geben. Über jede Handvoll Kohl, die man in die Schüssel gibt, etwas Salz streuen. Wenn der gesamte Kohl klein geschnitten und in der Schüssel ist, das restliche Salz darüberstreuen.

Den Kohl mit beiden Händen etwa 10 Minuten lang kräftig durchkneten und vermengen, bis die Streifen weich werden und der Kohlsaft austritt. Während der letzten 3 oder 4 Minuten den weich gewordenen Kohl mit einem Holzstößel oder Kartoffelstampfer kräftig stampfen.

Den Kohl in einen kleinen Tontopf oder einen 4-l-Glasbehälter mit großer Öffnung geben. Einen Teller, der genau in die Topf- oder Glasöffnung passt, auf den Kohl legen und kräftig nach unten drücken, damit die Luftblasen aus dem Kohl entweichen können. Den Teller mit einem mit Wasser gefüllten 4-l-Krug oder einem mit Lake gefüllten Gefrierbeutel mit Zipp-Verschluss beschweren. Den Beutel unverschlossen auf den Teller stellen, damit er sich auf dem Teller und dem Saft zwischen Tellerrand und Topf ausbreiten kann. Dann den Beutel verschließen. Der Kohl sollte vollständig von Saft bedeckt sein. Falls nicht ausreichend Saft vorhanden ist, etwas Lake in den Topf oder das Glas gießen, bis der Saft höher als der Kohl steht.

Den Topf oder das Glas mit einem sauberen Geschirrtuch abdecken, das mit einem Gummiband fixiert wird, und an einem Ort lagern, an dem die Temperatur idealerweise zwischen 21 und 24 °C liegt. Den Topf oder das Glas alle paar Tage prüfen. Das Kraut beginnt nach ein paar Tagen zu fermentieren (blubbern). Ist an der Oberfläche der Flüssigkeit Schimmel zu sehen, das Gewicht und den Teller entfernen und so viel abschöpfen wie möglich. Keine Sorge, das Sauerkraut ist in Ordnung, solange es von Lake bedeckt ist. Einfach so viel Schaum oder Schimmel abschöpfen wie möglich und erneut mit dem Teller, dem Gewicht und dem Tuch verschließen. Das Aroma des Sauerkrauts wird im Laufe des nächsten Monats immer besser werden. Wenn es genau Ihrem Geschmack entspricht, das Sauerkraut in Einmachgläser schichten, mit Lake bedecken und im Kühlschrank aufbewahren. Dort hält es sich mehrere Monate, solange es von Lake bedeckt ist. Vor dem Verzehr das Salz von dem Kraut abspülen, falls gewünscht.

Äpfel und Kraut

Ergibt 2 Einmachgläser à 1 l

Zutaten

1 mittelgroßer Weißkohlkopf, gehobelt
1 TL Meersalz oder Pökelsalz (nicht jodiert)

2 feste Äpfel, geschält, Kerngehäuse entfernt und geraspelt
1 TL geriebener frischer Ingwer

Zubereitung

Den Kohl und das Salz in eine große Schüssel geben. Das Salz mit den Händen 5 bis 10 Minuten lang in den Kohl kneten, bis der Kohlsaft austritt. Die geraspelten Äpfel und den Ingwer zugeben und alles erneut 1 Minute durchkneten. Das Kraut in einen kleinen Tontopf oder in eine Glas- oder Keramikschüssel schichten und einen Teller darauflegen. Den Teller mit einem mit Wasser gefüllten, verschlossenen 1-l-Einmachglas beschweren. Falls nicht ausreichend Saft vorhanden ist, um den Kohl zu bedecken, ein wenig Wasser zugießen, bis der Kohl bedeckt ist. Den Topf oder die Schüssel mit einem sauberen Geschirrtuch abdecken.

Den Krautbehälter eine Woche lang an einen warmen Ort stellen – idealerweise bei 21 bis 24 °C. Täglich prüfen, um Schaum von der Oberfläche abzuschöpfen. 2- oder 3-mal wöchentlich das Gewicht und den Teller entfernen und das Kraut durchrühren. Das Kraut abseihen, den Saft in einer Schüssel zurückbehalten. Die Äpfel und das Kraut in 1-l-Einmachgläser schichten, ausreichend Saft zugießen, um das Kraut zu bedecken, und im Kühlschrank aufbewahren. Es hält sich dort 2 oder 3 Wochen.

ÜBER DIE AUTORIN

Dr. Chutkan ist einer der angesehensten Gastroenterologinnen der USA. Mit ihrem Bestseller „Gutbliss" wurde sie weltweit berühmt. Die Yale- und Columbia-Absolventin lehrt an der Gastroenterologie-Abteilung des Georgetown University Hospitals und ist eine international renommierte Gastrednerin und Autorin.

BEZUGSQUELLEN

Die meisten der im Buch erwähnten Produkte wie Chiasamen, Quinoa, Ahornsirup oder verschiedene Gewürze sind in gängigen Naturkostläden erhältlich.
Sie können sie auch direkt über unseren Online-Shop www.unimedica.de in der Kategorie »Gesunde Ernährung« erhalten. Dort finden Sie ein großes Sortiment an Naturkostprodukten, u. a. auch seltene Produkte wie Sacha inchi.
Auch die für die Rezepte notwendigen Küchengeräte sowie Probiotika, veganes Bio-Proteinpulver und viele Superfoods sind dort erhältlich.

IMPRESSUM

Dr. Robynne Chutkan
Das Mikrobiom
Heilung für den Darm
Der revolutionäre Weg zu neuer Gesundheit von innen heraus
1. deutsche Auflage 2017
2. deutsche Auflage 2017
ISBN: 978-3-946566-22-9
© 2017, Narayana Verlag GmbH

Titel der Originalausgabe:
The Microbiome Solution
A Radical New Way to Heal Your Body from the Inside Out
Copyright © 2015 by Robynne Chutkan
All rights reserved including the right of reproduction in whole or in part in any form.
This edition published by arrangement with Avery, an imprint of Penguin Publishing Group, a division of Penguin Random House LLC.

Übersetzung aus dem Englischen: Annegret Hunke-Wormser
Layout und Satz: Karin Jerg, www.karinjerg.de
Coverlayout: Rupa Limbu
Coverabbildungen Vorderseite: Foto Autorin © Michael Benabib, Mikroskop © Vector - shutterstock.com, Hintergrund Umriss © Ianatoma - shutterstock.com, Hintergrund Bakterien © vectorstockstoker - shutterstock.com
Coverabbildungen Rückseite: © Sebastian Kaulitzki, © xrender - shutterstock.com
Abbildungen Inhalt, shutterstock.com: S. II, 192 © Ianatoma, S. V © Abree, S. 24, 138, 149, 176, 178 © StockSmartStart, S. 33, 126, 170, 187, 190, 203 © WhiteDragon, S. 34 © Prokhorovich, S. 144 © Nikitina Olga, S. 236 © bioraven, S. 241, 258, 279, 286 © Epine, S. 245 © messer16, S. 254 © vectorgirl, S. 257 © mazura1989, S. 259 © Yudina Anna, S. 267 © Natalya Levish, S. 269 © andrey oleynik, S. 273 © Suchkova Anna, S. 291 © cuttlefish84, S. 299 © Vasilyeva Larisa, S. 302 © overkoffeined, S. 309 © white snow, S. 313 © EngravingFactory, S. 314 © Olga Lobareva, S. 323 © Sketch Master

Herausgeber:
Unimedica im Narayana Verlag GmbH, Blumenplatz 2, 79400 Kandern
Tel.: +49 7626 974 970-0
E-Mail: info@unimedica.de
www.unimedica.de

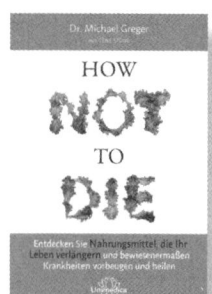

Dr. Michael Greger

How Not To Die

Entdecken Sie Nahrungsmittel, die Ihr Leben verlängern – und bewiesenermaßen Krankheiten vorbeugen und heilen

512 Seiten, geb., € 24,80

Die meisten aller frühzeitigen Todesfälle lassen sich verhindern – und zwar, so überraschend es klingen mag, durch einfache Änderungen der eigenen Lebens- und Ernährungsweise.

Dr. Michael Greger, international renommierter Arzt, Ernährungswissenschaftler und Gründer des Online-Informationsportals Nutritionfacts.org, lüftet in seinem weltweit außergewöhnlich erfolgreichen Bestseller das am besten gehütete Geheimnis der Medizin: Wenn die Grundbedingungen stimmen, kann sich der menschliche Körper selbst heilen.

In How Not To Die analysiert Greger die häufigsten 15 Todesursachen der westlichen Welt und erläutert auf Basis der neuesten wissenschaftlichen Forschungsergebnisse, wie diese verhindert, in ihrer Entstehung aufgehalten oder sogar rückgängig gemacht werden können.

Darüber hinaus erklärt er auf verständliche und enorm fesselnde, aber stets wissenschaftlich fundierte Weise, welche Lebensmittel besonders wertvoll und gesund für die verschiedenen Organe und Funktionen des menschlichen Körpers sind, und wie diese am besten kombiniert und verzehrt werden können.

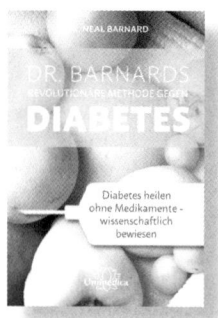

Dr. Neal D. Barnard

Dr. Barnards revolutionäre Methode gegen Diabetes

Diabetes heilen ohne Medikamente – wissenschaftlich bewiesen

368 Seiten, geb., € 23,80

Wenn Sie an Diabetes leiden, hat man Ihnen vermutlich gesagt, dass diese Krankheit unheilbar ist. Viele Jahre waren sich Mediziner darüber einig, dass eine Insulinsensitivität, wenn sie einmal verloren ist, nicht wieder hergestellt werden kann. In diesem revolutionären Buch zeigt Dr. Barnard: Das ist einfach nicht wahr!

In einer Serie staatlich geförderter Studien konnte er bereits beweisen, dass es möglich ist, seine Insulinsensitivität zurückzuerlangen und Diabetes zu bekämpfen.

Wenn Ihre Erfahrungen mit dieser Krankheit mit immer höheren Medikamentengaben, einem stetig steigenden Gewicht und wachsender Sorgen aufgrund der Komplikationsrisiken verbunden sind, erfahren Sie in diesem Buch, wie Sie diese Entwicklungen umkehren können.

Der Mediziner konzentriert sich dabei voll und ganz auf eine Ernährungsumstellung, nicht auf Medikamente. Er erklärt, welchen Einfluss die Nahrung auf die Funktionsweise der Bauchspeicheldrüse hat, welche Lebensmittel für Diabeteserkrankte besonders wertvoll sind und welche gemieden werden sollten.

Mit 55 Einsteigerrezepten sowie ausgewogenen Menüvorschlägen geht die Umstellung leicht von der Hand.

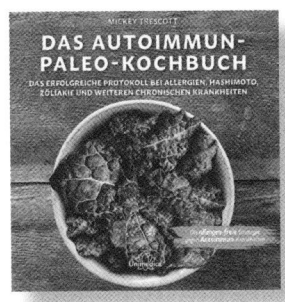

Mickey Trescott

Das Autoimmun Paleo-Kochbuch

Das erfolgreiche Protokoll bei Allergien, Hashimoto, Zöliakie und weiteren chronischen Krankheiten

320 Seiten, geb., € 29,-

Autoimmunerkrankungen beherrschen den Alltag vieler Menschen, während die heutige Medizin den Betroffenen oft keinen wirksamen Ausweg bietet. Das Autoimmunprotokoll wurde speziell für diese Krankheiten entwickelt. Es entfernt mögliche Auslöser in der Ernährung und schafft einen gesunden Darm – die Voraussetzung für eine Heilung von innen. Mickey Trescotts Buch ist der perfekte Begleiter für den Einstieg. Die Ernährungsberaterin und erfolgreiche Bloggerin hat sich selbst mithilfe dieser speziellen Paleo-Diät von Zöliakie, Hashimoto-Thyreoiditis und chronischer Erschöpfung geheilt. In ihrem Werk gibt sie einen Einblick in die Wirkungsweise des Autoimmunprotokolls sowie wertvolle Tipps, wie man Küche und Vorratsschrank von allen potenziell schädlichen Lebensmitteln befreien kann. Auch stellt sie Wochenpläne und Einkaufslisten bereit, um den Umstieg so einfach wie möglich zu gestalten.

Das Herzstück des Autoimmun-Paleo-Kochbuchs bilden 112 köstliche Rezepte, die auch für Betroffene in der strengsten Phase des Protokolls geeignet sind – ohne Getreide, Hülsenfrüchte, Eier, Nüsse, Samen oder Nachtschattengewächse.

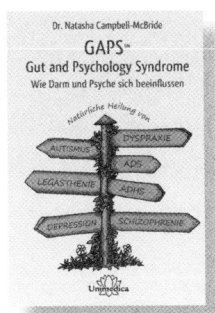

Dr. Natasha Campbell-McBride

GAPS – Gut and Psychology Syndrome
Wie Darm und Psyche sich beeinflussen

Natürliche Heilung von Autismus, Dyspraxie, ADS, Legasthenie, ADHS, Depression und Schizophrenie

512 Seiten, geb., € 26,-

Die GAPS-Diät ist das legendäre Ernährungsprogramm für verschiedenste Formen von Autismus, ADHS, Lernstörungen, Depression und Schizophrenie.

Die Ärztin Dr. Natasha Campbell-McBride entdeckte in jahrelanger Forschungsarbeit den direkten Zusammenhang zwischen psychischen Störungen, unserer Ernährung und dem Verdauungssystem. Dr. Campbell-McBride entwickelte ein revolutionäres Therapieprogramm, das auf spezifischen naturbelassenen Nahrungsmitteln und ausgewählten Nahrungsergänzungsmitteln basiert, mit welchem sie erstaunliche Heilungserfolge – selbst bei schweren Autismusformen – erzielen konnte.

Ihr Buch ist ein praktischer Ratgeber für Eltern und Betroffene, der Schritt für Schritt die Grundlagen und Durchführung der GAPS-Diät erläutert. Die Autorin gibt klare Anweisungen zur Entgiftung, Beginn und Fortsetzung der Diät, Hinweise zur Bedeutung der Darmflora und der Gabe von Probiotika, zur Rolle von Impfungen sowie viele Rezepte für eine nährstoffreiche, naturbelassene Kost.

Das Werk ermöglicht Betroffenen, die Heilung selbst in die Hand zu nehmen. Die GAPS-Diät hat sich mittlerweile weltweit verbreitet, die vielen eindrücklichen Heilungsberichte von Betroffenen sprechen für sich.

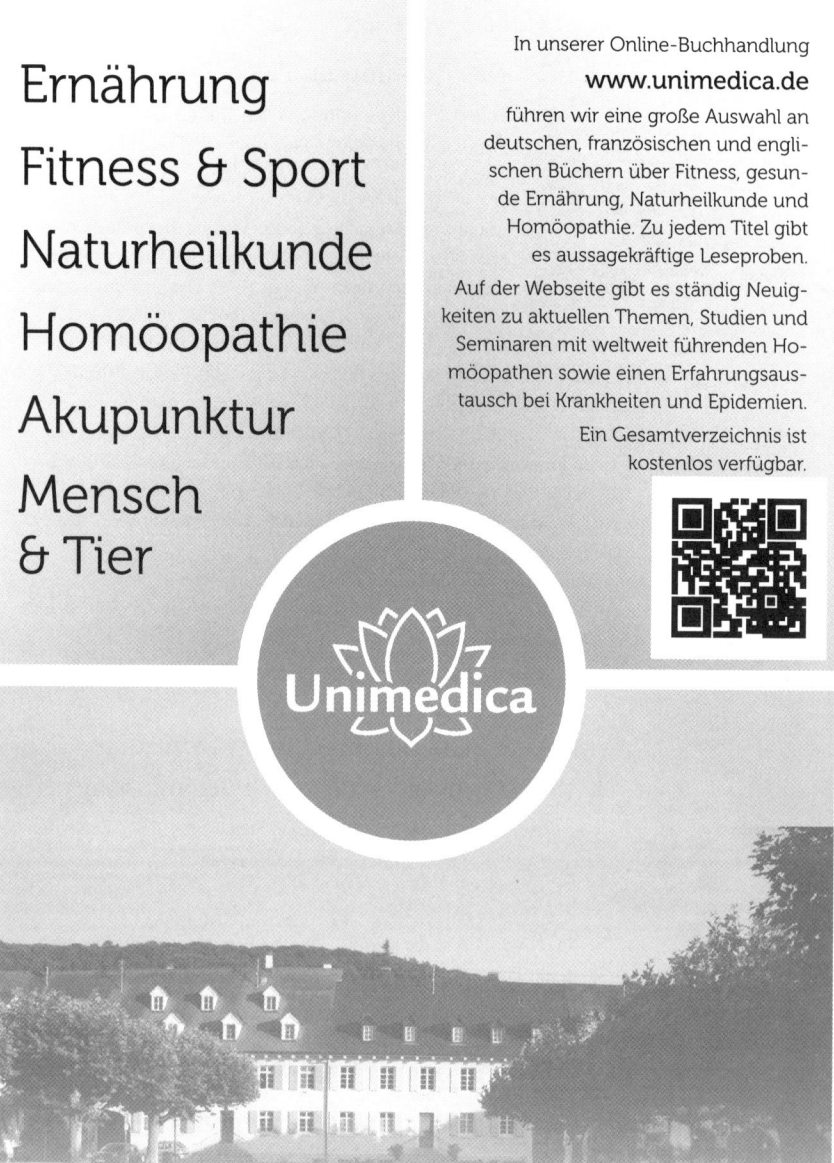